HOMEOPATÍA PARA LOS CASOS AGUDOS

Dr. Didier Grandgeorge

HOMEOPATÍA PARA LOS CASOS AGUDOS

Traducción del francés de Jordi Vila

editorial Kairós

Numancia, 117-121
08029 Barcelona
www.editorialkairos.com

Título original: GUÉRIR PAR L'HOMÉOPATHIE. L'homéopathie dans les cas aigus

Diseño cubierta: Romi Sanmartí
Imagen de cubierta: © iStockphoto.com
Medicamento homeopático: © Jozsef Szasz-Fabian
Agua: © iStockphoto.com: © David Joyner

Primera edición: Abril 2005
Segunda edición: Septiembre 2010
Tercera edición: Abril 2015

ISBN-10: 84-7245-589-0
ISBN-13: 978-84-7245-589-4
Depósito legal: B-15.201/2005

Fotocomposición: Pacmer. Alcolea, 106-108, baixos. 08014 Barcelona
Impresión y encuadernación: Litogama

La más alta y única vocación del médico
es la de restablecer la salud de las personas enfermas,
aquello que se ha denominado curar.

Christian Samuel Hahnemann

SUMARIO

GENERALIDADES

La homeopatía es la medicina ecológica por excelencia, ya que permite curaciones suaves, rápidas y duraderas, utiliza productos naturales a dosis infinitesimales y es además muy económica.

Este arte médico puede dar muy buenos resultados en enfermedades crónicas, ya que tiene los medios para poder ayudar a la persona a cambiar el terreno que ha permitido a esas afecciones instalarse, y también puede ser muy eficaz en las situaciones agudas, en las que nos permite evitar la utilización de otros métodos terapéuticos más costosos y que nunca están carentes de efectos secundarios.

Desgraciadamente, poco se ha hecho para promover verdaderamente este método de curación y que los pacientes tengan la oportunidad de encontrar fácilmente un homeópata capaz de ayudarles en una situación de urgencia.

La finalidad de este libro es proponer unas claves que permitan a cada uno –si está decidido a ayudarse o ayudar a su entorno por medio de la homeopatía– a encontrar soluciones eficaces, en espera de una visita con el experto.

¿Qué es un caso agudo?

Una enfermedad aguda es el resultado de un desorden que afecta bruscamente a nuestro equilibrio energético interno. Aparecen diversos síntomas o diferentes padecimientos que aparentemente no tienen relación con el terreno subyacente. De todas maneras, existe siempre una relación entre lo que parece ser superficial y la realidad profunda de un individuo. De esta forma, un medicamento agudo podrá, en ocasiones, revelarse como apropiado para encontrar el medicamento de fondo. **Es importante, por tanto, indicar siempre al homeópata los medicamentos que han sido eficaces en un cuadro agudo**.

Hemos explicado, en trabajos anteriores, que los "males" físicos eran la encarnación de "palabras" que no se habían podido decir, lo que está relacionado con el significado oculto del vocablo "enfermedad", en francés (*maladie*), y la expresión *mal a dire*, que indica en dicho idioma la dificultad para expresar alguna cosa.[1]

Intentaremos, por medio de esta obra-guía, ayudar al lector a esclarecer el significado de cada síntoma y a encontrar los medicamentos más adecuados.

¿Cómo se desarrolla una enfermedad aguda?

Al contrario de las enfermedades crónicas, que persisten en el tiempo, una enfermedad aguda tiene un tiempo de evolución breve. Nos encontramos con un inicio puntual y hay que fijarse cuidadosamente en las **circunstancias** de su aparición (¿dónde?, ¿cuándo?, ¿cómo?) y determinar la **causa** (etiología).

Hay que preguntarle al enfermo:

- Sobre **sus sensaciones** (pica, es como una astilla clavada, es como una bola, etc.).
- Sobre **la localización** precisa (en el lado derecho de la garganta, etc.).
- Sobre **las irradiaciones** (se irradia hacia los oídos, etc.).
- Sobre los **síntomas concomitantes** (el paciente no puede dormir, problemas de hemorroides, etc.).
- Sobre **las modalidades**: lo que le mejora, lo que le empeora (por ejemplo: está peor tomando bebidas calientes), en qué momento del día se siente peor o mejor.

¿Cómo evoluciona una enfermedad aguda?

Una enfermedad aguda aparece de forma espontánea, se desarrolla y finalmente retrocede para llegar a la curación, o bien empeora hasta que la vida del sujeto está en peligro. Y todo ello en un intervalo breve de tiempo.

Después de la administración del medicamento homeopático hay que observar el desarrollo y los cambios que se producen en dicha evolución.

En la mayoría de los cuadros agudos, podemos permanecer uno o dos días observando la evolución. Si el medicamento no actúa, hay que cambiar o pasar a realizar otro tipo de tratamiento (la alopatía, por ejemplo).

Siempre **es importante el diagnóstico**. Hemos de darle nombre a la enfermedad, ello nos ayuda a situarnos (hay que tener en cuenta que, con ello, puede actuar el efecto placebo en un 50% de los casos).

Si no podemos llegar a un diagnóstico, debemos pedir la ayuda de un experto. El **sentido común** es importante para advertir si controlamos la situación. En caso de duda el médico podrá ayudarse de exámenes complementarios (análisis, radiografías, etc.).

Cuando realmente el paciente evoluciona favorablemente, vemos cómo lo **primero que mejora es su estado mental** –por ejemplo, el niño ya no gime y empieza a jugar– y **después los signos generales**, como puede ser la fiebre. **Los síntomas locales son los últimos en los que se observa una mejoría**.

El caso particular de las epidemias

En las epidemias, varios individuos presentan los mismos síntomas, "se contagian". Aquí no nos encontramos ante un problema que afecta al inconsciente de una persona, sino que afecta al inconsciente colectivo (la familia, el grupo, la sociedad).

Un mismo medicamento homeopático –que podremos encontrar a menudo observando a varios individuos– **podrá ser útil para to-**

dos los pacientes afectados y podrá darse incluso como medicamento preventivo.

¿Qué dilución homeopática escoger?

Para la mayoría de las enfermedades agudas, las diluciones bajas (5 CH) o medias (7-9 CH) son útiles. En algunos casos, hay que elegir diluciones más altas (15-30 CH) –siempre que sea así lo señalaremos de forma especial–; se trata, en general, de casos en los que los síntomas mentales son más importantes.

A partir de los cuarenta años hay que elegir siempre una dilución inferior a la 15 CH (9 o 12 CH, por ejemplo).

¿Hay que repetir la toma del medicamento con frecuencia?

En la mayoría de las enfermedades agudas –como es el caso de unas anginas, por ejemplo– se administrarán tres gránulos cuatro veces al día durante uno o dos días, al final de los cuales el cuadro debe haber mejorado de forma sustancial; si no es así hay que cambiar de medicamento o pasar a otro tipo de tratamiento (alopático, por ejemplo).

En algunos casos urgentes (una crisis asmática, por ejemplo), podemos suministrar los gránulos cada cinco minutos y **espaciar las tomas al aparecer la mejoría**.

Siempre conviene parar la medicación cuando mejora el estado del paciente de forma evidente.

El estudio repertorial

Algunos capítulos de la presente obra acaban con un estudio repertorial destinado a **aquellos que quieren profundizar** sobre el tema. Señalaremos las rúbricas que nos han parecido más interesantes en los repertorios, de los que la obra capital es el ***repertorio de Kent***, en su versión americana (existen traducciones en nuestra lengua).

El tratamiento alopático

La medicina siempre es una y hay que saber siempre qué es lo que nos propone su vertiente alopática. Por ello en este libro señalaremos a menudo una breve indicación del tratamiento alopático.

¿Es fácil curarse con homeopatía?

De hecho, podemos distinguir tres niveles de tratamiento con homeopatía:

- Un **primer nivel** es el de la receta fácil, accesible a todos sin mucho esfuerzo. Lo podemos encontrar en la mayoría de las guías publicadas para el público en general. La eficacia es posible, pero inconstante.
- Un **segundo nivel** es el que intenta esta obra: proponer un estudio y una selección de medicamentos para cada ámbito de la patología, basado en una experiencia clínica de más de veinte años de práctica cotidiana.

  Si el lector se lo propone, podrá obtener buenos resultados en el 80% de los casos agudos habituales.
- Para un **tercer nivel** son necesarios el conocimiento y la experiencia de un médico experimentado. Este nivel nos permitirá llegar a muchas más patologías –especialmente crónicas– a través del descubrimiento del medicamento más similar, el *similimum*. Es difícil, pero al final del camino podremos encontrar una gran recompensa.

FIEBRE AISLADA

La elevación de la temperatura corporal por encima de los 37° es con frecuencia el primer síntoma que aparece. El niño está caliente, gruñón y tiene los ojos brillantes. A menudo, es un síntoma que permanece aislado, sin ningún trastorno que lo acompañe.

¿Se trata de una enfermedad eruptiva?

Las erupciones del exantema súbito o de la rubéola aparecen a los dos o tres días de fiebre.

- **La *roseola infantum* o exantema súbito** da una fiebre muy elevada (40°) en un lactante, lo que puede ser inquietante. En general hay ausencia de sed. **Apis 7 CH** hace que baje rápido la fiebre. Después la erupción aparece al cabo de tres días con pequeños puntos rojos, primero en la cara y que posteriormente se extienden hacia las extremidades.
- **La rubéola** se acompaña de una fiebre menos inquietante (38,5-39°). Los medicamentos pueden ser: **Pulsatilla 7 CH** si el niño llora y si está alicaído o **Sulphur 9 CH** si está jovial. Podemos encontrar un síntoma característico: pequeños ganglios linfáticos en la nuca.
- **El sarampión** da una fiebre elevada (lo estudiaremos más adelante).

- **La varicela** da poca fiebre y la erupción aparece casi desde el inicio (pequeñas ampollas en la piel).
- **La escarlatina** también produce una erupción, en especial en la ingle. En ocasiones el cuadro puede ser violento con pulso rápido, vómitos, etc.

¿Se trata de una enfermedad oculta?

- **¿Una infección urinaria?**

Generalmente no da síntomas locales en el niño. Hay que pensar en ella y fijarse en la orina, que en general tiene un olor más intenso que el habitual y puede ser turbia.

Si la fiebre se prolonga, hay que pedir un sedimento y un cultivo de orina. Habrá una infección si el número de gérmenes es superior a 100.000 (10^5) y si existen leucocitos o en ocasiones sangre.

- **¿Una neumonía?**

Aunque el niño no tosa y no tenga dolor en el pecho, cabe la posibilidad de que exista una neumonía, por ello se debe pedir una radiografía de tórax.

- **¿Una sinusitis?**

Puede dar fiebre que se prolonga –y que en general sube a primera hora de la tarde– y no haber ningún otro síntoma asociado. En ocasiones el niño ronca y tiene la nariz taponada o se queja de la barriga.

Si la fiebre no baja, hay que pedir una **radiografía de senos** (a partir de los tres años).

- **¿Una mononucleosis infecciosa?**

Hay que pensar en ella, en especial si los ganglios linfáticos (del cuello y de la ingle) son grandes. Haremos una analítica en sangre pidiendo un hemograma, la velocidad de sedimentación globular y una serología para descartar una mononucleosis o también una infección por estreptococos.

- **Otros casos más raros**
  Puede tratarse de cosas más raras, como:
  - Picaduras de garrapata.
  - Paludismo (después de un viaje a una zona de paludismo, a África por ejemplo).
  - Alguna enfermedad sanguínea.

¿La fiebre nos tiene que inquietar?

Convulsiones febriles

A partir de los 39° o si sube demasiado rápidamente, un cuadro de fiebre puede hacer que se desencadenen convulsiones febriles –los ojos giran y el cuerpo se sacude con espasmos–. En general estos episodios son de corta duración (menos de un minuto). Si duran más tiempo y las convulsiones persisten, el cuadro puede ser grave. Hay que destapar al niño y colocarlo en una posición segura –estirado de lado– vigilando la respiración (practicar el boca a boca si lo precisa) y llamar al servicio de urgencias. Probablemente le suministrarán oxígeno y medicamentos anticonvulsivantes (como el Valium® por vía rectal o administrándole media ampolla de 10 mg).

Estos casos son muy raros. No todos los niños presentan convulsiones febriles, éstas se asocian a circunstancias específicas:

- **Cicuta virosa**, el mundo está loco.
- **Cina**, los gusanos.
- **Curare**, “no quiero hacer nada solo”.
- **Hyosciamus**, el celoso exhibicionista.
- **Nux vomica**, estresado y drogado por los estimulantes.
- **Opium**, el pavor absoluto.
- **Stramonium**, el miedo de ser devorado.

Después de la toma de uno de estos medicamentos (**15-30 CH**), elegido por el homeópata en función del contexto, cesarán las convulsiones febriles. Señalaremos que dichas convulsiones febriles aparecen principalmente antes de los seis años de edad. Por lo que es esencialmente en los primeros seis años de vida del niño en los que hay que procurar que la fiebre no pase de los 38,5°, para ello se le pueden suministrar productos alopáticos inofensivos como el paracetamol: Apiretal® o Efferalgan®. (Véase el capítulo de «Trastornos neurológicos y de comportamiento».)

La meningitis meningocócica

La fiebre puede estar relacionada con situaciones inquietantes: en especial cuando es elevada. Se produce una alteración del estado de conciencia, hay vómitos y aparecen petequias (pequeñas manchas puntiformes de sangre y de color rojo violáceo).

Hay que comprobar si la nuca está rígida, para ello se coloca una mano en el vientre del niño y la otra en la nuca y se intenta levantar la cabeza. El niño tiene que poder tocar el esternón con el mentón. En un lactante, no hay rigidez de nuca pero aparece una combadura de la fontanela; al palparle la fontanela al bebé sentado, tiene que estar flexible o incluso ahuecada.

La aparición de una meningitis es una situación de urgencia, por lo que se debe llevar al niño a un hospital cercano. Las personas que hayan estado en contacto estrecho con un enfermo afecto de meningitis bacteriana tendrán que realizar un tratamiento con antibióticos durante 48 horas (por ejemplo con Rifaldin®). Un frotis de la garganta puede ser suficiente para controlar a los individuos que han estado en contacto con el enfermo (exigir los resultados entre 24 y 48 horas después).

Tratamiento homeopático de la fiebre aislada

Con el fin de encontrar el medicamento apropiado, hay que hacerse las siguientes preguntas:

- ¿El niño tiene frío o quiere que le destapen?

- ¿Tiene sed o hambre?
- **¿A qué hora ha empezado la fiebre?**

Este último dato constituye el mejor punto de partida para encontrar el medicamento.

El medicamento según la hora en que empieza la fiebre

Por la mañana:

8 h **Belladonna 7-9 CH**

- Después de presentar frío húmedo en la cabeza, cabellos mojados.
- Cara roja.
- Pupilas dilatadas.
- Dolor de cabeza "pulsátil".
- Terrores nocturnos.
- Niño que muerde.

Problemática: estadio sádico oral, "los dientes de la madre", miedo a ser devorado.

9 h **Rhus toxicodendron 7-9 CH**

- Después de estar en un ambiente salino húmedo (cerca del mar) o de transpirar.
- Agitación.
- Friolento.
- Dolores.
- Dolor de barriga.

Problemática: "¡El movimiento es la vida!".

Chamomilla 7 CH

- Una mejilla roja y la otra pálida.
- Deseos de que lo cojan.
- Enfados.
- Miedo al viento.

- Después de una tormenta.
- Dentición.

Problemática: "Yo no merezco esto".

10 h **Natrum muriaticum 9-15 CH**

- Estornudos.
- Después de estar en contacto con la humedad del mar.
- Constipación.
- Deseos de sal.

Problemática: el padre está ausente (física o afectivamente).

11-12 h **Aconitum 7-15 CH**

- Agitación.
- Ausencia de transpiración.
- Miedo a la muerte.

Problemática: encontrar una respuesta **urgente** o morir.

A primera hora de la tarde:

13-15 h **Arsenicum album 15 CH**

- Agitación.
- Mucho frío.
- Rigidez.
- Coleccionista.
- Maniático, con miedo a los microbios.

Problemática: miedo a la muerte porque piensa que "no hay nada después".

15 h **Rhus toxicodendron 9 CH**

- Después de estar en un ambiente salino húmedo (cerca del mar) o de transpirar.
- Agitación.
- Friolento.
- Dolores.

- Dolor de barriga.

  Problemática: "¡El movimiento es la vida!".

16-17 h **Pulsatilla 7-9 CH**

- **Ausencia de sed**.
- El niño se destapa: nada friolento.

  Problemática: "Yo no quiero separarme de mamá".

17 h **Lycopodium 9 CH**

- Gases.
- Carácter autoritario e irascibilidad.
- Mal aliento.
- Afecciones en el lado derecho del organismo.

  Problemática: deseos de poder.

A última hora de la tarde y primera de la noche:

18-20 h **Belladonna 7-9 CH**

- Después de frío húmedo en la cabeza, cabellos mojados.
- Cara roja.
- Pupilas dilatadas.
- Dolor de cabeza "pulsátil".
- Terrores nocturnos.
- Niño que muerde.

  Problemática: estadio sádico oral, "los dientes de la madre". Miedo a ser devorado.

21 h **Rhus toxicodendron 7-9 CH**

- Después de estar en un ambiente salino húmedo (cerca del mar) o de transpirar.
- Agitación.
- Friolento.
- Dolores.
- Dolor de barriga.

  Problemática: "¡El movimiento es la vida!".

Chamomilla 7 CH
- Una mejilla roja y la otra pálida.
- Deseos de que lo cojan.
- Enfados.
- Miedo al viento.
- Después de una tormenta.
- Dentición.

Problemática: "Yo no merezco esto".

Bryonia 7-9 CH
- Sed intensa.
- Constipación.
- Inmovilidad.

Problemática: "Yo no quiero dejar mi casa".

22 h **Natrum muriaticum 9-15 CH**
- Estornudos.
- Después de verse afectado por la humedad del mar.
- Constipación.
- Deseos de sal.

Problemática: el padre está ausente (física o afectivamente).

23-24 h **Aconitum 7-15 CH**
- Agitación.
- Ausencia de transpiración.
- Miedo de la muerte.

Problemática: encontrar una respuesta **urgente** o morir.

Noche:

1-3 h **Arsenicum album 15 CH**
- Agitación.
- Mucho frío.
- Rigidez.
- Coleccionista.

– Maniático, con miedo a los microbios.
Problemática: miedo a la muerte porque "no hay nada después".

Rhus toxicodendron 9 CH
- Después de estar en un ambiente salino húmedo (cerca del mar) o de transpirar.
- Agitación.
- Friolento.
- Dolores.
- Dolor de barriga.

Problemática: "¡El movimiento es la vida!".

5 h **Natrum sulphuricum 9-15 CH**
- Después de verse afectado por la humedad del mar.
- Humor alternante. Alegre o triste.

Problemática: exceso de agua, exceso de "humor".

6 h **Pulsatilla 7-9 CH**
- **Ausencia de sed**.
- El niño se destapa: nada friolento.

Problemática: "Yo no quiero separarme de mamá".

7 h **Lachesis 9-15 CH**
- Locuacidad durante la fiebre.
- Eructos durante la fiebre.
- Afecciones del **lado izquierdo** del organismo.
- Agravación al despertar.
- Ganas de destaparse.
- Intolerancia a la ropa ajustada.

Problemática: los celos.

El medicamento en función de la sed

Ausencia de sed durante la fiebre:

Gelsemium 9 CH

- Temblores.
- Ganas de dormir todo el rato.

Problemática: miedo de anticipación.

Pulsatilla 7-9 CH

- El niño se destapa: nada friolento.

Problemática: "Yo no quiero separarme de mamá".

Apis 7 CH

- Dolores ardientes y pinchazos.
- Edema.

Problemática: rechazo de la vida social.

Sed intensa:

Phosphorus 15 CH

- Deseos de agua helada.
- Deseos de compañía.
- Nota hemorrágica: petequias, púrpura, sangrado por la nariz (Ferrum phosphoricum ídem, pero menos fiebre [37,5-38°]).
- **Hambre durante la fiebre**.

Problemática: dificultad para encarnarse, sujeto hipersensible.

Bryonia 7-9 CH

- Sed intensa.
- Constipación.
- Inmovilidad.

Problemática: "Yo no quiero dejar mi casa".

GRIPE

La causa el virus *Myxovirus influenzæ*, que tiene la particularidad de mutar cada año. Produce epidemias en invierno con fiebre elevada, cefaleas, rinitis, tos, vómitos y dolores musculares durante cuatro días, que en ocasiones pueden complicarse con una infección bacteriana secundaria –de pulmones o senos– o trastornos cardíacos (miocarditis).

Las complicaciones aparecen en especial en las personas debilitadas por una enfermedad crónica.

Simbolismo

Todo se "atrapa".[2] El paciente tiene que permanecer en cama, necesita parar, escucharse y hacer un paréntesis en su vida que sirva para la reflexión.

Tratamiento alopático

Preventivo

Las vacunas tienen el inconveniente de ser a menudo ineficaces, ya que son necesarios seis meses para su fabricación y en ese tiempo los virus ya han mutado.

Además hay que volverse a vacunar cada año, lo que puede ocasionar desequilibrios en el organismo (posibles agravaciones o reumatismos, por ejemplo).

Curativo

Pocos productos son realmente efectivos frente a los virus. Los antibióticos sólo están indicados en caso de complicaciones infecciosas. Solamente los medicamentos sintomáticos de la fiebre, como el Apiretal®, están justificados.

Tratamiento homeopático

Preventivo

Para prepararse para la estación invernal, las personas sensibles a la gripe pueden tomar:

- **Influenzinum 9 CH** (el preparado bioterapéutico de la gripe), tres gránulos cada domingo por la mañana en los meses de noviembre, diciembre y enero.

- **Oscilloccoccinum 200 K** es una ayuda eficaz que hay que tomar cuando se tienen los primeros escalofríos (una dosis cada día durante tres días). Es un buen medicamento antiviral.
  Simbolismo: el secreto "No puedo decirlo todo" (como Carcinosinum).

- **Suero de Yersin 15 CH**
  Es un medicamento que ayuda a Oscilloccoccinum a parar la gripe en su comienzo.
  Problemática: no separarse de la sociedad.

Medicamento epidémico

Una epidemia afecta al **inconsciente colectivo**. Se administra el mismo medicamento homeopático a **todos los enfermos**. Si se identifica al medicamento curativo, puede proponerse al entorno del enfermo como prevención (por ejemplo: una dosis de Arsenicum album 15 CH en caso de una epidemia de gripe que corresponda a este medicamento).

Curativo

- **Eupatorium perfoliatum 7 a 9 CH**

  Es el mejor medicamento cuando predominan los **vómitos de bilis**, dolores "detrás de los ojos" y dolores óseos profundos (es doloroso ir hacia los demás).

- **Arnica 7 a 9 CH**

  Aquí predominan los dolores musculares. La cama parece excesivamente dura. Se está dolorido, pero no se quiere ayuda; el paciente no quiere que le vea un médico.

  Problemática: trabajador exigente (el esfuerzo vale la pena).

- **Gelsemium 9 CH**

  Los temblores y la ausencia de sed a pesar de la fiebre indican que es adecuado este medicamento en un sujeto **aletargado** por la fiebre y que duerme constantemente.

  Problemática: el miedo que paraliza la acción.

- **Rhus toxicodendron 9 CH**
  - Fiebre con dolores musculares.
  - Tortícolis.
  - Agitación por la noche, de una a tres de la madrugada.
  - Buen medicamento si el paciente se ha visto afectado por la humedad del mar.

  Problemática: "¡El movimiento es la vida!".

- **Arsenicum album 15 CH**
  - Estornudos explosivos.
  - Descarga nasal abundante.
  - Vómitos.
  - Fiebre y agitación entre la una y las tres de la madrugada como en Rhus toxicodendron, pero aquí aparece un temor fuera de lo normal a la **muerte**.

  Problemática: miedo a la muerte porque se cree que no hay nada después.

- **Bryonia 9 CH**
  - Sed intensa.
  - **Constipación**.
  - **Tos dolorosa**.

  Problemática: "Yo no quiero dejar mi casa".

- **Nux vomica 7-9 CH**
  - Cara roja.
  - Ganas frecuentes e ineficaces de ir de vientre.
  - Dolores de barriga.
  - Náuseas.
  - Carácter colérico y meticuloso.

  Problemática: **estresado**, ya que lo quiere hacer todo perfecto.

Los medicamentos de las complicaciones

Podemos prevenir las complicaciones con **Pyrogenium 7 CH**, administrando tres gránulos tres veces al día durante 48 horas.

En los apartados «Sinusitis» y «Neumopatías y neumonías», se tratan más extensamente los medicamentos de las complicaciones.

Los medicamentos para la convalecencia

Después de una gripe fuerte que te deja muy debilitado, es aconsejable un tratamiento con vitaminas y oligoelementos (Nergetonic® niños, por ejemplo).

En homeopatía podemos utilizar:

- **Carbo vegetabilis 30 CH**

  Cuando cuesta recuperarse de una enfermedad, es el mejor medicamento.
  - Piel marmórea.
  - Gases +++.*
  - Deseo de ser abanicado.

  Problemática: el paso que hay que dar es difícil.

- **Phosphoricum acidum 15 CH**
  - Cansancio.
  - Adelgazamiento.
  - Caída del cabello.

  Problemática: no se ha sentido amado.

- **China 7 a 9 CH**
  - **Anemia**, cansancio después de la pérdida de fluidos vitales (vómitos profusos, por ejemplo).
  - Falta de hierro (Ferrum).

  Problemática: hay que hacer la síntesis, decir que "no" al animal interior.

* Clasificación para más o menos abundancia o importancia. (*Nota del traductor.*)

ENFERMEDADES RESPIRATORIAS

Introducción

Sea cual sea la estación, pero especialmente durante la época de frío, las enfermedades respiratorias son muy frecuentes, sobre todo en niños (representan el 30% de los casos atendidos por un pediatra).

Las causas son múltiples:

- Infecciosas: víricas o microbianas; individuales o colectivas (epidemia).
- Alérgicas: en especial en la primavera y el otoño.
- Debidas a una patología digestiva como, por ejemplo, el reflujo gastroesofágico. Durante la noche, al estar estirados, los ácidos del estómago suben por el esófago hasta la faringe o los bronquios y producen rinitis, otitis, sinusitis, laringitis, bronquitis, asma o neumonías.

Valor simbólico

El aparato respiratorio representa el primer contacto con el exterior desde el nacimiento; hay que respirar o morir. No es casual que la piel y el aparato respiratorio tengan un mismo origen embrionario.

Desde el punto de vista de la homeopatía, estas enfermedades son frecuentemente la expresión de la **psora o el temor de la falta**:

- Falta de amor al perder el amor fusional madre/hijo intrauterino, "caída del paraíso".
- Falta de calor, de aire.
- El bolo alimenticio va por otro camino, como sucede en el reflujo gastroesofágico. El bebé quiere seguir siendo alimentado por el cordón umbilical. Se produce frecuentemente después de un parto que no ha sido natural (cesárea, parto programado, peridural, fórceps).

La psora está marcada por la periodicidad: las afecciones tenderán a repetirse a intervalos (por ejemplo: cada tres semanas).

Es el estadio oral de los psicoanalistas. El niño busca siempre el amor fusional madre/hijo y se agarra a sus símbolos: chupete, biberón –que representan el seno materno–, un trozo de trapo, un oso de peluche –que representan la placenta de la madre–. Detrás de todo ello está la angustia primitiva a la muerte. «Mientras el hombre se crea mortal, no tendrá descanso», dijo Woody Allen. Para tener descanso hay que ser consciente de que se es inmortal, pero ése es el fruto de todo un camino... (véase *Homeopatía. Remedios para las distintas etapas de la vida*).[3]

CORIZA AGUDA O CATARRO

Definición

Es una inflamación de la mucosa de las fosas nasales. **Coriza** viene del griego y significa **descarga nasal**.

Causas

- **Infecciosa**: microbios y **virus** en general.
- **Alérgica**.
- **Traumática**: un cuerpo extraño en la nariz. Produce una descarga nasal **pútrida unilateral**. El niño se ha metido un trozo de papel o una alubia en la nariz. Es típico del estadio fálico: simboliza la penetración, se mete algo en un agujero. El mejor medicamento es Hyosciamus 15-30 CH, administrado cada 15 días.
- **Reflujo gastroesofágico**.

Consecuencias

- **Obstrucción nasal**, dificultad respiratoria de noche y el sujeto tiene que dormir con la boca abierta. El bebé duerme mal, está agitado, se despierta, tiene sed, etc.
- **Disminución del olfato** y con frecuencia del sabor. ¡Cuidado!, ya que si se prolonga puede causar una **depresión**.
- **Descarga molesta**:
  - Anterior (irritación de las fosas nasales): necesitamos sonarnos a menudo.
  - Posterior: el niño se traga los mocos y como consecuencia pueden aparecer dolores de estómago o de barriga y diarrea.
- **Estornudos**, en ocasiones tan violentos que pueden ocasionar una ciática (Sepia).

Evolución del cuadro agudo

- **Mejoría**:
  - Cese de la descarga, curación.

- **Agravación**:
  - Extensión a los senos maxilares, frontales o etmoidales en el bebé; signos meníngeos ulteriores en casos excepcionales.
  - Obstrucción de los canales lagrimales y conjuntivitis.
  - Obstrucción de la trompa de Eustaquio y otitis.
  - Extensión hacia la faringe, la laringe, la tráquea, los bronquios y los pulmones.

Valor simbólico

La nariz

El ser humano ha nacido para sentir. "Nacimiento", en francés *naissance*, se pronuncia de forma parecida a *né-sens* o "no-sentido".[4] "Tener olfato" significa captar las cosas, tener clarividencia, perspicacia o discernimiento. El aspecto intuitivo se opone al aspecto de la razón.

A veces uno mete la nariz en los asuntos de los demás...

Algunos pueblos creen que el alma se esconde en la nariz (véase el *Diccionario de símbolos* de Jean Chevalier y Alain Gheerbrant). En un "estornudo" se "desnuda el éter".[5]

¿Hay que tratar los catarros?

En el catarro se produce una descarga que puede ser eficaz para evacuar algo (función de emuntorio).

Un cese de esa descarga puede deberse a una curación, pero en ocasiones aparecen nuevos síntomas, y entonces hay que desconfiar, ya que nos encontramos ante una supresión, que puede agravar el caso. Si sucede lo anterior hay que **buscar el antídoto** del medicamento.

Medicamentos para todos los casos

- **Nux vomica 7-15 CH**: estresado o exceso de sustancias estimulantes.
  - Medicamento del bebé estresado por su digestión o del adulto fatigado y estresado por las actividades profesionales y que toma estimulantes para aguantar (alcohol, café u otras sustancias tóxicas).
  - Importante sentimiento de lo que está bien y de lo que está mal, de lo justo y de lo injusto; meticuloso al que le gusta la música (Carcinosinum).
  - Tiene frío si se destapa y **miedo a las corrientes de aire**.
  - Obstrucción nasal que impide conciliar el sueño, piel marmórea, lengua sucia y amarilla en la base, náuseas y gases.
  - Deseos constantes de ir al baño, pero cada vez que va se expele muy poca orina.

  Medicamentos complementarios: Sulphur, Sepia.

- **Rumex crispus 5-7 CH**
  (paciencia salvaje)
  - Catarro agravado al respirar aire frío. El individuo se tapa con un pañuelo la boca y la nariz.
  - Tos provocada por picazón justo en la parte alta del esternón.

- **Sticta pulmonaria 5-7 CH**
  - Catarro "seco". Se produce poca secreción, salvo en la zona más posterior, mucosa del cuello, que aparece muy irritado.
  - **Necesidad constante de sonarse la nariz, pero sin éxito**.
  - **Dolor de cabeza** en la zona de la base de la nariz.
  - Dificultades para vivir con los demás. El sujeto se muestra poco receptivo y demasiado cansado.

Catarro agudo según las condiciones atmosféricas y el entorno natural

La lluvia, los lagos, las marismas

- **Dulcamara 5-7 CH**
  (dulce-amarga)
  - Humedad fría, después de un baño en un río en verano, niebla.
  - Nariz taponada, dolor de oído con náuseas y vómitos, diarrea, en ocasiones cistitis.
  - Dolores reumáticos.
  - Verrugas planas.
  - La mirada expresiva. Se quiere comunicar todo con la mirada.

Humedad y viento marinos, después de esfuerzos físicos, cuando uno se ha empapado de sudor

- **Rhus toxicodendrom 7-9 CH**
  - Agitación, en especial durante la noche (tres de la madrugada).
  - Dolores musculares y articulares. Friolento, lengua blanca con la punta roja.

- **Arsenicum album 9-15 CH**
  - Catarro irritante (Allium cepa).
  - Máxima agitación desde el mediodía hasta las tres de la tarde o desde medianoche hasta las tres de la madrugada.
  - Sed frecuente, necesidad de beber pequeñas cantidades de líquidos preferentemente calientes.
  - Estornudos ++, friolento +++.
  - Se viste de negro con frecuencia, tiene miedo a la muerte porque piensa que no hay nada después.

- **Arsenicum iodatum 7 CH**
  Lo mismo que Arsenicum album, pero menos friolento y viste con colores vivos.

- Catarro de la trompa de Eustaquio (disminución de la audición).

- **Iodum 7 CH**
  - Caluroso y agitado.
  - Delgado a pesar de comer mucho.
  - Adenopatías.
  - Catarro de la trompa de Eustaquio.
  - Se le tiene que repetir todo cuando se le habla.

  Problemática: demasiada acción, dedica poco tiempo a relajarse, no cultiva la espiritualidad.

- **Bromium 5-7 CH**
  - Tos ronca
  - Agitado, **todo lo toca**.
  - Se agrava ante la presencia de **polvo** y por el calor.
  - Mejora en el mar, en una isla o en un barclo.

  Problemática: se debe escapar de lo cotidiano, de la rutina. En el mar hay menos peligro.

- **Natrum muriaticum 9-15 CH**
  - Catarro que comienza con estornudos.
  - Agravado con el suero fisiológico (agua del mar).
  - Reservado; no dice nunca nada.

  Problemática: el padre está ausente. Encontrar al padre eterno, al Dios padre; acceder a la espiritualidad.

Tiempo frío y seco

- **Camphora 5-7 CH**: mucho frío
  - Helado hasta los huesos (Aranea diadema).
  - Escalofríos, palidez, síncope.
  - Autoritario, solo contra todo el mundo.
  - Ausencia de calor vital.
  - Antídoto de los otros medicamentos.

- **Aconitum 7-15 CH**: mucho frío (mistral) asociado a miedo
  - Agitación entre las 11-12 h y el mediodía o entre las 23-24 h.
  - Gran pérdida de energía.
  - Tos ronca.

  Problemática: la esfinge. Hay que responder rápidamente a las cuestiones o se puede morir.

- **Ferrum phosphoricum 7-9 CH**: catarro por tiempo frío y seco
  - Fiebre suave (38-38,5°).
  - Epistaxis (sangrado por la nariz). El niño mancha el pañuelo de sangre rojo vivo.
  - Rostro en el que se alternan palidez y enrojecimiento.

  Problemática: hay que ser aún menos espiritual.

- **Hepar sulphur 15 CH**
  - Frialdad.
  - Tos ronca.
  - Deseos de ácidos.
  - **Supuración**.
  - Cólera ++.
  - Atracción por el fuego, se quiere quemar las cosas, se juguetea con las cerillas y los mecheros.

Coriza según el aspecto del enfermo

- **Allium cepa 7-9 CH**

  (la cebolla)
  - **Labio superior y nariz irritados y rojos y lagrimeo suave**.
  - Mejora cuando se está al aire libre, se agrava con el calor.
  - Evolución de izquierda a derecha.
  - Carraspera.
  - Catarro de otoño.

  Problemática: hay que sacar las capas superficiales y encontrar el centro (como cuando se pela una cebolla).

- **Euphrasia 7-9 CH**
  Lo contrario que Allium cepa:
  – Descarga nasal suave y lagrimeo irritante: **conjuntivitis+++**.
  – Mejora cuando se está al aire libre.
  – Enrojecimiento de las mejillas.
  – Transpiración torácica.

- **Nitricum acidum 15 CH**
  – Conjuntivitis con supuración, catarro con supuración y otitis con supuración, en especial en los lactantes (Calcarea silicata).
  – Deseos de alimentos grasos, de sal y de cosas indigestas.
  – Individuos rígidos: la ley es la ley.

- **Calcarea silicata 7-9 CH**
  – Supuración de la nariz y los ojos++, en especial en los lactantes.
  – Transpiración de la cabeza y los pies.
  – Posible etmoiditis, por lo que tenemos que estar atentos.
  Problemática: permanecer en contacto con los antepasados muertos desde hace tiempo. Llevan el nombre de personas del entorno fallecidas (el adulto habla con los muertos).

Catarro del lado derecho

- **Lycopodium 7-9 CH**
  – Mal carácter, autoritario, obstinado.
  – Gases intestinales.
  Problemática: coger el poder a pesar de una falta de confianza en uno mismo.

Catarro del lado izquierdo

- **Lachesis 9-15 CH**
  - Celos.
  - **Locuacidad**.
  - Caluroso.
  - No soporta la ropa ajustada.
  - Petequias con la tos (Phosphorus).
  - Medicamento del complejo de Edipo.

Catarro con diarrea

- **Sanguinaria 7 CH**
  - Cara de color rojo.
  - Dolores de cabeza frontales.
  - Diarrea después de la coriza.

  Las pulsiones de la vida se vuelven contra uno.

Catarro con estornudos profusos

- **Sabadilla 7 CH**
  - **Estornudos espasmódicos**.
  - Dolores de cabeza frontales.

  Problemática: idea errónea de sí mismo, no está satisfecho con su cuerpo.

- **Natrum muriaticum 9-15 CH**
  - Catarro que empieza con estornudos.
  - Se agrava con la administración de suero fisiológico (agua de mar).
  - Reservado, nunca dice nada.

  Problemática: un padre demasiado ausente. Encontrar al padre eterno, al Dios padre; acceder a la espiritualidad.

- **Arsenicum album 9-15 CH**
  - Catarro irritante (Allium cepa).
  - Agitación máxima desde el mediodía hasta las tres de la tarde y desde medianoche hasta las tres de la madrugada.
  - Sed frecuente, necesita beber pequeñas cantidades de líquidos preferentemente calientes.
  - Estornudos++, frialdad+++.
  - Viste de negro con frecuencia, tiene miedo a la muerte porque piensa que no hay nada después.

Mucosidad abundante

- **Kalium bichromicum 9-15 CH**
  - Mucosidad amarilla y espesa que forma tapones mucosos elásticos.
  - Pérdida del olfato.
  - Estornudos violentos.
  - Ausencia de fiebre.
  - Friolentos.

  Problemática: marcar el territorio, encontrar sus propios límites; no ser un chivo expiatorio.

- **Kalium sulphuricum 9-15 CH**

  Lo mismo pero caluroso.
  - Mocos más amarillos.
  - Tos después de la gripe.
  - Eccema en el pabellón auricular.
  - Catarro que afecta a la trompa de Eustaquio.
  - Disminución de la audición.
  - Sueña que es víctima de un accidente y que casi se muere. Tiene prisa, pero no puede decidirse a actuar.

  Problemática: sólo le gusta la parte espiritual de las personas (AFADH).[6]

- **Hydrastis 9-15 CH**
  - Acatarrado con estreñimiento.
  - Catarro posterior con mucosidad espesa y amarillenta.
  - Catarro tubárico con disminución de la audición.
  - Sinusitis frontal.
  - **Fisura anal**.

  Problemática: "La vida es muy dura, más vale morir".

- **Kalium iodatum 7-15 CH**
  - Mucosidades acuosas profusas que pasan a ser verdes.
  - Dolor en los senos frontales.
  - Punta de la nariz roja.
  - Infatigable andando al aire libre.
  - No quiere abandonar sus ideas; rechaza la discusión y la lógica.

- **Mercurius 9-15 CH**
  - Mucosidad verdosa.
  - Transpiración abundante.
  - Salivación.
  - Aliento fétido.
  - Niño precoz, "protestón" y que lo toca todo.

- **Pulsatilla 9-15 CH**
  - Mucosidad verdosa suave.
  - Se agrava a las cuatro de la tarde.
  - Ausencia de sed.
  - Mal aliento por la mañana.
  - Demasiado enganchado a su madre (un verdadero koala).

- **Thuya 9-15 CH**
  - Mucosidad verde y suave como en Pulsatilla.
  - Dolores de cabeza frontales.
  - **Transpiración con olor fuerte**.
  - **Verrugas**.

- Trastornos después de una vacunación o si el sujeto se ha visto afectado por la humedad.
- Quiere controlar todos los detalles.

• **Sulphur 7 CH**
- Enrojecimiento de los orificios del cuerpo.
- Niño sucio y caluroso.
- Relajado, se burla de todo.
- Trastornos después de una vacuna.

• **Sulphur iodatum 7 CH**
- Un Sulphur que trabaja y arregla la casa.
- Disminución de la audición.
- Vegetaciones grandes.

Catarro asociado a reflujo

• **Asa fœtida 15-30 CH**
- Parto provocado.
- Personalidad histérica.
- Bola en el cuello (Ignatia).

• **Lobelia 15-30 CH**
- Fumador o fumadores en el entorno.

• **Cadmium sulphuricum 7-9 CH**
- Contaminación atmosférica.

El catarro se alarga

• **Capsicum 15 CH**
- Mudanzas o también niños que han sido internados en un asilo.

– Falta de reacción a los medicamentos.
Problemática: adaptarse a un nuevo lugar.

- **Carbo vegetabilis 15-30 CH**
  – Tabaquismo en el ambiente.
  – Falta de reacción a los medicamentos.
  – Deseos de ser abanicado.
  – Piel marmórea.
  – Flatulencias.
  – Voz ronca.
  – Trastornos por humedad, aunque sea caliente.
  Problemática: franquear el paso.

- **Teucrium marum verum 7 CH**
  – Catarro crónico.
  – Pólipos nasales, vegetaciones.
  – **Hipo**.
  – Lombrices.
  – Falta de reacción a los medicamentos.

- **Agraphis nutans 7 CH**
  – Trastornos causados por el viento frío.
  – Vegetaciones y amígdalas grandes.
  – Sordera.
  – Retraso del habla.

- **Tuberculinum 15 CH**
  – Agravación por el *Mantoux* y la vacuna contra la tuberculosis.
  – Se agrava al borde del mar.
  – Mejoría en la montaña (1.000 m).
  – Uñas con manchitas blancas.
  – Vena en la base de la nariz.
  – Locuacidad durante la fiebre (Lachesis, Teucrium).

- **Medorrhinum 15 CH**
  - Se agrava con la humedad.
  - Eritema de las nalgas.
  - Duerme boca abajo.
  - Se muerde las uñas.
  - **Ansiedad por anticipación**.

- **Ferrum metallicum 9-15 CH**
  - Carencia crónica de hierro, anemias.
  - Mejillas pálidas, pero en ocasiones muy rojas.
  - **Fiebre baja que persiste** (37,5°).
  - **Demasiado racional.**
  - **Voluntad de hierro.**

- **China 7 CH**
  - Sangra por la nariz.
  - Anemia, fatiga.
  - Miedo a los animales.
  - No llega a acceder a la síntesis.
  - Todo lo pierde (en especial las llaves).

- **Baryta carbonica 15 CH**
  - Amígdalas y vegetaciones grandes.
  - Retraso intelectual.
  - Timidez.

- **Calcarea carbonica 15 CH**
  - Miedoso +++.
  - Niño que tiene dificultades en la dentición.
    Problemática: no quiere dejar su concha.

- **Calcarea fluorica 15 CH**
  - Dientes mal implantados.
  - Caries.

- **Intoxicación crónica de flúor** (¡hay que parar cualquier tratamiento con flúor!).

- **Calcarea iodata 15 CH**
  - Vegetaciones grandes.
  - Amígdalas con criptas (con depósitos de caseum, blancos y que hacen mal olor).

- **Calcarea phoshorica 15 CH**
  - Hambre a las cinco de la tarde.
  - Agotado por el crecimiento o la dentición.
  - Problemas con el fósforo y el calcio en personas mayores.

- **Calcarea sulphurica 15 CH**
  - Celos.
  - Sensibilidad a la humedad.
  - Tos ronca.

- **Mezereum 15 CH**
  - Catarro que se convierte en una sinusitis maxilar.
  - Pérdida de referencias físicas (trasplantes).

  Hay que dar dos dosis de la 15 CH con 48 horas de intervalos.

- **Carcinosinum 10000 K** (difícil de conseguir en España)
  - Catarro coincidiendo con alergia.
  - Individuo que está vacunándose contra la alergia.
  - Manchas en la piel de color café con leche.
  - Antecedentes de cáncer en la familia.
  - Muy reservados (Natrum muriaticum) y meticulosos.

- **Psorinum 30 CH**

  Medicamento básico de la psora.
  - Catarro alérgico con mucho frío +++.
  - El paciente se pone mucha ropa.

Estudio repertorial
Alguna rúbricas escogidas

¿Dónde?
- Coriza que empieza en el lado derecho y se extiende al izquierdo: Brom., *Carb-v.*, Chel., Euphr., Lyc. (K 325).

¿Cuándo?
- Por la mañana al despertar: Ars., Aster., Dulc. (K 326).
- En la primavera: Gels., Lach., Naja. (K 328).

¿Por qué?
- Después de una corriente de aire: *Dulc.*, *Elaps.*, *Merc.*, *Nat-c.*, Nit-ac. (K 326).
- Nieve: *Puls.*, *Rhus-t.* (K 326).

¿Cómo?
- Con mucosidad que se alterna de uno y otro lado: **Lac-c**. (K 327).
- Con mucosidad por la mañana y tos y expectoración: **Euphr**. (K 327).
- Con mucosidad si se está en una habitación caliente: **All-c**., Cycl., *Merc.*, *Nux-v.*, **Puls**.

Signos concomitantes
- Con apetito: All-c., Hep., *Sul-ac.* (K 318).
- Con insomnio: Ars., *Calc-ar.* (K 328).
- Con transpiración: Eup-p, Jab. *Merc.*
- Con croup: *Acon*, *Ars.*, Cub., *Hep.*, *Nit-a.*, *Spongia.* (K 327).

Extensión: ¿hacia dónde?
- Los senos frontales: *Ars.*, Calc-p., *Cimix.*, *Kali-i.*, *Stict.* (K 329).
- El pecho: All-c., Am-c., Ant-c., Ars., Carb-v., Euphr., Iod., Ip., Mang., Merc., Lap-a., Naja., Nux-v., Phos., Sang. (Bœricke).

Periodicidad (véase «Generalidades»)
- Anual: Ars., Cench., Tarent., Thuj., Urt-u., Lach. (K 1391).

- Cada 15 días: Am-m, *Ars.*, *Calc.*, *Chin.*, Chin-s., *Con.*, *Lach.*, Plan., Psor., *Puls.* (K 1391).

Cronicidad

- *Apis*, **Brom.**, *Calc.*, *Canth.*, *Colch.*, *Cycl.*, *Lyc.*, *Sang.*, *Sil.*, *Sulph.*, *Tub.*, *Teucr.* (K 326, 40 medicamentos).
- Del lado derecho: *Berb.*

Otras rúbricas interesantes

- **Se tiene que sonar la nariz continuamente**: **Stict.**, **Teucr.** (K 324, 19 medicamentos).
- **Catarro**:
  - Seco y crónico: *Carb-v.*, *Dulc.*, *Nat-m.*, **Sil.**, *Spong.*, **Stict.**, *Sulph.*
  - En personas mayores: *Alum.*, Am-c., Bar-c., Sup-per., Kali-s., *Kreos.*, Merc-i-f., Poth.
- **Nariz irritada** (*chapped*): Arum-t., Carb-an. (K 325).
- **Ventanas nasales irritadas**: Aur.
- **Mucosidad** (K 329).
  - Suave: *Calc.*, **Euphr.**, Plan., **Puls.**, *Sep.*, *Sil.*, Staph.
  - Copiosa, posterior: Carb-v., **Cor-r.**, Euphr., *Spig.*
  - Romadizo, nariz tapada: *Acon.*, Agar., *Arum-t.*, *Calc.*, **Kali-i.**, *Nux-v.*, *Nit-ac.*
  - Con costras:

    Costras elásticas: *Kali-bi.*, Lyc.

    La mucosidad se seca rápidamente y forma costras: Psor., *Stict.*
  - Irritante, con descarga ocular suave: **All-c.**
  - Verde con hilos de sangre: **Phos.** (único medicamento).
  - Verde oscuro: **Kali-i.** (único medicamento).
  - Insuficiente: Kali-i., Kaol., Mag-c., Sin-n.
  - En el interior de una habitación: Hydr.
  - Posterior: (con valor 3) **Caps.**, **Cor-r.**, **Kali-bi.**, **Nat-c.**, **Nat-m.** (K 333).

- **El color de la nariz**
  - Nariz roja: (con valor 3) **Alum.**, **Chin.**, **Phos.**, **Sulph.** (K334) Después del hielo: *Zinc.*
  - Mánchas de embarazo (*yellow saddle*): Carb-an., Sanic., **Sep.**, + *Carc.*
- **Sequedad** (K 334)
  - Tiene que sonarse la nariz, pero no sale nada: Agar., Cimic., **Kali-bi.**, Lac-c., *Lach.*, Mag-c., Naja., *Psor.*, **Stict.**, **Teucr.** (K 335).
  - Se suena la nariz cuando tiene la sensación de sequedad: Bar-c.
  - Sequedad crónica: Ambr., Am-c., Caust., *Sil.*
- **Epistaxis**
  - Al sonarse la nariz: (con valor 3) **Arn.**, **Carb-s.**, Lach., **Ph-ac.**, **Phos.**, **Sulph.**
  - Con la tos: (con valor 3) **Dros.**
  - Al estornudar: Bapt., *Bov.*, *Con.*, *Indg.*, Rumx.
  - Después de descarga acuosa: Agar.
- **Sensación de plenitud nasal**: (con valor 3) **Bapt.**, **Kali-i.** (K 338).
  - De los senos frontales por inflamación: Kali-bi.
  - De la base de la nariz: **Stict.**, *Gels.*, *Kali-bi.*, *Par.*
- **Calor en la nariz**: (con valor 3) **Chin.** (K 338).
  - El aire expirado parece caliente: **Kali-bi.**
  - Calor en la base de la nariz: **Kali-bi.**
  - Nariz fría al tacto: Arn.
- **Inflamación de la nariz**: (con valor 3) **Lach.**, **Phos.**, **Sulph.** + 36 medicamentos (K 339).
- **Comezón** (K 339).
  - Se frota sin cesar la nariz: Arg-n., **Cina**, Sil.
- **Obstrucción nasal** (K 349) ¡150 medicamentos!
  - En un niño: Am-c., Ambr., Apoc., **Ars.**, Asc-t., Aur., Kali-bi., *Lyc.*, Med., *Nux-v.*, Osm., Phos., Sabad., *Samb.*, *Syph.* (Murphy 1201).
    Persistente: *Med.*

- En un lactante: *Aur.*, *Kali-bi.*, **Lyc.**, **Nux-v.**, *Samb.*, Teucr. + Cham., Dulc., Carb-v.
- Obstrucción crónica de la nariz (Murphy 1201): Bry., **Calc.**, *Con.*, Fl-ac., Lem-m., Sars., *Sel.*, *Sil.*, *Sulph.*, Teucr., *Thuj.* Persistente: Med., Sars., Thuj.
- Con pus: *Calc.*, Chin-a., Lach., Led., *Lyc.*, Nat-c., Puls., Sep., **Sil.**
- Durante el sueño: *Am-c.*, As., **Lyc.**, *Stict.*

▶ **Olor** (K 342)
- Fétida (pensar en un cuerpo extraño): (con valor 3) **Bell.**, **Kali-bi.**, **Par.**, **Phos.**, **Sulph.**
- De catarro antiguo: Ars., *Graph.*, Merc., Puls., **Sulph.**

▶ **Sensación de apertura de la zona posterior de las fosas nasales caminando al aire libre**: Fl-ac. (único medicamento) (K 342).

▶ **Dolor en la nariz** (K 343)
- Al inhalar el aire: (con valor 2) *Æsc.*, *Ant-c.*, *Hep.*, *Psor.*
- Al sonarse la nariz: **Graph.**, y con valor 2: *Hep.*, *Led.*, *Nat-m.*, *Sil.*
- Al toser: Nit-ac.
- A causa de la sequedad: Calc., **Graph.**, *Kali-bi.*, *Phos.*, *Sep.*, *Sil.*, *Stict.*, Sulph.
- Al estornudar: *Nit-ac.*
- En el cartílago: **Kali-bi.**
- Dolores ardientes durante el catarro: *Æsc.*, *All-c.*, Aloe., *Am-c.*, **Ars.**, Calad., *Caust.*, *Gels.*, Mez., *Senec.*, *Seneg.*, *Sulph.*

▶ **Transpiración de la nariz**: Bell., Cimx., Cina, Laur., Nat-m., Rheum., Ruta, Tub.
- Fría **alrededor** de la nariz: **Chin.**

▶ **Se urga la nariz**: (con valor 3) **Arum-t.**, **Cina**, **Teucr.** (K 348).

▶ **Pólipos**: (con valor 3) **Calc.**, **Sang.**, **Teucr.** + 33 medicamentos.
- Que sangran con facilidad: Calc., Calc-p., *Phos.*, Thuj.
- Zona posterior de las fosas nasales: Teucr.

▶ **Raspado de zona posterior de las fosas nasales**: *Kali-bi.*, *Kali-c.*, *Kali-p.*, **Nat-m.**, Nat-s.

▶ **Olfato** (K 349).
- Sensible: (con valor 3) **Acon.**, **Aur.**, **Bell.**, **Chin.**, **Coff.**, **Graph.**, **Ign.**, **Lyc.**, **Nux-v.**, **Op.**, **Phos.**, **Sep.**
- Hipersensibilidad a los olores desagradables: *Acon.*, All-c., Pall., **Sulph.**
- Disminuido: (con valor 3) **Anac.**, **Bell.**, **Calc.**, **Hyos.**, **Nat-m.**, **Sep.**, **Sil.**
- Ausente: (con valor 3) **Bell.**, **Calc.**, **Calc-s.**, **Hep.**, **Merc.**, **Nat-m.**, **Phos.**, **Plb.**, **Puls.**, **Sep.**, **Sil.**

▶ **Estornudos** (K 350) numerosos medicamentos.
- Constantes: All-c., Anac., Ars., *Dulc.*, Gamb., *Indg.*, Iris, Merc., Nat-c., Squil.
- Después de toser: **Agar.**, *Arg-n.*, Bad., *Bell.*, Bry., Caps., *Carb-v.*, Hep., Lyc., Psor., Seneg., *Squil.*
- Que interrumpen el sueño: **Am-m.** (K 351).
- Al destaparse: **Hep.**, *Merc.*, *Rhus-t.*
- En una habitación caliente: *All-c.*, **Puls.**
- En la fiebre del heno: *Ars.*, Carb-v., *Dulc.*, *Euphr.*, Lach., *Naja*, *Nat-s.*, *Nux-v.*, Sin-n., Stict.

▶ **Respingar**: Am-c., *Asc-t.*, *Aur.*, *Aur-m.*, Elaps, **Lyc.**, **Nux-v.**, **Puls.**, **Samb.** (K 351).
- En un recién nacido: *Dulc.*, **Lyc.**, Merc., Nat-s., **Nux-v.**, *Puls.*, **Samb.** (Imhauser).
- Constantemente, pero la nariz no tiene descarga: Iodof.

▶ **Hinchazón de la nariz**: (K 352)
- De la zona posterior de las fosas nasales: Bry., Hydr., Ph-ac.

▶ **Hipertrofia de adenoides** (Bœricke): *Agraph.*, Bar-c., Calc., *Calc-f.*, *Calc-i.*, *Calc-p.*, Carc., Chrom-ac., Iod., Kali-s., Lob., Lues., Mez., Merc., Psor., *Sang-n.*, Sulph., Sulph-i., Thuj., Tub., Teucr.

▶ **Duerme con la boca abierta** (K 409): Brom., Caust., Cham., Chin., Dulc., Elaps, Ign., *Lyc.*, Merc., *Nux-v.*, **Op.**, Plan., *Rhus-t.*, Samb., Sulph-i., Vario.

▶ **Ronquidos**: (con valor 3) **Lac-c.**, **Op.**, y cerca de 50 medicamentos (K 775).
- En el niño (Murphy): Chin., Mez., Op.

FIEBRE DEL HENO

Definición

Se trata de una reacción alérgica de las vías respiratorias altas que afecta a la nariz, la garganta, las conjuntivas y los senos nasales. En ocasiones puede extenderse en más profundidad y producir una bronquitis asmática.

Es una afección de estación cuya gravedad está en función de los alérgenos y del tipo de polen que cause el trastorno. Aparece en general en un lugar y tiempo limitados, en especial en la **primavera**.

Los síntomas más frecuentes son obstrucción nasal, estornudos, mucosidades transparentes, irritación en los ojos y en el paladar y en ocasiones tos sibilante.

Las causas de la fiebre del heno

La producen los pólenes de plantas y árboles como el ciprés, el plátano, las gramíneas, las ortigas, las mimosas, etc. Se puede determinar a los "responsables" de forma precisa mediante análisis de sangre (valores de IgE específicas), que son preferibles a los tests cutáneos, ya que éstos pueden ser peligrosos (riesgo de desencadenamiento de una reacción alérgica grave).

Evolución

La evolución característica es la de un cuadro alérgico crónico con una periodicidad estacional, en general anual. Cuando la enfermedad se agrava, según la ley de Hering aparecerán síntomas más profundos, como puede ser el asma. Si, por el contrario, hay una mejoría, aparecerán alergias cutáneas (eccema, urticaria) y después se producirá la curación.

Valor simbólico

El alérgico no soporta el exterior. Para los homeópatas estamos ante la PSORA, enfermedad crónica típica de una fijación en el estadio oral de Freud. El sujeto echa de menos la vida intrauterina, el amor infinito, pero es una posición infantil y egoísta ya que se recibe más que se da. Hay un rechazo de ir hacia los demás, hacia el exterior que se siente como agresivo.

La primavera nos hace pensar en la primavera de la vida, en la infancia.

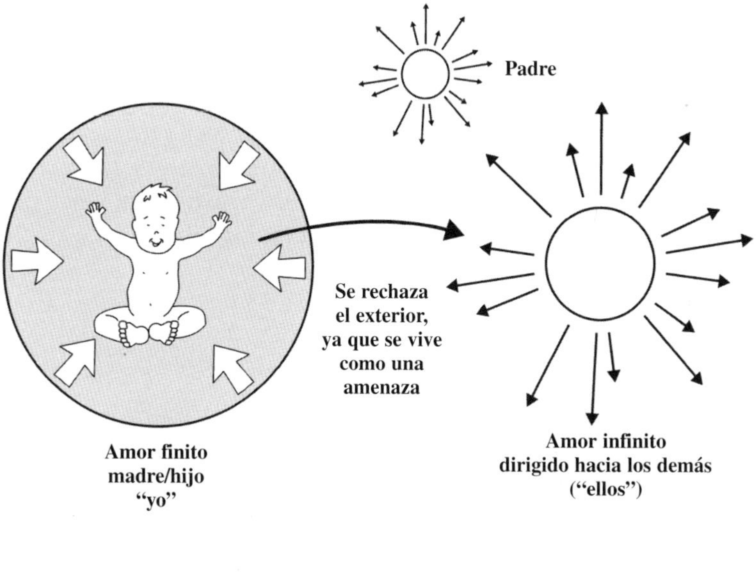

Tratamiento alopático

Para el tratamiento agudo se utilizan:

- Los antihistamínicos (como Polaramine®, Zyrtec®, etc.), cuyo inconveniente es que pueden producir somnolencia (hay que tenerlo muy en cuenta en conductores y en estudiantes en período de exámenes).

- Más eficaces, pero más peligrosos debido a sus efectos secundarios son los corticoides (como Rhinocort®, por ejemplo), que pueden producir un enlentecimiento del crecimiento, aumento de peso, pérdida de potasio, etc.
- Otros medicamentos inhiben la degranulación de los mastocitos (acción local en *spray*).

El tratamiento de fondo es la desensibilización. Se trata de una terapia de larga duración, poco eficaz si son varios los factores que producen la alergia y no carente de peligros (en algunos casos puede ocasionar un estado de choque y en otros se pueden producir numerosos anticuerpos especiales; además hay que tener en cuenta que en las personas con cáncer se observan muchos anticuerpos de este tipo).

Uno de los primeros medicamentos homeopáticos que hay que suministrar a las personas que se han tratado con vacunas para la alergia es **Carcinosinum 10000 K**, una dosis. Desgraciadamente, este medicamento no está en el mercado en nuestro país y hay que conseguirlo en otros sitios (por ejemplo en los laboratorios suizos Schmidt-Nagel o en los ingleses Helios).

Los mejores medicamentos homeopáticos para la fiebre del heno

"Recetas" esperando la estación

(Inspiradas por el doctor Broussalian de Grenoble)

- **Tuberculinum 15 CH** y **Psorinum 15 CH**: una dosis de cada uno, cada mes, con 15 días de intervalo, durante los tres meses que preceden a la estación.

  De hecho, el terreno de la fiebre del heno es el terreno psórico (*Psorinum*: angustia por sensación de pérdida o abandono), agravado por el tuberculinismo (un gran número de vacunas de la tuberculosis que no hacen su efecto y se producen numerosas reacciones positivas).

- **Carcinosinum, una dosis a la 10000 K**, si hay antecedentes de cáncer en la familia, si se presentan manchas "café con leche" en la piel, si se ha vacunado para la alergia o si se lleva mal el tener "secretos" familiares.

- **Dilución homeopática del polen específico**, si se trata de una monosensibilización. Como por ejemplo: **Mimosa 9-12-15-30 CH**, una dosis cada semana antes de la floración de la mimosa; **Cupresus** para el ciprés, etc. **"Pollens"** es una mezcla de diferentes clases de polen y puede ser útil incluso en un episodio agudo (9-12-15 CH).

Todos estos medicamentos no eximen al homeópata de realizar un estudio para averiguar cuál es el medicamento de fondo más específico del terreno del sujeto.

"Recetas" curativas en plena crisis de alergia

- Dilución del polen (por ejemplo, **Pollens 7 CH**; tomar tres gránulos cuatro veces al día).

- **Histaminum 7-9 CH** en gránulos (de tres a cuatro veces al día).

- **Poumon histamine 7-9 CH** en gránulos (de tres a cuatro veces al día).

- Cuidados locales con **pomadas de caléndula**.

Medicamentos curativos más específicos

- **Argentum nitricum 9 a 30 CH**
  - Individuo angustiado, estresado, **con prisa**, **impaciente**, siempre a punto de salir corriendo.

- Fiebre del heno con **conjuntivitis importante**; **pterigión** (la conjuntivitis presenta una membrana rosada que recubre la córnea: no se quieren ver las cosas).
- Voz ronca.
- Deseos de azúcar.
- Gases al final de la tarde.

Problemática: es duro tomar conciencia de la limitada naturaleza humana, sentirse **limitado** en el tiempo y el espacio.

- **Arsenicum album 9 a 15 CH**
  - Meticuloso y avaro.
  - Miedo a la muerte porque cree que no hay nada después.
  - Friolento.
  - Insomnio (a las tres de la madrugada).
  - Estornudos violentos, descarga nasal irritante (fosas nasales rojas como Allium cepa).
  - Posibilidad de tener asma.

- **Arsenicum iodatum 9 a 30 CH**

  Es un Arsenicum album caluroso que presenta erupciones como la Pitiriasis versicolor.

- **Carbo vegetabilis 30 CH**
  - Flatulencias +++
  - Piel marmórea.
  - Necesidad de ser abanicado.
  - Antecedentes de parto difícil.
  - Tabaquismo (una dosis a la 30 CH).
  - Asma con frecuencia.

- **Allium cepa 7-9 CH**
  - Descarga irritante, pero sin la ansiedad de Arsenicum album.
  - Voz un poco ronca como Argentum nitricum, pero sin conjuntivitis.

- **Euphrasia 7-9 CH**
  - Conjuntivitis importante, acompañada con frecuencia de supuración.
  - Sin la angustia de Argentum nitricum.
  - Enrojecimiento de las mejillas.

- **Iodum 7 a 30 CH**
  - Individuo delgado, caluroso, **hiperactivo**.
  - Deseos de comer carne.
  - Tiene problemas de tiroides con frecuencia.
  - Descarga irritante.

  Problemática: encontrar a Dios en la contemplación.

- **Kalium iodatum 7 CH**
  - Fiebre del heno en un individuo caluroso como Iodum.
  - Individuo con **ideas fijas** y pensamiento **discursivo**. Se sitúa entre el materialismo (kalium: el hormigón) y la espiritualidad (Iodum: Dios).

- **Lachesis 9-15 CH**
  - Sujeto caluroso, voluble, celoso.
  - Obstrucción importante de la nariz que le produce miedo a ahogarse.

- **Natrum muriaticum 15 CH**
  - Estornudos violentos, en especial cuando está al sol.
  - Reservado, silencioso.
  - Deseoso de sal.
  - Búsqueda del **padre**.

- **Nux vomica 7-15 CH**
  - Estresado, afectado por el uso excesivo de estimulantes de toda clase (pimienta).
  - Lengua sucia.
  - Flatulencias.

- Obstrucción nasal, en especial por la noche, que le impide dormir.

• **Silicea 15-30 CH**
- Friolento que no quiere salir de su concha.
- Miedo a las agujas.
- Transpiración nauseabunda de los pies.

Otros medicamentos que merecen ser conocidos

• **Arundo mauritanica 7 CH**
- **Picazón intensa**, en especial del paladar.
- Estornudos.
- Pérdida del olfato.
- Eccema por detrás de los oídos.

• **Naja 9-15 CH**
- Asma después de coriza.
- Miedo a estar solo, miedo a la lluvia.
- Dualidad.
- Fiebre del heno con laringe seca.

• **Sabadilla 7 CH**
- Estornudos espasmódicos.
- Dolor frontal.

Problemática: idea errónea de sí mismo, no tiene buenas referencias de su cuerpo.

• **Sinapis nigra 7 CH**
- Nariz tapada ++ (Lach., Nux-v.); unas veces se siente más tapada la narina derecha y otras la izquierda.
- Aliento fuerte, con olor a cebolla.
- Transpiración del labio superior y de la frente.

- **Wyethia 7 CH**
  - Tos seca y molesta causada por cosquillas en la **úvula,** que parece más grande.
  - Deseos constantes de tragar saliva.

Estudio repertorial
Algunas rúbricas escogidas

Rúbrica principal

- **Coriza anual, fiebre del heno**
  Con valor 3: **All-c**., **Arund**., **Nat-m**., **Psor**., **Sabad**., **Sin-n**. + **Carc**., **Tub**.
  Con valor 2: *Ars., Ars-i., Arum-t., Brom., Carb-v., Dulc., Euphr., Gels., Kali-i., Kali-p., Naja, Puls., Ran-b., Sang., Sil., Stict., Wye.*
  Con valor 1: Ail., Bad., Cycl., Iod., Kali-bi., Lach., Nux-v., Teucr. + Merc., Sulph.

Otras rúbricas interesantes

- **Coriza por las flores: All-c**., Phos., Sabad., Sang. (K 328-M 1186).
- **Catarro con las rosas:** All-c., Sabad., Phos., Sang., Tub., Wye. (K 328-M 1187).

- **En la nariz**
  Estornudos durante una crisis de asma en la fiebre del heno: *Ars*., *Carb-v*., *Dulc*., *Euphr*., Lach., *Naja*, *Nat-s*., *Nux-v*., Sin-n., Stict.

- **Cefalea durante el catarro (K 138, 78 medicamentos)**
  - Catarro seco: Croc., Sep.

- Después de la supresión del catarro: *Acon.*, *Calc.*, *Nux-v.* + 15 medicamentos.

• **Los ojos**

- Lagrimeo durante el catarro: **All-c.**, **Carb-v.**, **Euphr.**, **Nux-v.**, **Tell.** + 26 medicamentos (K 245).
- Al aire libre: Calc., Phos., Sil., Sulph., Thuj. + 40 medicamentos (K 246).
- Con el viento: **Euphr.**, Lyc., *Nat-m.*, Phos., **Puls.**, Rhus-t., Sanic., *Sil.*, Sulph., *Thuj.*
- Lágrimas:

  Dulces: **All-c.** (K 268, único medicamento).

  Irritantes: Ars., Euphr., Merc-c., Sulph. + 35 medicamentos (K 267).

  Ardientes: Apis, Chin., Euphr., Rhus-t., Sulph. + 28 medicamentos (K 268).
- Picor durante el catarro: Caps., Euphr. (K 244-M 381).
- Hinchazón de los párpados: K 267, numerosos medicamentos.

EPISTAXIS
El sangrado por la nariz

En los niños es frecuente el sangrado por la nariz, en especial en la época en que crecen mucho, y puede existir el riesgo de que por ello se debiliten. En algunas ocasiones sucede de forma espontánea y en otras después de tener un pequeño traumatismo.

Hay un "truco" infalible para detener el sangrado de la nariz: colocar un pequeño trozo de papel (por ejemplo, un pedazo de *kleenex*) debajo de la lengua.

Si el sangrado se repite, tendremos que dar al niño vitamina K (tres gotas al día durante tres días). Hay que evitar que un otorrinolaringólogo realice la cauterización, ya que si se suprime el síntoma la enfermedad puede expresarse de forma más profunda.

Tratamiento homeopático

En un caso agudo, proponemos los siguientes medicamentos:

- **Ferrum phosphoricum 9 CH**: tres gránulos cuatro veces al día durante dos días.
  Es útil en **niños debilitados** por un crecimiento rápido o por una enfermedad.

- **Arnica 9 CH**
  Epistaxis **después de un traumatismo**.
  Problemática: ¿vale la pena?

- **Crocus sativus 9 CH**
  Epistaxis en **clima cálido**.
  Problemática: encontrar la justa medida.

- **Arsenicum album 15 CH**
  Epistaxis después de un **enfado**.
  Problemática: miedo a la muerte.

- **Aconitum 9 CH**
  Epistaxis con dolores de cabeza (Agaricus) y en los pacientes pletóricos, que se desencadena hacia las once de la mañana o de la noche.
  Problemática: la **urgencia**, hay que responder de forma eficaz.

- **Agaricus 9 CH**
  Epistaxis con dolor de cabeza en un niño **fuerte** pero torpe.
  Problemática: espíritu demasiado fuerte en un cuerpo débil.

- **Secale cornutum 9 CH**
  Epistaxis en mujeres jóvenes o en gente mayor.
  Problemática: las generaciones siguientes están compuestas de parásitos.

- **Lachesis 15 CH**
  Epistaxis en el lado izquierdo.
  Epistaxis en la menopausia.
  Problemática: los celos.

RINOFARINGITIS

Definición

Afecciones muy frecuentes cuando hace frío y en los niños menores de siete años. Se produce una inflamación aguda de las mucosas nasales y de la faringe, acompañada frecuentemente de fiebre.

Podemos observar:

- Fiebre.
- Descarga nasal: primero clara, después purulenta y por último aparecen costras.
- Dolor de garganta.
- Tos de garganta (faringe y traquea).
- Estornudos, que es la única manera de sonarse que tienen los bebés.
- Hinchazón de los ganglios linfáticos submaxilares y cervicales.

Causas

En general, se produce porque se coge frío y ello hace que se desequilibre la flora microbiana local. En el 70% de los casos prolifera un virus. Pueden producirse condiciones epidémicas muy contagiosas. Suele preceder a una enfermedad infantil como:

- **Sarampión**
  En estos casos podemos observar una conjuntivitis importante y en la boca el denominado signo de Koplik (pequeñas erupciones blanquecinas como granos de mijo en la pared de las mejillas; véase el capítulo «Enfermedades infantiles».

- **Rubeola**
  Aparecen ganglios linfáticos que, típicamente, proliferan en la nuca, en la zona occipital, pero también en otras partes como, por ejemplo, en la región inguinal. El bazo es con frecuencia palpable.
  El medicamento es generalmente **Pulsatilla**, y en ocasiones **Sulphur** (Pulsatilla: el niño está enganchado a la madre + ausencia de sed; Sulphur: niño relajado).

- **La roseola infantum o exantema súbito**
  Se caracteriza por una fiebre aislada, muy elevada, sin sed, durante tres días y después aparece una erupción que evoluciona desde la cabeza hacia los pies, bajando la temperatura a menos de 37° (35,5-36°). El medicamento específico es **Apis,** que hace que baje la fiebre de inmediato para que aparezca la erupción a los tres días sin problemas.

- **La tos ferina**
  Aparece rápidamente una tos quintosa (**Drosera 30 CH** y **Carbo vegetabilis 30 CH**) (véase el capítulo «Enfermedades infantiles»).

- **En ocasiones la faringitis tiene una causa microbiana**
  En estos casos la descarga es purulenta. Las complicaciones son

más frecuentes con: *hæmophilus*, neumococos, estreptococos, estafilococos y meningococos.

- **También puede tener un origen alérgico**

  Predominan los estornudos; por ejemplo, alergia al pelo de los gatos (**Cyclamen**), a las plumas (**Asa fœtida**), a la humedad (**Natrum sulphuricum**).

Otras ocasiones un **reflujo gastroesofágico oculto por la noche** puede desencadenar el cuadro.

El simbolismo

Se produce un repliegue sobre sí mismo, quiere que los otros le cuiden y no sentir ni entender nada. Durante un tiempo evita las relaciones con los otros, le resulta dificil ir hacia los demás, pasar del "**yo**" al "**todos**".[7]

En ocasiones son enfermedades "iniciáticas" para pasar etapas del desarrollo (por ejemplo, la aparición de los caninos y el miedo a ser mordido de **Belladona** o **Stramonium**)

Factores predisponentes

- **Escolarización precoz**

  Se escolariza al pequeño antes de los 18 meses de edad, en una etapa en la que el niño todavía busca una relación fusional como la de madre/hijo. Es preferible que durante el primer año sea la madre la que cuide del niño y durante el segundo año el padre o la madre y, en su defecto, un canguro que tenga pocos niños a su cuidado. En grupo el niño puede sentirse "perdido" (**Capsicum**, **Mezereum**, **Ignatia**).

- **Dentición**

  Comporta una apertura de la mucosa de las encías y favorece las infecciones locales. Puede ser difícil o atrasada, en especial si se ha tomado flúor (**Calcarea fluorica**) (véase el capítulo de «Enfermedades del lactante»).

- **Contaminación**

  Podemos considerar factores contaminantes el ambiente familiar de fumadores, un hábitat insalubre (humedad) o la contaminación de las ciudades (azufre, CO_2, etc.). En estos casos pensaremos en **Sulphur** o **Carbo vegetabilis**.

- **Vacunaciones múltiples**

  Como son numerosas y se administran demasiado seguidas unas de otras, contribuyen a desestabilizar el sistema inmunitario (**Silicea, Sulphur, Thuja**).

- **Evolución**

  La mayoría de las rinofaringitis se curan de forma espontánea a los tres o cinco días, aunque en ocasiones aparece una tos residual (Carbo vegetabilis). A veces la infección se extiende y produce complicaciones: otitis, sinusitis, traqueobronquitis, neumonías, meningitis, etc.

Examen clínico y analíticas

- **Examen clínico**

  Hay que hacer un estudio completo.

Vista

- Buscar alguna erupción, petequias, etc., examinar el tímpano, la garganta, etc.

Tacto

- Palpar para percibir las partes del cuerpo calientes o frías, la transpiración, los ganglios linfáticos, el tamaño del bazo, la fontanela, la nuca, etc.

Olfato

- Oler el sudor, el aliento y las descargas.
- *El dato*: hay que pensar en un cuerpo extraño si se observa una descarga unilateral de muy mal olor.

Oído

- Auscultación pulmonar y cardíaca.

Siempre hay que tener en cuenta las posibles complicaciones.

- **Analítica**

Podemos pedir un hemograma para saber si la infección es vírica o microbiana, así como pruebas serológicas para investigar posibles infecciones por estreptococo o mononucleosis infecciosa (virus de Epstein-Barr).

Tratamiento médico alopático

Propone:

- Desinfectar con suero fisiológico y en ocasiones antibióticos locales (no obstante, en mi opinión se debe evitar en lo posible).
- Medicamentos antitérmicos, como la aspirina (hay que tener en cuenta el posible sangrado de la nariz o que su administración está contraindicada si existe gastroenteritis)[8] o el paracetamol (con menos efectos secundarios), si la fiebre pasa de 38,5° o es mal tolerada o el niño tiene menos de 6 años.
- Antiinflamatorios. Según mi opinión, podemos prescindir de este topo de medicamentos.

- Antibióticos por vía oral. (Creo que se debe evitar en la mayor parte de casos.)
- Jarabes fluidificantes del moco y antitusivos. Según nuestra opinión, resultan poco eficaces, pero es verdad que a los niños les suele gustar mucho.
- Inmunoestimulantes para evitar las recaídas. Son una especie de vacuna por vía oral que creo se deben evitar, ya que pueden favorecer el desarrollo de enfermedades autoinmunes como la diabetes.

Mis medicamentos homeopáticos preferidos para las rinofaringitis

Se deben administrar teniendo en cuenta la hora de inicio de la fiebre.

Por la mañana:

6 h **Pulsatilla 7-9 CH**

El niño no quiere dejar a su madre, etc. cae enfermo cuando se separa de ella (guardería, escuela).
- Fiebre con ausencia de sed.
- Descarga nasal verdosa.
- Tos seca por la noche y blanda de día.

8 h **Belladonna 7-9 CH**
- Fiebre elevada.
- Cara roja.
- Dolor de cabeza pulsátil, pupilas dilatadas.
- Delirio. El niño puede ver caras monstruosas. Tiene miedo a ser mordido, es el estadio oral sádico.

9 h **Rhus toxicodendron 7-9 CH**
- Después de una noche agitada.
- Friolento y dolorido.

- Se agrava con la humedad y la dentición.

Problemática: hay que moverse para vivir.

10 h **Natrum muriaticum 15 CH**

- Niño reservado, estreñido.
- Deseos de sal.
- **Catarro precedido de estornudos**.
- Influenciable por el clima de la costa.

Problemática: demasiada madre y poco padre (el padre está ausente o callado).

11 h **Aconitum 7-15 CH**

- Miedo a la muerte, agitación.
- Fiebre repentina sin transpiración.
- Truenos en un cielo despejado.

Problemática: la esfinge. Hay que responder rápidamente a una pregunta o podemos morir. En Egipto no se puede entrar en un templo (la espiritualidad) sin pasar ante una esfinge.

A primera hora de la tarde:

12-13 h **Arsenicum album 15 CH**

- Niño friolento e inquieto.
- Ansiedad por la muerte.
- Sed frecuente, necesita beber pequeñas cantidades.
- Pueden estar asociados vómitos y diarreas.
- Padres angustiados al pensar en el peligro de una meningitis o de una otitis. ¿Ha habido un fallecimiento en su entorno?

13-15 h **Rhus toxicodendron 7-9 CH**

- Después de una noche agitada.
- Friolento y dolorido.
- Se agrava con la humedad y la dentición.

Problemática: hay que moverse para vivir.

16-17 h **Pulsatilla 7-9 CH**

El niño no quiere dejar a su madre y cae enfermo cuando se separa de ella.

- Fiebre con ausencia de sed.
- Descarga nasal verdosa.
- Tos seca por la noche y blanda de día.

17-18 h **Lycopodium 7-15 CH**

- Lateralidad derecha o de derecha a izquierda.
- Aleteo nasal.
- Hinchazón abdominal, gases ++.
- Carácter difícil: obstinado, autoritario; vomita si se le contradice.

18-19 h **Belladonna 7 CH**

- Fiebre elevada.
- Cara roja.
- Dolor de cabeza pulsátil y pupilas dilatadas.
- Delirio. El niño puede ver caras monstruosas. Miedo de ser mordido, es el estadio oral sádico.

A última hora de la tarde:

21 h **Bryonia 7 CH**

- Niño calmado, casi no se mueve.
- Sed intensa.
- Estreñimiento.
- "Yo no quiero dejar mi casa" (si se le dice que hay que irse de casa o ir de viaje).
- Puede complicarse con una pleuroneumonía.

21-22 h **Chamomilla 7 CH**

- Una mejilla roja y la otra pálida.
- El niño quiere que lo cojan en brazos.
- Dentición.
- Enfados violentos.

- Miedo al viento.
- Epidemias después de las tormentas.

22 h **Natrum muriaticum 15 CH**

- Niño reservado, estreñido.
- Deseos de sal.
- Catarro precedido de estornudos.
- Influenciado por el clima de la costa.

Problemática: demasiada madre y poco padre (el padre está ausente o callado).

23-24 h **Aconitum 7-15 CH**

- Miedo a la muerte, agitación.
- Fiebre repentina sin transpiración.
- Truenos en un cielo despejado.

Problemática: la esfinge. Hay que responder rápidamente a una pregunta o podemos morir.

Por la noche:

24-1 h **Arsenicum album 15 CH**

- Niño friolento e inquieto.
- Ansiedad por la muerte.
- Sed frecuente, necesita beber pequeñas cantidades.
- Pueden estar asociados vómitos y diarreas.
- Padres angustiados al pensar en el peligro de una meningitis o de una otitis. ¿Ha habido un fallecimiento en su entorno?

1-3 h **Rhus toxicodendron 7 CH**

- Después de una noche agitada.
- Friolento y dolorido.
- Se agrava con por la humedad y la dentición.

Problemática: hay que moverse para vivir.

5 h **Natrum sulphuricum 15 CH**

- Tos grave sibilante.
- Se agrava con la humedad del mar y con la humedad en general.
- Trastornos por traumatismo craneal.
- Cambios de humor, excitación/depresión.

Medicamentos homeopáticos de las rinofaringitis según la causa posible

Después de una vacunación:

- **Aconitum 9 CH**
  - Miedo a la muerte, agitación.
  - Fiebre que aparece de repente sin transpiración
  - Truenos en un cielo despejado.

  Problemática: la esfinge. Hay que responder rápidamente a una pregunta o podemos morir.

- **Apis 7 CH**
  - Ausencia de sed.
  - Picaduras de insecto visibles que pueden producir reacciones graves.

  Problemática: se rechaza la comunidad, de la colmena ruidosa y atareada. ¡Hacen falta muchas vacunas para vivir en una comunidad!

- **Arsenicum album 15 CH**
  - Se vacuna de todo para evitar la muerte, pero se enferma después de la vacunación.
  - Sed frecuente, necesita beber pequeñas cantidades.
  - Pueden estar asociados vómitos y diarreas.
  - Padres angustiados al pensar en el peligro de una meningitis o de una otitis. ¿Ha habido un fallecimiento en su entorno?

- **Hepar sulphur 15 CH**
  - Tos ronca después de la vacuna contra la difteria o la tuberculosis.
  - Supuración.
  - Friolento.
  - Cólera (quiere quemarlo todo).
  - Se agrava los días de mistral (viento del norte frío y seco).

- **Mezereum 15 CH**
  - Niños que han perdido sus referencias.
  - Fiebre que se agrava al final de la tarde.
  - Complicaciones cutáneas (impétigo, eccema).
  - Sinusitis maxilar bilateral.

La dentición difícil:

- **Chamomilla 7-15 CH**
  - Una mejilla roja y la otra pálida.
  - El niño quiere que lo cojan en brazos.
  - Enfados violentos.
  - Miedo al viento (epidemias después de las tormentas).

- **Hepar sulphur 15 CH**
  - Tos ronca.
  - Supuración.
  - Friolento.
  - Cólera (quiere quemarlo todo).
  - Se agrava los días de mistral (viento del norte frío y seco).

- **Ignatia 15 CH**
  - Trastornos después de una separación o una pérdida.
  - Pérdida del apetito.
  - Suspiros.
  - Llanto que se alterna con risas nerviosas.

- **Kreosotum 7 CH**
  - Eritema de las nalgas a la salida de cada diente.
  - Tos, en ocasiones asmática.
  - Sueños de violación.

  Problemática: rechazo de la agresividad que permite la dentición y se vuelve contra él.

- **Phytolacca 7 CH**
  - Quiere morder algo duro.
  - Se complica en ocasiones con una amigdalitis que le produce un dolor que se irradia hacia el oído.
  - Deseos de bebidas frías.

  Problemática: todos los inicios son difíciles.

- **Ferrum phosphoricum 7 CH**
  - Fiebre moderada (38,5°)
  - Nota hemorrágica: sangrado de la nariz o expectoración sanguinolenta.
  - Alternancia de palidez o enrojecimiento del rostro.
  - Tos suave ni muy seca ni muy blanda.

<u>*Separaciones, inicio de la escuela:*</u>

- **Ignatia 15 CH**
  - Trastornos después de una separación o una pérdida.
  - Pérdida del apetito.
  - Suspiros.
  - Llanto que se alterna con risas nerviosas.

- **Pulsatilla 15 CH**

  El niño no quiere dejar a su madre y cae enfermo cuando se separa de ella.
  - Fiebre con ausencia de sed.
  - Descarga nasal verdosa.
  - Tos seca por la noche y blanda de día.

- **Apis 7 CH**
  - Ausencia de sed.
  - Picaduras de insecto visibles que pueden producir reacciones graves.

  Problemática: rechazo de la comunidad, de la colmena ruidosa y laboriosa.

- **Capsicum 15 CH**
  - Niño obeso, colorado.
  - Temerario, lo rompe todo.
  - Puede evolucionar a menudo a una otitis.

  Problemática: nostalgia del paraíso perdido.

Traslado, mudanza:

- **Capsicum 15 CH**
  - Niño obeso, colorado.
  - Temerario, lo rompe todo.
  - Puede evolucionar a menudo a una otitis.

  Problemática: nostalgia del paraíso perdido.

- **Mezereum 15 CH**
  - Niños que han perdido sus referencias.
  - Fiebre que se agrava al final de la tarde.
  - Complicaciones cutáneas (impétigo, eccema).
  - Sinusitis maxilar bilateral.

ESTUDIO REPERTORIAL
Alguna rúbricas escogidas

▶ Nariz (K 328)
  - Coriza con fiebre: *Acon.*, All-c., Anac., *Ars.*, Bar-m., *Bell.*, **Bry.**, Chlro., Gels., Graph., Hep., Iod., Jab., Lach., **Merc.**, Nat-c., Nit-ac., *Seneg.*, Spig., Tarent.

- Coriza con dolor de garganta: Carb-an., Calc-p., Cimic., *Lach.*, **Merc.**, **Nit-ac.**, **Nux-v.**, **Phos.**, **Phyt.**

▶ Garganta (K 456-457)
- Mucosidades en suspensión: *Carb-an.*, Lach., *Merc-c.*, Phos., Thuj.
- Mucosidades que salen fácilmente: *Arg-m.*, *Carb-v.*

▶ Boca (K 397)
- Aftas, estomatitis aftosa (¿herpética?): numerosos medicamentos; con valor 3: **Ars., Bapt., Bor., Kali-chl., Merc., Merc-c., Mur-ac., Nux-v., Sulph.**
- Membranas: **Arum-t.**, Bry., Hippoz., *Iod.*, *Lac-c.*, *Merc-cy.*, *Mur-ac.*, **Nit-ac.**, *Sul-ac.* (K 407).
- Mucosidades; con valor 3: **Chel.**, **Nat-m.**, **Nux-m.** (K 407).
- Marca de los dientes en la lengua: **Ars.**, **Chel.**, **Merc.**, **Rhus-t.** + 18 medicamentos (K 406).
- Lengua geográfica: **Tarax.** + 15 medicamentos (K 407).

▶ Laringe y tráquea (K 759)
Ejemplo:
- Voz ronca durante el catarro: **Carb-v.**, **Caust.**, **Mang.**, **Phos.** + 40 medicamentos.

▶ Tos (K 778)

▶ Fiebre (K 1278)
Ejemplo:
- La tos aumenta la fiebre: *Arn.*, *Ars.* + 21 medicamentos (K 1285).
- Mejoría al destaparse: *Ars.*, *Bov.*, *Cham.*, *Led.*, *Puls.*, *Staph.*, + 11 medicamentos (K 1292).

▶ Estómago (K 530)
- Ausencia de sed durante la fiebre: Apis, Cina, Gels., Sabad., Sep., + 42 medicamentos.
- Apetito durante la fiebre: *Chin.*, *Cina*, Cur., Eup-pur., Hell., **Phos**. (K 477).

▶ Los dientes (K 430)
- Dentición difícil: **Calc.**, **Calc-p.**, **Cham.**, Cic., Cupr., Hep., Hyos., *Ign.*, *Kreos.*, *Phyt.*, *Podo*, *Rheum*, Sec., **Sil.**, Stann. + Zinc.
- Lenta: **Calc.**, **Calc-p.**, *Fl-ac.*, Mag-c., Mag-m., **Sil.** + Ast., *Calc-f.*, Merc., Phos., *Sulph.*, Thuj., Tub., Tarent., Zinc.,

▶ Generalidades
- Agravación por las vacunas: *Acon.*, *Ant-t.*, Apis, *Ars.*, *Bell.*, *Calc.*, *Carc.*, *Kali-m.*, **Maland.**, *Merc.*, **Mez.**, *Ped.*, *Per.*, *Psor.*, *Sars.*, **Sil.**, **Sulph.**, **Thuj.**, **Tub.**, **Vac.**, *Vario*. + 17 medicamentos (Murphy 1497).

SINUSITIS

Definición

La sinusitis es una inflamación de los senos de la cara. Podemos encontrar:

- Los senos etmoidales, presentes desde el nacimiento.
- Los senos maxilares, que se desarrollan a partir de entre los dos a cuatro años.
- Los senos frontales que aparecen a partir de los siete años.

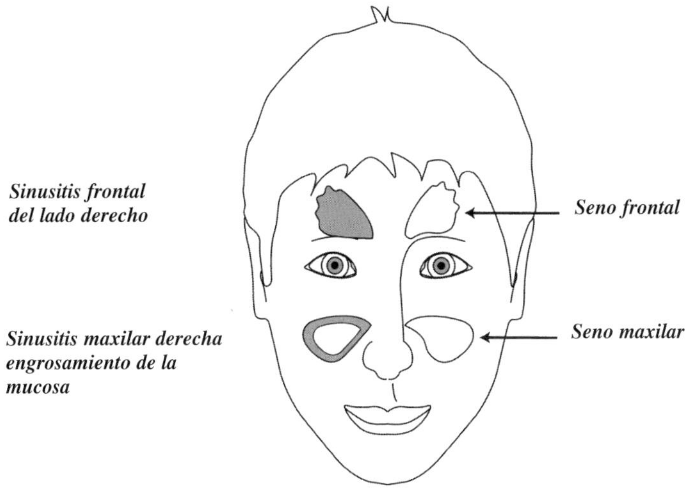

Causas

- Nacimiento traumático.
- Un niño que se chupa el pulgar y se deforma el paladar.
- Problemas dentales que contaminan el seno debido a un absceso en una raíz o en una perforación del seno a causa de una intervención dental.
- Cuerpo extraño (por ejemplo, una amalgama dental) o un pólipo.
- Infección vírica o microbiana que se extiende a partir de la rinofaringe o los dientes.
- Alergia con engrosamiento de las mucosas y/o formación de un pólipo.
- Otras causas posibles son: reflujo gastroesofágico, tabaco, contaminación, mucoviscidosis y problemas inmunológicos.

Signos clínicos y analítica

Etmoiditis

Es una enfermedad de evolución grave que en realidad representa un cuadro de urgencia. Hay que coger el toro por los cuernos, así que lo ideal es realizar un ingreso hospitalario +++.

Se trata en general de un recién nacido o un lactante que presenta un cuadro de fiebre elevada. El estado general está alterado, tiene una tez grisácea y el niño está apagado. Aparece una hinchazón de un párpado que tiene un aspecto un poco equimótico (como un ojo después de una picadura, sin antecedentes de ello).

Una analítica de urgencia evidencia que hay un aumento de los leucocitos y en especial de los neutrófilos (por ejemplo: 25.000 leucocitos, 90% neutrófilos).

La velocidad de sedimentación globular está muy aumentada (> 100 mm en la primera hora). En el escáner se observa la etmoiditis.

Se hará un tratamiento con antibióticos por vía endovenosa y en ocasiones tendremos que recurrir a la cirugía.

La homeopatía puede ayudar con dos medicamentos: Pyrogenium y Calcarea silicata (9 CH en gránulos, y después 15 CH en glóbulos).

Sinusitis maxilar

Cuadro menos agudo y con frecuencia crónico. Aparece una fiebre, generalmente cada tarde, el niño está cansado y se queja de dolores abdominales (hay que pensar en una sinusitis maxilar cada vez que un niño se queja de la barriga ya que se traga los mocos y éstos contaminan el estómago y los intestinos).

Ante un niño que se queja de la barriga hay que pensar en:

- Apendicitis.
- Lombrices.
- Infección de orina.

- Los senos.
- Invaginación.
- Otras causas (por ejemplo, psicológicas).

En un adulto observaremos un dolor en la zona de los senos (bajo los ojos) espontáneo o a la presión.

Sinusitis frontal

Aparece en especial en dos épocas determinadas: cuando el niño tiene seis o siete años y en el adulto entre los treinta y los cuarenta años de edad. El individuo se queja de dolores de cabeza frontales, ronca por la noche, tiene la nariz taponada y en ocasiones puede tener fiebre.

Valor simbólico

"Sinusitis", en francés *sinusite*, se puede descomponen en sinus-ite, algo así como "tan desnudos vais".

Hay que avanzar después de despojarse de nuestras "viejas pieles", de nuestras referencias, de nuestros hábitos.

Etmoiditis

Sin los tratamientos de urgencia modernos, estos bebés mueren facilmente. En África se dice que "vuelven", muy temprano de todas formas, para reencontrarse con los antepasados a los que no querían dejar.

Es el caso de Calcarea silicata, que no llega a separarse de los muertos, ya que, en ocasiones, ¡habla con ellos!

Es una enfermedad que produce un intenso sufrimiento familiar. Una prueba iniciática muy dura. El niño quiere nacer más o no sentir más ("nacimiento" en francés *naissance*, se pronuncia de forma parecida a *no-sens* o "no-sentido").[9]

Sinusitis maxilares

Los senos maxilares pueden representar nuestras referencias espaciales y son responsables de nuestra sensibilidad magnética a los puntos cardinales. Se trata de sujetos que han perdido sus referencias, (debido, por ejemplo, a una pobre comunicación con el padre), que llegan tarde porque se pierden, porque se sienten "trasplantados" geográficamente.

Sinusitis frontal

Los senos frontales pueden representar la orientación en el tiempo, en lo infinito. Es la apertura del "tercer ojo" de los hindúes.

Se rechaza ese infinito, lo trascendente, lo espiritual, con frecuencia debido a un espíritu demasiado materialista. Las edades clave para acceder al mundo espiritual son los 7 años (al final del complejo de Edipo) y a los 33 años: en la llamada crisis de los 33 años.

Tratamientos alopáticos

En un cuadro agudo responden bien al tratamiento con antibióticos adaptados según el antibiograma (frotis de la garganta, examen bacteriológico), ayudados con antiinflamatorios (efectos secundarios: trastornos digestivos en especial) y/o cortisona (efectos secundarios: disminución de la inmunidad, aumento de peso, parada transitoria del crecimiento, cansancio, etc.).

Además se pueden añadir:

- Inhaladores locales a base de azufre.
- Lavados con agua termal o con suero fisiológico, además de vasoconstrictores locales.
- Antitérmicos (aspirina o paracetamol).

En caso de evolucionar de forma crónica:

- Cura termal en aguas con azufre.
- Desensibilización.
- Cirugía para sacar pólipos, cuerpos extraños, etc. O en ocasiones para drenar el seno afectado (según mi opinión, hemos de evitar este tipo de intervención).

El tratamiento alopático de las sinusitis suele ser largo, pesado y decepcionante. En este ámbito, la homeopatía es rápida y eficaz.

Tratamiento homeopático de las sinusitis

Sinusitis frontales

Enfermos friolentos:

- **Arsenicum album 15 a 30 CH**
  - Persona ansiosa, meticulosa, inquieta, rígida.
  - Egoísmo, todo lo quiere guardar para él.
  - Agravación desde la una a las tres de la madrugada o por la tarde.
  - Mejora con aplicaciones calientes.

  Problemática: rechazo de la espiritualidad, miedo a la muerte porque piensa que no hay nada después.

- **Kalium bichromicum 9 a 30 CH**
  - Con poca fiebre a febril.
  - Se agrava del lado derecho.
  - Descarga nasal espesa amarillenta o verdosa, tapones elásticos.

  Problemática: sujeto que está entablando un combate para defender su territorio y que vive las cosas como un chivo expiatorio perseguido por los demás.

- **Silicea 15 a 30 CH**
  - Uñas con manchas blancas, manos y pies húmedos, olor fétido de los pies.
  - Miedo a las agujas +++.
  - Se muestra tímido en público.

  Problemática: sujeto hipersensible que tiene miedo de salir de su concha (la aguja puede romper el huevo). Puede que su madre se sometiera a una amniocentesis o hubieran existido posibilidades de aborto durante el embarazo.

Enfermos calurosos:

- **Sanguinaria canadensis 7 a 15 CH**
  - Mejillas coloradas.
  - Pólipos nasales.
  - Catarro seguido de diarrea.
  - Después de la tos ferina.
  - Trastorno vasomotor; sofocaciones en la menopausia.
  - Cardiopatía con sobrecarga ventricular derecha.
  - Sueña con autopsias.

  Problemática: le gustaría conocer al otro, pero en lo material. La pulsión de vida se vuelve contra él.

- **Thuja 15 a 30 CH**
  - Transpiración fétida.
  - Verrugas.
  - Después de una vacunación.
  - Fanatismo religioso.
  - Se siente culpable por tonterías.

  Problemática: quiere ser el centro alrededor del cual gire el universo, quiere controlarlo todo.

Sinusitis maxilares

Sinusitis maxilar bilateral:

- **Mezereum 15 CH** (dos dosis en 48 horas de intervalo) +++
  - Fiebre a partir de las 17 h.
  - Dolor de barriga.
  - Sarro.
  - Erupciones suprimidas (eccema, varicela, impétigo).

Sinusitis maxilar unilateral:
[en el lado derecho (el lado del padre)]

- **Lycopodium 15 CH**
  - Autoritario, obstinado.
  - Fosas nasales dilatadas.
  - Gases intestinales.
  - Agravación de 17 a 20 h.

  Problemática: deseo de poder, pero falta de confianza en sí mismo y miedo de que los demás se lo "coman".

- **Sulphur 9-15 CH**
  - Contento con lo que sabe.
  - Sucio, descuidado, relajado.
  - Caluroso.
  - Mejillas rojas.
  - Eccema.

  Problemática: sólo sigue sus normas; ya lo sabe todo.

- **Aurum metallicum 15 CH**
  - Temerario y generoso (el oro en la mano).

  Problemática: quiere desafiar la ley del padre y convertirse en Dios padre.

- **Mercurius proto iodatus 7-9 CH**
  - Transpiración profusa.
  - Mal aliento.

- Deseos de mantequilla.
- Lo toca todo.
- Precoz y caluroso.

- **Cinnabaris 7-9 CH**
  - Mezcla de Sulphur y Mercurius.
  - Supuraciones del prepucio o vaginales.

[en el lado izquierdo]
- **Lachesis 15 CH**
  - Locuacidad +++.
  - Púrpura del velo del paladar.
  - Hematomas.
  - Picaduras de insectos.
  - Deseos de bebidas alcohólicas.
  - Gente extrovertida, calurosa, que invaden y no soportan la ropa ajustada.

  Problemática: los celos, el complejo de Edipo.

- **Thuja 15 CH**
  - Verrugas.
  - Meticulosidad.
  - Fanatismo religioso.
  - Trastornos por vacunación.

  Problemática: lo quiere controlar todo.

- **Mercurius bi-iodatus 9 CH**
  - Transpiración profusa.
  - Mal aliento.
  - Deseos de mantequilla.

Otros medicamentos para la sinusitis

- **Mercurius solubilis 15 CH**
  - Lengua sucia.

- Transpiración profusa.
- Mal aliento.
- Precocidad.
- Deseos de mantequilla.

Problemática: iniciado que quiere hacer una fullería a los demás.

- **Mercurius sulphuratus 9-15 CH**

Cuando se producen estornudos violentos estando al sol (Agaricus).

- **Verbascum thapsus 7 a 30 CH**
  - Catarro nasal con neuralgia facial, en especial hacia el oído izquierdo.
  - Sensación de que una pinza le chafa.
  - Dolor repentino producido por el mínimo movimiento a la misma hora (por la mañana o a primera hora de la tarde) cada día.
  - Catarro, tos con un sonido como de trompeta.

Problemática: pedofilia (busca contactos sexuales con niños y adolescentes).

- **Hydrastis 7 CH**
  - Cefalea frontal que se siente como una presión, con estreñimiento.
  - Eccema frontal en el margen del cuero cabelludo.
  - El niño se despierta de repente por una descarga nasal posterior tenaz.

Problemática: la vida es dura, por lo tanto me muero.

- **Sticta pulmonaria 7 CH**
  - Dolor en la base de la nariz y dolor frontal intenso.
  - Tensión reumática del cuello.
  - Continuamente se suena la nariz, pero no sale nada.
  - Estornudos.

Problemática: hay que ser suave para enfrentarse a ciertas situaciones, Sticta pulmonaria rechaza la pareja.

ESTUDIO REPERTORIAL
Algunas rúbricas escogidas

Sinusitis frontales

▸ Nariz(K 325-329)

- Catarro que se extiende hasta los senos frontales: **Lyc.**, **Merc.**, **Sil.**, + 16 medicamentos.
- Coriza que se extiende hasta los senos frontales: *Ars.*, Calc-p., Cimic., Kali-i., Sil., Stict.

▸ Cabeza (K 161)

- Dolores, frontales, en medio, localizados en los senos frontales: por coriza crónica: *Ars.*, *Kali-bi.*, *Sang.*, **Sil.**, *Thuj.* (añadidos: Alumn., Cinn., Hydr., Sabad.)

Sinusitis maxilares

▸ Cara, dolor (K 380)

- Durante la tos: *Kali-bi.*
- Se agrava con el tiempo húmedo: *Calc.*, *Calc-p.*, *Merc.*, *Nat-s.*, *Sep.*, *Sil.*
- Después de la supresión de una erupción: *Dulc.*, *Kalm.*, *Mez.*, Thuj.
- Se agrava al sonarse la nariz: **Merc.**
- Inflamatorio: **Bell.**, **Merc.** + 12 medicamentos.
- Al estornudar: Chin., *Verb.*

- De los huesos: 19 medicamentos (K 383).
- De las mejillas: 30 medicamentos.
- Bajo los ojos: 18 medicamentos.
- De la región zigomática: 9 medicamentos.

- Dientes, rugosidades debidas al sarro: *Mez.*, Thuj. (En caso de sinusitis, durante la noche se respira por la boca y por ello la salivación es abundante y el calcio se acumula en los dientes).

Etmoiditis

- Hinchazón de los ojos (K 267)
  - Investigar el medicamento de fondo +++ (*historia familiar*).

OTITIS

Definición y causas

Las otitis son inflamaciones, habitualmente agudas, del oído. Podemos distinguir tres tipos de otitis:

Otitis externa

Las otitis externas se producen por una infección cutánea del conducto auditivo externo: forúnculo del conducto.

El origen suele ser microbiano: por contaminación, en verano, del agua de las piscinas (piociánico: de color verdoso; estafilococo: color dorado), y en ocasiones por hongos (*Candida albicans*). En el inicio puede existir un eccema del conducto auditivo (Nitricum acidum o Psorinum) que se ha sobreinfectado. En ocasiones las otitis externas se deben a lesiones por la manipulación para extraer un tapón de cera (Arnica, Conium maculatum).

Otitis media, aguda o crónica

De origen vírico o microbiano, por ejemplo en epidemias de invierno. La infección tiene su origen en la rinofaringe y se extiende hacia la trompa de Eustaquio (véase la figura). El lugar de la infec-

Sistema anatómico

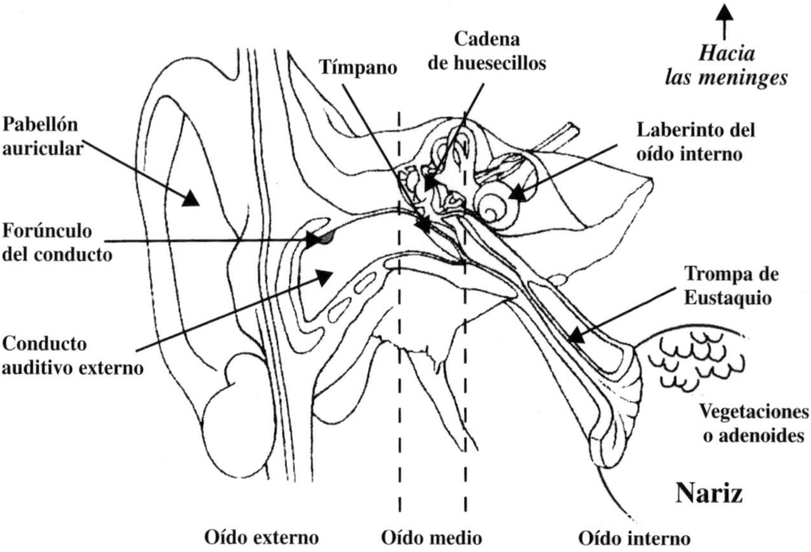

Otitis externa = forúnculo del conducto.
Otitis media = supuración del oído medio.
Otitis seromucosa = obstrucción de la trompa de Eustaquio (catarro tubárico).

ción es la caja timpánica. En ocasiones existe un reflujo gastroesofágico que favorece la repetición de los cuadros.

Otitis internas, inflamaciones del laberinto

El problema reside en el oído interno donde se sitúa el sistema neurológico responsable de la audición.

Tiene como causa una infección vírica o microbiana y en ocasiones una intoxicación (producida, por ejemplo, por tratamientos con antibióticos como la gentamicina, la neomicina o la eritromicina) que pueden causar problemas graves que lleven a la sordera irreversible o producir vértigos desagradables.

Un examen del tímpano nos permite determinar la naturaleza de la afección.

Normalmente el tímpano presenta un aspecto blanco nacarado y se distinguen los huesecillos y un triángulo luminoso.

Pueden presentarse cuatro estadios patológicos:

Otitis congestiva (virus)

- El tímpano presenta rojeces hemorrágicas diseminadas: Ferr-ph.
- El tímpano presenta una rojez difusa: Bell., Caps.

Otitis media aguda presupurada

- El tímpano presenta un aspecto vesiculoso: Ars., Dulc., Rhus-t.
- El tímpano presenta un aspecto lardáceo: Lach.

Otitis supurada

- El tímpano puede estar abombado: no podemos distinguir los huesecillos.
- El tímpano está abierto: con una descarga purulenta.

Otitis seromucosa

- El tímpano presenta una retracción con un relieve exagerado de los huesecillos y desaparece el triángulo luminoso: Iod., Iris, Thios., Graph.
- El tímpano presenta una especie de bolsa de retracción (precolesteatoma): Calc., Nit-ac.

Secuelas

- El tímpano presenta un aspecto opaco: calcificación del tímpano: Calc-fl., Lues.
- El tímpano está destruido: hay que realizar un injerto.

Consecuencias

- Dolores agudos o subagudos: el niño se queja, se toca el oído y a veces dice que le duele al tragar; dolor al tocar el pabellón auricular (en especial en las otitis externas).
- Sordera, unilateral o bilateral.
- Fiebre, en especial en los casos de otitis media o interna.

Evolución

En numerosos casos se cura de forma espontánea pasados entre uno y tres días. Por esta razón, en los países nórdicos, se reservan los antibióticos para tratar las otitis que no se curan en dos o tres días.

- En las otitis externas: el absceso se vacía a través del conducto auditivo externo.
- En las otitis medias: si se forma pus, se evacua por la trompa de Eustaquio, por la nariz, o bien se produce la ruptura del tímpano mediante una paracentesis espontánea y el pus se evacua por el conducto auditivo externo.

Valor simbólico

- El oído es un medio de comunicación activa y pasiva. En el plano espiritual está en relación con el recibir la revelación, el Verbo ("El que tenga oídos para oír, que oiga").
- Se empieza a oír dentro del útero materno a través del agua del líquido amniótico. En la otitis seromucosa, se produce un retorno a la audición "a través del agua", como cuando se estaba en el vientre materno.
- Hay una correspondencia simbólica entre:
  - Los pies: el germen, el "ego".

– Los riñones: la escucha profunda interior.
– Los oídos: la escucha exterior.

- La escucha precede a la palabra.
  "Si quieres hablar, empieza por callar."
  Hay que comprobar la audición si hay un retraso en el inicio del habla en un niño pequeño.

En el caso de una otitis aguda: el oído doloroso, hay algo que duele y es difícil de oír. Son cosas de las que no se ha podido hablar. Por ejemplo, en el caso de una niña de ocho años que presentaba un cuadro de otitis aguda a la una, el medicamento curativo fue Arsenicm album, ya que se trataba de un duelo del que no había podido hablar.

En el caso de una otitis crónica con sordera: hay en su origen un rechazo a recibir el verbo a través de la boca del otro. Conium maculatum no puede, por ejemplo, acceder al conocimiento, porque rechaza oír al otro al tener constantemente tapones de cera en los oídos.

Examen clínico

Hay que empezar siempre por un examen general del enfermo y acabar por la parte afecta. En este caso tendremos que observar el pabellón de la oreja y su entorno. Ver si está rojo, si se produce alguna descarga, etc. hay alguna hinchazón, dolor o algún ganglio linfático inflamado.

Después utilizaremos el otoscopio.

- En caso de existir una otitis externa, el examen es imposible: el forúnculo es muy doloroso y la mínima movilización del pabellón auricular hace mucho daño y provoca que el niño grite.
- Si hay un tapón de cera, la visualización del tímpano es imposible. Por suerte, la fiebre disuelve a menudo los tapones. Si no es así, hay que administrar productos especiales (como Otocerum®) o intentar una limpieza manual con mucho cuidado. Se pueden

encontrar en algunas tiendas de productos naturales velas OPI, método indio eficaz para extraer los tapones de cera.

Aspecto del tímpano

En un estado normal, el tímpano tiene un aspecto blanco nacarado, y a través de él se distinguen los huesecillos y un triángulo luminoso.

Se pueden presentar tres estadios patológicos:

Otitis congestiva (virus)

- El tímpano presenta enrojecimientos hemorrágicos dispersos: Ferr-p.
- El tímpano presenta un enrojecimiento difuso: Bell., Caps.

Otitis media aguda presupurativa

- El tímpano presenta vesículas: Ars., Dulc., Rhus-t.
- El tímpano presenta un aspecto lardáceo: Lach.

Otitis supurada

- El tímpano puede estar abombado: no se pueden ver los huesecillos.
  - El tímpano está abierto: se produce una descarga purulenta.

Otitis seromucosa

- El tímpano presenta una retracción con un relieve exagerado de los huesecillos y ha desaparecido el triángulo luminoso: Iod., Iris, Thios., Graph.
- El tímpano presenta un aspecto opaco, se ha producido una calcificación timpánica: Calc., Nit-ac.

Secuelas

- El tímpano presenta un aspecto opaco, se han producido calcificaciones timpánicas: Calc-fl., Lues.

- El tímpano está destruido. Se deberá hacer un injerto si fracasa Calc-fl.

Exámenes complementarios

- En un cuadro agudo:
  - Hemograma, para realizar un recuento de los neutrófilos y determinar la velocidad de sedimentación globular y antiestreptolisinas, para valorar un posible origen microbiano de la otitis.
  - Si se produce una descarga, realizar siempre un cultivo con antibiograma en un buen laboratorio.
  - Si no hay descarga, se puede realizar un frotis del cuello.

- En caso de producirse secuelas (para evaluar los daños y seguir la evolución):
  - Timpanograma.
  - Audiometría.

Tratamiento alopático

Otitis externas y medias

- **Analgésicos** (aspirina, paracetamol, etc.)
- **Antiinflamatorios.**
- **Antibióticos.**
  - A ciegas, de amplio espectro.
  - Después de un cultivo con antibiograma.

    (En ocasiones se utilizan antibióticos a nivel local [gotas]).
- **Paracentesis:** se realiza una apertura del tímpano con una lanceta. Puede ser un operación dolorosa y necesitarse una anestesia general. Con ella el pus puede salir. El problema es la anestesia. En caso de mastoiditis, en ocasiones hay que realizar una intervención neuroquirúrgica sobre el absceso.

Otitis seromucosas

En caso de fracaso con los mucolíticos o curas termales, se colocan por medio de una intervención quirúrgica, unos drenajes que caen al poco tiempo.

Inconvenientes: si por los drenajes no llegan a caer, hay que volver a intervenir. Pueden infectarse (piociánico) y en ocasiones se producen secuelas (perforación residual del tímpano que necesita un injerto ulterior). En caso de la colocación de drenajes, los baños pueden ser peligrosos, en especial en el mar. Tendremos que proteger los oídos con tapones de silicona hechos a medida y llevar un gorro de baño.

La ablación de las vegetaciones puede mejorar la ventilación de las trompas de Eustaquio, pero se realiza una supresión, que con frecuencia puede producir después amigdalitis de repetición o asma, en especial en los pacientes alérgicos.

Tratamiento homeopático

Los mejores medicamentos para la otitis aguda, que permitirán evitar un tratamiento alopático en un 90% de los casos, son:

Otitis externa

- **Picricum acidum 7-15-30 CH**
  - Forúnculo del conducto auditivo externo doloroso, cefalea, ruidos en los oídos, sordera crónica.
  - Es uno de los explosivos más potentes. También es uno de los medicamentos homeopáticos para tratar dolores violentos.

  Problemática: al individuo le repelen siempre las cosas y no llega a ningún objetivo. Por ejemplo: sueña con estar embarazada pero la idea de tener que mantener relaciones sexuales para conseguirlo le es intolerable.

  Localmente, en el conducto auditivo, podremos ayudarnos con gotas de un preparado homeopático a base de:

- 1/3 Calendula TM.
- 2/3 agua oxigenada.

Una gota cuatro veces al día.

Si con ello el problema no se resuelve, hacer un lavado del conducto auditivo y realizar un cultivo con un antibiograma para poder llevar a cabo un tratamiento con antibióticos, por lo general local, aunque a veces deben ser administrados por vía oral.

Otitis media aguda

- **Apis 7 o 9 CH**
  - Otitis congestiva, fiebre importante sin sed.
  - Se agrava con el calor.
  - Urticaria y picaduras de insectos asociada.

  Problemática: quiere ser individualista, rechaza la vida social.

- **Aconitum 7 a 9 CH**
  - Horario típico: de 11 a 12 h y de 23 a 24 h.
  - Inicio repentino.
  - Frío seco.
  - Otitis congestiva.
  - Agitación, ansiedad.

  Problemática: hay que responder de manera justa y rápida a una pregunta, sino puede reaparecer la muerte; después de un susto.

- **Arsenicum album 9 o 15 CH**
  - Horario típico: de 13 a 15 h y de 24 a 3 h.
  - Otitis con supuración.
  - Al borde del mar.
  - Después de una vacuna.
  - Miedo a la muerte; agitación.
  - Mejora con el calor.
  - Sed frecuente, necesita beber pequeñas cantidades de agua.

Problemática: lo negro es negro; no hay esperanza; después de la muerte no hay nada; materialismo absoluto.

- **Belladonna 7 o 9 CH**
  - Niño mordedor.
  - Horario típico: a las 8 y a las 20 h.
  - Cabellos mojados.
  - Fiebre elevada, cara roja.
  - Sed.
  - Dolores de cabeza pulsátiles.
  - Pupilas dilatadas.
  - Delirio: visión de caras amenazadoras.

  Problemática: estadio sádico oral; la mordedura... "la muerte segura",[10] los "dientes de la madre".

- **Chamomilla 7 o 9 CH**
  - Horario típico: a las 9 y a las 21 h.
  - Cólera: tempestad.
  - Dentición.
  - Miedo al viento.
  - Miedo a la muerte.
  - Mejora si lo llevan en brazos o en coche.
  - Una mejilla roja y la otra pálida.

  Problemática: "No me merezco esto".

- **Capsicum 7 o 9 CH**
  - Amenaza de mastoiditis.
  - Hinchazón, dolor e inflamación detrás del oído.
  - Dolor ardiente o como un pinchazo.
  - Escalofríos en la espalda.
  - Deseos de calor local.
  - Niño más bien gordo, enrojecido, temerario.

  Problemática: después de un traslado o de una mudanza, nostalgia por el paraíso perdido.

- **Dulcamara 7 o 9 CH**
  - Frío húmedo.
  - Baño frío (piscina).
  - Otoño, lluvia.
  - Náuseas con el dolor de oído.
  - Nariz taponada, conjuntivitis.
  - Se agrava por la noche.

  Problemática: hay que relacionarse con la mirada; la mirada es expresiva; la gente se entiende con sólo mirarse.

- **Ferrum phosphoricum 7 o 9 CH**
  - Otitis congestiva.
  - Frío seco.
  - Dolor violento durante el día.
  - Sangrado de la nariz.
  - De forma alterna, cara pálida o cara enrojecida.
  - Anemia, debilidad.

  Problemática: demasiado espiritual, poco enraizado en la vida, para poder llevar a cabo lo que quiere hacer.[11]

- **Hepar sulphur 15-30 CH**
  - Frío seco-mistral.
  - Hipersensible, colérico, violento (violento con el dolor: Aurum, Chamomilla, Hepar). No se le puede tocar.
  - Otitis con supuración, descarga purulenta.

  Problemática: pirómano, fascinado con el fuego, desea quemarlo y destruirlo todo para volver a construir.

- **Lachesis 7 o 9 CH**
  - Otitis del lado izquierdo o que evoluciona del lado izquierdo al derecho.
  - Celos, locuacidad, calurosos.
  - Intolerancia a la ropa ajustada.
  - Piojos, picaduras de insectos.
  - Remite durante la fiebre.

- Locuacidad durante la fiebre (Coff., *Lach.*, *Podo.*, Stram., **Tencr.**, *Tub.*).

Problemática: celos, complejos de Edipo (la madre puede estar esperando su segundo hijo).

- **Lycopodium 7 o 9 CH**
  - Otitis derecha o que evoluciona del lado derecho al izquierdo.
  - Horario: de las 16 a las 17 h.
  - Mal carácter, obstinado, colérico, autoritario.
  - Fosas nasales dilatadas, brazos cruzados sobre el pecho.
  - Tinte hepático; acetona.

  Problemática: quiere el poder, quiere restaurar su dignidad perdida.

- **Pulsatilla 9-15 CH**
  - Está más "enganchado" a la madre. No se separa de su falda.
  - Horario: 6-16 h.
  - En especial en el lado izquierdo.
  - Ausencia de sed.
  - Se destapa.
  - Otitis con supuración (pus amarillo verdoso suave).
  - Después de la rubéola, sarampión o vacuna para la rubeola.

  Problemática: rechaza al padre, prefiere a mamá.

- **Rhus toxicodendron 9 CH**
  - Viento del mar, humedad.
  - Después de un esfuerzo físico.
  - Horaro: 3-15 h.
  - Herpes labial.
  - Vesículas en los tímpanos.
  - Agitación, friolento, dolorido.

  Problemática: ¡el movimiento es la vida!

- **Sulphur 7 o 9 CH**
  - Otitis con supuración, pero sin dolor y sin fiebre.

- Un cuadro que aparece de repente un día por la mañana en un niño jovial, sucio, desaliñado, después de una vacuna.
- Se agrava con el calor.
- Sed.

Problemática: egocéntrico, tiene la verdad interior, piensa que a este mundo se viene a divertirse.

Otras posibilidades

- **Tuberculinum aviare (dosis únicas 15 a 30 CH)**
  - Terreno tuberculínico; numerosas vacunas contra la tuberculosis (BCG) no producen la reacción adecuada. Uñas con manchas blancas; pequeña vena visible en la base de la nariz.
  - Se agrava al borde del mar y mejora en la montaña.

- **Isopático de la descarga**

Se puede preparar una autovacuna homeopática a partir del pus del oído. Daremos una sucesión de la 7, 9, 15 y 30 CH para intentar parar la descarga.

- **Oscillococcinum**

Frena en numerosas ocasiones las otitis de origen gripal que se producen en invierno.

Si es eficaz, hay que pensar después en Carcinosinum 10000 K (secreto, manchas de color café con leche, precocidad, antecedentes de cáncer en la familia).

Otitis seromucosa

Hay que procurar que el niño deje de utilizar el chupete y tomar el biberón porque ya es grande para ello y prescribir:

- **Iodum 7-15-30 CH**

Es el mejor medicamento.

- Niño caluroso.

– Niño delgado a pesar de comer muy bien.
– Antecedentes de trastornos de tiroides en la familia.

• **Argentum nitricum 7 a 15 CH**
  – Niño estresado antes de los exámenes (diarreas por miedo anticipado, ganas de orinar).
  – Miedo de llegar tarde (familia "con prisas").
  – Movimientos de succión por la noche durante el sueño.
  – Después de un destete difícil.

• **Kalium muriaticum 15-30 CH**
  – Se agrava al borde del mar.
  – Catarro posterior crónico.
  – El niño no llega a establecer los límites con su madre.

• **Baryta carbonica 15-30 CH**
  – Amígdalas, vegetaciones de gran tamaño.
  – Retraso intelectual.
  – Respiración difícil por la noche.

• **Pulsatilla 15-30 CH**
  – Niño "enganchado" a las personas que lo cuida
  – Caluroso.
  – Ausencia de sed.
  Problemática: rechazo del padre, relación fusional con la madre.

• **Colesteatoma**
Tumor de origen epitelial que se desarrolla en la caja timpánica después de otitis de repetición.

• **Calcarea carbonica 15-30 CH**
  – Miedoso +++.
  – Deseos de azúcar, huevos y leche.
  – Transpiración de la cabeza.
  Problemática: seguir dentro de su caparazón.

- **Nitricum acidum 15-30 CH**
  - Deseos de sal y grasas.
  - Transpiración profusa de las manos y de los pies.

  Problemática: la ley es la ley, es demasiado rígido; no perdona jamás.

Estudio repertorial
Algunas rúbricas escogidas

Otitis externa

[Capítulo "Oído" K 285-M 315]

- ▶ Absceso del conducto auditivo externo: **Calc-s.**, Crot-h., **Hep.**, *Mag-c.*, *Puls.*, **Sil.** (K 285).
- ▶ Erupción del conducto auditivo externo: Bov., Crot-h., **Merc.**, **Pic-ac.**, Puls., Rhus-t., **Sulph.**
- ▶ Eccema: Nit-ac., *Psor.*

Otitis media aguda

- ▶ Dolor (K 303), diversas modalidades, por ejemplo:
  - Con náuseas: *Dulc.*
  - De origen **traumático**: Arn.
- ▶ Descarga (K 286)
  - Del oído derecho: Aeth., Elaps., *Lyc.*, *Nit-ac.*, *Sil.*, *Thuj.*
  - Del oído izquierdo: *Ferr.*, *Graph.*, *Psor.*, *Lach.*
  - Verde (piociánico): *Elaps*, *Hep.*, *Kali-i.*, **Lac-c.**, Lyc., *Merc.* Inodora: Lac-c.
  - Amarilla: Cinnb., *Elaps*, *Kali-chl.*, *Kali-s.*, *Merc.*, **Puls**.
  - Después del sarampión: **Puls.** + 9 medicamentos.
  - Purulenta con eccema: *Calc.*, *Hep.*, *Lyc.*, *Merc.*, *Sulph.*, (véase: erupción con vesículas en el lóbulo provocada por la descarga: Tel. [K 289]).

  - Dolorosa: *Calc-s.*, Ferr-p., **Merc**.
  - Después de la supresión de una erupción: Cist., Sulph.
- Inflamación (K 290)
  - Con supuración: Arn., Caps.
  - De la mastoides: Caps.
- Supuración (K 318)
  - Del oído medio: *Calc.*, **Calc-s.**, *Caps.*, *Carb-v.*, *Caust.*, **Hep.**, **Kali-bi.**, *Kali-p.*, *Merc.*, *Puls.*, *Spong.* + 9 medicamentos.
- Hinchazón (K 318)
  - De los ganglios linfáticos bajo la oreja: Am-c., Bar-c., Cist., Dig., Graph., Nit-ac., Ptel., Sars.
- Coloración (K 287), por ejemplo:
  - Roja, de un solo lado: Alum., Carb-v., Ign., Ind., Kali-c., Nat-p., Tab.

Otitis seromucosa

- Adherencias en el oído medio (K 285-M 315): Iod., Iris., Thio., Graph.
- Catarro de la trompa de Eustaquio (K 285-M 315) 40 medicamentos, entre los que más destacados son: **Asar.**, **Calc.**, **Kali-s.**, **Petr.**, **Puls.**, **Sil.**
- Disminución de la audición por:
  - Catarro de la trompa de Eustaquio (K 322)
  - Amígdalas grandes: *Bar-c.*, *Hep.*, *Kali-bi.*, *Merc.*, *Nit-ac.*, *Staph.* + 7 medicamentos.
  - Hipertrofia de amígdalas y vegetaciones: *Agra.*, Aur., Bar-c., Calc-p., Merc., Nit-ac., Staph.
- Ruidos (K 292), por ejemplo:
  - Cada sonido resuena con dificultad para su audición: *Caust.*, *Lyc.*
- Sensación de oído tapado (K 317)
  - Como una válvula: *Bar-c.*, Bor., Graph., *Iod.*, *Nat-s.*
- Sensación de tener agua en los oídos (K 320): Ant-c., Graph., Meny., *Sulph.*

Complicaciones

Mastoiditis

- ▶ Caries, que evoluciona hacia una mastoiditis: **Aur.**, *Caps.*, *Carb-an.*, *Fl-ac.*, *Hep.*, *Lach.*, *Nit-ac.*, **Sil.** (K 317) + Calc-f., Lues (M 317)
  - Temporal Calc-f., Caps.
- ▶ Destrucción timpánica:
  - Ulceración en el tímpano: *Calc.*, *Iod.*, *Kali-bi.*, *Kali-p.*, **Merc.**, *Psor.*, *Sil.*, *Tub.* + *Calc-f.*
  - Audición disminuida, sordera (K 321-323)

Colesteatoma

- Esteatoma: Calc., Nit-ac. (K 319).

Pólipos

- Calc. + 16 medicamentos (K 316).

Depósitos calcáreos en el tímpano

- *Calc-f.*, Lues. (K 285).

Meningitis

- Fiebre "cerebro-espinal": **Apis**, **Bell.**, **Gels.**, **Nat-s.**, **Op.**, **Verat-v.** + 34 medicamentos (K 1282).

ANGINAS

Definición

Hablamos de "anginas" cuando hay una infección de las amígdalas, órganos de tejido linfático encargados de la defensa del organismo, situados en un enclave estratégico en el que convergen los orificios de la boca y de la nariz y por donde penetra el aire y los alimentos, eventualmente cargados de microbios o de virus.

La causa de las anginas es vírica o microbiana.

Las anginas de origen microbiano

Puede tratarse de varios gérmenes, el más conocido es el estreptococo A, que puede ocasionar problemas cardíacos (endocarditis, fiebre reumática) o complicaciones renales (nefritis).

Para asegurarse de que no sea el estreptococo el causante del cuadro se debe:

- Realizar un test reactivo en la consulta (demuestra la presencia de estreptococos con un 95% de fiabilidad).
- Realizar una prueba de laboratorio.

Posteriormente, puede realizarse un antibiograma para valorar la sensibilidad del germen a determinados antibióticos. El tratamiento con antibióticos personalizado está justificado y es obligatorio si el individuo está en un grupo o una colectividad. También se puede administrar a las personas de su entorno o bien dar Streptococcinum 15 CH.

En una angina de Vincent, unilateral, el germen es un fusoespirilo y puede dar complicaciones locales (véase Kalium bichromicum).

Las anginas microbianas pueden ocasionar otras complicaciones:

- Flemón amigdalar: absceso de la amígdala, con aumento de su tamaño, trismus (el individuo no puede abrir la boca) y afectación del estado general.
- Absceso de la faringe: dolor intenso, imposibildad de tragar, fatiga, fiebre elevada y una importante polinucleosis (por ejemplo, 25.000 leucocitos, con un 90% de los neutrófilos, cuando lo habitual es < 10.000).

  Pueden ser necesarios una radiografía y cirugía.

Anginas víricas

Son frecuentes, en especial en invierno con el frío.

Valor simbólico y medicamentos homeopáticos

Los tres medicamentos básicos

- **Ignatia 15 CH**

  Es un medicamento de pena oculta, de amor decepcionado. El enfermo suspira, llora sin decir por qué o ríe entre llantos de forma fácil. Empeora con el reposo y mejora si está distraído. Paradójicamente, puede tragar cosaa sólidas pero no los líquidos.

- **Baryta carbonica 15-30 CH**

  Anginas muy dolorosas. Cuesta tragar incluso la saliva (una dosis a la 15 CH, según una receta del doctor Schmidt de Ginebra puede llegar a abortar unas anginas en su inicios). Baryta carbonica no entiende nada. No sabe qué le ha quedado atravesado en el la garganta.

  Se pueden observar numerosos ganglios linfáticos cervicales, unas amígdalas enormes que impiden al paciente respirar y que presentan una retícula venosa.

- **Carcinosinum 10000 K**

  Es un medicamento útil para la gente "secreta", que no dice nada para no molestar a los demás. Quieren permanecer en un amor fusional y no soportan las rupturas, por eso nunca dicen que "no". El riesgo existente es la pérdida del NOMBRE y, un día, dejarse invadir por células cancerosas indiferenciadas.

  Es el medicamento recomendado en caso de las anginas víricas como la mononucleosis. Es un medicamento que no se encuentra en la farmacopea española. No obstante, sí se puede hallar Oscillococcinum, que se parece mucho.

Otros buenos medicamentos para las anginas

Aparte de estos tres medicamentos, y una vez las anginas ya se han instaurado, podemos encontrar los siguientes medicamentos:

Angina roja

- **Apis mellifica 7 CH: el veneno de la abeja**
  - Sensación de picadura, de quemazón.
  - Ausencia de sed o deseos de agua fría.
  - Edema de la campanilla.

  Problemática: no quiere vivir en grupo. Exaltación la individualidad (la abeja que rechaza vivir en la colmena).

- **Belladonna 7-15 CH**
  - Fiebre a las 20 h.
  - Sed.
  - Transpiración de la cabeza, que esta caliente y roja.
  - Dolor de cabeza pulsátil, agravado por las sacudidas al andar.
  - Delirio: visión de caras amenazadoras.
  - Niño que muerde (Stramonium).

  Problemática: se trata del estadio sádico oral (miedo a los perros, a los dientes de la madre, a ser devorado).

Angina blanca

- **Mercurius solubilis 7 CH**

  Destacan el aliento fétido, la lengua sucia y temblorosa y los sudores profusos del enfermo. Se trata de un individuo agitado, que lo toca todo, precoz. A veces hace fullerías, le gusta la mantequilla... y el dinero. Mercurio es el dios griego del comercio y también de los ladrones.

  Problemática: iniciado de forma precoz, está tentado de abusar de su posición privilegiada.

- **Phytolacca 7 CH**

  Anginas que aparecen en las atmósferas cargadas de electricidad (tormentas). La garganta aparece de un color azul oscuro y con membranas grises. El dolor se irradia hacia las orejas. El niño quiere beber cosas frescas y presenta muchos ganglios linfáticos (mononucleosis).

  Problemática: resulta muy difícil emprender algo nuevo; la dentición se retrasa, es difícil.

- **Rhus toxicodendron 9 CH**
  - Exposición a la humedad, en especial a la humedad salada (transpirar al hacer ejercicio físico y coger frío después, baños en el mar).
  - Fiebre a las tres de la madrugada, con agitación, frío y dolores generalizados.
  - Reumatismo del cuello.
  - Anginas, en especial del lado derecho.

  Problemática: el movimiento es la vida, por eso el paciente tiene miedo a la inmovilidad.

Otros medicamentos que hay que conocer

- **Baptisia tinctoria 9 CH**

  Medicamento de anginas sin dolor, que se descubren al examinar al niño porque tiene fiebre. El pequeño no se queja de nada.

  Amígdala de color rojo oscuro.

  Problemática: se sufre por haber perdido la unidad y se sueña que se juntan los trozos (por ejemplo: un niño de padres divorciados al que le gustaría rehacer la unidad familiar).

- **Ailanthus 7-9 CH**

  Escarlatina grave.
  - Fiebre elevada, adinámica.
  - Amígdalas edematosas.
  - Boca seca, marrón, tostada.
  - Dolor en el cuello.

- Afonía.
- Dolor que se irradia hacia las orejas (Phytolacca).

• **Mercurius proto-iodatus 7 CH**
Angina tipo Mercurius, pero con predominio del lado derecho (Lycopodium).

• **Mercurius bi-iodatus 7 CH**
Ídem, pero con predominio del lado izquierdo.

• **Mercurius cyanatus 7 CH**
Destrucción necrótica de partes blandas (Kalium bichromicum: ídem, pero de forma unilateral); difteria, valorar después de la vacuna para la difteria (también Diphterotoxinum 15 o 30 CH).

• **Carbolicum acidum 7 CH**
Escarlatina o mononucleosis.
- Anginas graves en las que domina la "podredumbre": aliento pútrido.
- Dolor terrible.
- Olfato muy sensible.
- **Vómitos abundantes**.

Problemática: sueña que lo embalsaman, le gustaría ser inmortal y tener un cuerpo incorruptible como el de los faraones; pero los microbios le descomponen.

• **Gelsemium 9-15 CH**
Ansiedad anticipada.

"¡Doctor, necesito un remedio efectivo. Tengo que coger el tren dentro de dos horas para ir a Alemania y estoy en cama con 40º de fiebre por culpa de unas anginas!", o bien: "¡Mañana me caso y debo estar bien! ¡Déme algo!".
- Ausencia de sed.
- Ganas de dormir todo el rato.
- Temblores.

- **Kalium bichromicum 9-15 CH**

  Angina de Vincent: ulceración necrótica de una amígdala; el resto del cuerpo está bien, sin fiebre.

  Problemática: es la del chivo expiatorio, un órgano paga por los demás; problema de límites (se ha invadido mi territorio).

- **Hepar sulphur 15 CH**
  - Niño al que le gusta jugar con fuego, el pirómano.
  - Parece como si se tuviera una astilla clavada en la garganta.
  - Voz ronca.
  - Supuración, posibilidad de que aparezca un flemón.
  - Se agrava con el viento seco y frío (mistral).

  Problemática: ¡se tiene que purificar todo con el fuego!

  Hay que dar este remedio a la 15 CH (gránulos).

- **Pyrogenium 7 CH**

  Puede ayudar en la acción de Hepar sulphur en casos de infecciones importantes.

- **Lac caninum 7-9 CH**
  - Anginas que pasan de un lado al otro.
  - Se agrava durante las reglas.

  Problemática: "Yo no sirvo para nada". Miedo a la castración (sueña con serpientes que serpentean de derecha a izquierda y que representan el falo que se puede perder).

- **Lycopodium 9 CH**

  Angina derecha (como Mercurius proto-iodatus).
  - Persona autoritaria.
  - Con crisis de acetona (hígado frágil).
  - Aversión a las ostras y a la cebolla.

  Problemática: deseos de poder, pero al paciente le falta confianza en sí mismo (tiene miedo de que los demás le devoren).

- **Lachesis 9 CH**
  Angina izquierda (como Mercurius bi-iodatus).
  - Lengua geográfica.
  - Púrpura en el velo del paladar.
  - Sujetos volubles.
  - Epistaxis (sangrado de la fosa nasal izquierda).
  - No soportan la ropa ajustada.
  - Remedio de celos, en especial en una situación edípica: el niño trata de reemplazar al padre en la cama de la madre, se pelea en la escuela, se vuelve insoportable cuando nace un hermano.

- **Streptococcinum 15-30 CH**
  Medicamento preparado a base de estreptococos, que permite actuar sobre las anginas estreptocócicas. Si hacen anginas estreptocócicas de repetición hay que pensar en dos medicamentos de fondo:

- **Sulphur 9-15-30 CH**
  - Niño alegre, siempre está jugando, siempre está sucio y es un chismoso.
  - Le encantan el azúcar y las grasas.
  - Sabelotodo que no cree que tiene nada que aprender de los demás.

- **Aurum metallicum 9-15-30 CH**
  Persona temeraria con el corazón de oro. Quiere triunfar y ser rica y poderosa para ser como Dios, del que depende todo el mundo.
  Es el mejor medicamento para tratar el reumatismo articular agudo, que puede afectar al corazón.

LARINGITIS

Definición

Inflamación de la laringe, órgano de la fonación, situado entre la faringe y la tráquea. Se reconoce rápidamente por la tos ronca y la afonía. En los casos graves, la respiración puede ser difícil, el enfermo se ahoga y se lleva una mano al cuello.

Causas

Infecciones microbianas

Como por ejemplo la **difteria** (el croup), aunque en Francia no hay casos de difteria desde hace cincuenta años, gracias a que la vacunación es muy eficaz. Actualmente pueden causarla gérmenes como el *Hæmophilus influenzæ*, estreptococos o estafilococos.

Infecciones víricas

Epidemias asociadas a las estaciones de otoño, invierno o primavera (virus respiratorio sincitial, adenovirus, gripe).

Alergia

Por ejemplo, después de una picadura de insecto (abeja, avispa) o si hay un cuadro de edema de Quincke: urticaria generalizada con hinchazón de la cara y voz ronca (Carbolicum acidum, Lachesis, Ledum palustre [K 393]).

Otras causas

Reflujo gastroesofágico

Acidez, frecuentemente por la noche, favorecida por los partos provocados o por la administración de una peridural (pensar en Asa fœtida).

Tabaquismo en la familia

Pensar en Carbo vegetabilis y en Lobelia.

Cuerpo extraño en la laringe

Hay que detectarlo lo antes posible. Pensar en la posibilidad de que si la crisis aparece de golpe al estar comiendo o bien jugando

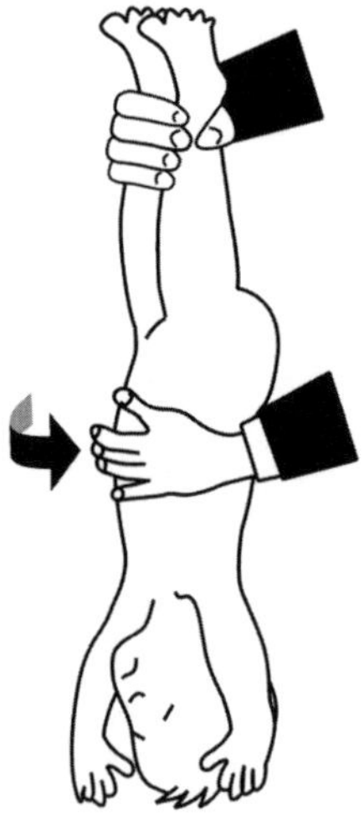

Coger al niño por los pies y apretar su abdomen de forma enérgica.

con objetos pequeños que el niño pueda tragarse, en especial si es un niño con problemas en la deglución. En ese caso, hay que coger al niño por los pies con una mano y con la otra apretar el abdomen para provocar una exhalación de aire que le ayude a expulsar el cuerpo extraño.

En un hospital se puede realizar una laringoscopia de urgencia para extraer el cuerpo extraño.

Si el diagnóstico no se realiza con rapidez, ¡el cuadro puede ser dramático!

Laringitis traumáticas

Cansancio de la voz; se observa en los niños que gritan mucho (Chamomilla) o que cantan (Argentum nitricum) y también los oradores (Argentum nitricum, Arnica, Rhus toxicodendrom).

Angioma en la glotis

El angioma es un tumor vascular benigno que se desarrolla en la zona de la glotis y obstruye el paso. Puede observarse en lactantes, en su primer año de vida, que presentan laringitis crónica con cuadros de repetición. El diagnóstico se realiza mediante una laringoscopia. Homeopáticamente se les puede ayudar con Kalium iodatum (dosis de la 9 a 30 CH).

Laringomalacias o traqueomalacias

Se presentan en lactantes de menos de un año de edad, con disnea laríngea desde el nacimiento. Los cartílagos están demasiado blandos y las vías aéreas se enganchan al sacar el aire. Se les puede ayudar con Cuprum metallicum, que a menudo es su medicamento de fondo.

Pólipos de las cuerdas vocales

Nos encontramos con un cuadro de voz ronca de forma crónica en un niño mayor que hace que se agote su voz. El diagnóstico se hace con una laringoscopia. El primer medicamento que hay que tener en cuenta es Thuja. En los adultos, en especial en los fumadores, pueden ser tumores cancerosos.

Evolución

En general es aguda. Se puede agravar o puede mejorar en poco tiempo, y en algunas ocasiones se hace crónica.

Problemas asociados

El riesgo que tienen las laringitis es que se desarrolle un edema masivo que pueda bloquear completamente el paso del aire. Se produce un distrés respiratorio mayor como en una **epiglotitis**, laringitis grave que produce un cuadro de urgencia, en especial en los niños menores de 2 años.

Valor simbólico

La **fonación** es la emisión de la voz, por lo tanto del verbo. La voz nos "envía" a la "vía".

- Hay que encontrar la vía, el camino, y no desviarse, no quedarse sin voz.
- Encontrar el tono justo es encontrar el justo lugar.
- La voz nos permite decir "**no**", por lo tanto tener un **nombre**, existir y poder decir "yo soy". Si no aprendemos a decir "no", podemos ser invadidos por los demás, los demás "ahogan". Sea

quien sea la persona de mi entorno que me ahogue siempre tengo derecho a decir ¡NO!

- Se accede a lo divino a través del verbo. Cantar en un coro, junto a los demás, es una experiencia de amor infinito altruista, de la tercera dimensión del Amor.

El cuerpo está dividido en dos partes:

El verbo se produce por la boca y la laringe, que están en la parte superior del cuerpo sin sexo.

El fin: comunicarse con **todo el mundo**, alcanzar el Amor universal.

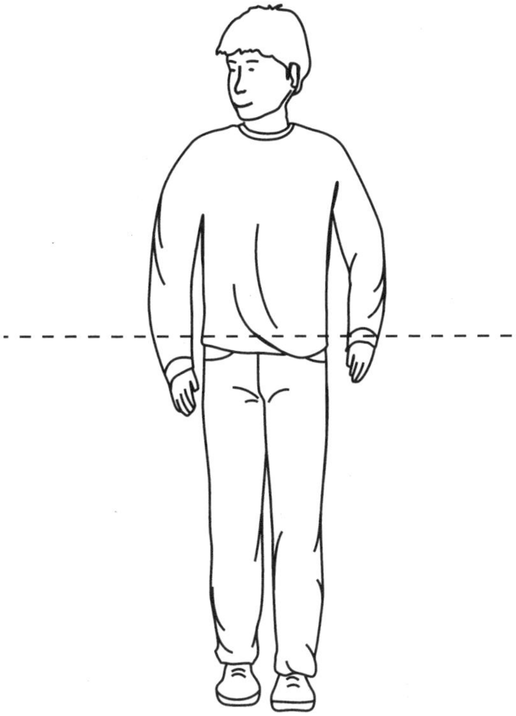

El cuerpo está dividido en dos partes.

La parte subdiafragmática sexuada e incompleta.

El fin: comunicarse con la pareja (según una regla del unicismo aparecen las enfermedades de transmisión sexual), acceder a la reproducción de la carne.

Estudios clínicos y complementarios

Podremos constatar la afonía y la tos ronca. Apreciaremos el grado de distrés respiratorio, el aleteo de las alas de la nariz, la cianosis periférica (uñas azules, extremidades frías). Debe sospecharse la posibilidad de que exista laringitis si el niño se cansa al jugar o al hablar, y en tal caso observar el estado general, la fiebre eventual, la inquietud o la somnolencia.

Los estudios complementarios se realizarán en los casos graves hospitalizados: laringoscopia para diagnosticar cuerpos extraños, angiomas, pólipos, etc. Los análisis de sangre y los frotis de garganta nos ayudarán a encontrar un posible origen microbiano. El estudio de los gases en sangre nos indicará el grado de afectación general.

El tratamiento alopático

- Antiinflamatorios: 10 gotas/kg/día de cortisona (por ejemplo, Stilsona®)y disminuir progresivamente en tres o cuatro días.
- Antibióticos: en general están poco indicados, ya que la mayoría de cuadros son de origen vírico.
- Humidificación del ambiente: colocar al niño en el cuarto de baño y abrir el grifo del agua caliente de la bañera, en especial si la atmósfera exterior es muy seca (mistral).
- Respetar la posición que adopte espontáneamente el enfermo, calmarle y evitar que llore inútilmente.
- Administrar oxígeno si es necesario.

Casos urgentes: intubación (difícil); traqueotomía; ventilación asistida bajo anestesia.

Un truco de explorador: si se está muy lejos de cualquier centro y alguien se está ahogando por una laringitis, ponerle en la boca una cucharada de sal para disminuir el edema.

Los mejores medicamentos para la laringitis aguda

Con cinco medicamentos podemos tratar el 99% de los casos, que en general mejoran rápidamente con el tratamiento (en minutos u horas puede observarse una respuesta).

Por el tiempo seco

- **Aconitum 7 CH**

Por lo general, aparece a las 23-24 h aunque a veces se observa su inicio entre las 11 y las 12 h cuando el viento es seco y frío.

Niño inquieto, con miedo. Es el problema de la esfinge que hace una pregunta y hay que responder rápidamente y si la respuesta no es correcta podemos morir. Administrar tres gránulos cada cinco minutos. Si no hay mejoría al cabo de tres tomas, hay que pasar al siguiente medicamento.

- **Hepar sulphur 15 CH**

Se tiene la sensación de tener una astilla clavada en la garganta. Hay supuración.

Niño pirómano, fascinado por el fuego y todo lo que pueda ocasionarlo (juega con cerillas, encendedores, etc.).

Por el tiempo húmedo

- **Spongia tosta 7 CH** (la esponja)

La esponja es un animal marino que vive como un vegetal, enganchado a una roca en el mar. Es el medicamento de aquellos que no quieren desengancharse de su relación fusional con la madre y se ahogan. Más tarde, mantienen relaciones fusionales y si esa unión se disuelve, pierden también la vía (y la voz).

Síntomas:
- Aleteo de las alas de la nariz.
- Inicio por la mañana temprano (6 h).
- La tos mejora al beber algo caliente.

Ejemplo clínico

«Venga rápido doctor, tengo una esponja en la garganta!». Son las 5.30 h y la voz al otro lado del teléfono es ronca, casi inaudible. Fuera hace un viento procedente del este que levanta ráfagas de lluvia que viene del mar. «¡Tome Spongia! ¡Ahora mismo voy!». A los diez minutos, cuando llego, veo a un hombre que está mucho mejor y que me espera preparando un café. En el examen clínico todavía puedo observar una garganta roja con la campanilla edematosa.

- **Bromium 7 CH**

Si fracasa Spongia en niños calurosos, inquietos, movidos y que todo lo tocan, cabe pensar en una laringitis causada por el viento del mar.

El niño Bromium quiere que lo lleven en brazos.

Problemática: hay que escapar de la rutina porque es peligrosa; si pudiésemos irnos con un barco o a una isla, sería perfecto.

- **Calcarea bromata 9 CH**

Será mejor que Bromium si el niño está en plena dentición y tiene insomnio. Es un niño miedoso: "Ni mis padres pueden protegerme". Es el típico estadio sádico oral (miedo a ser devorado por el lobo, el tiburón, el dinosaurio).

Otros medicamentos

- **Apis 7 CH**

  En caso de edema de glotis después de la picadura de un insecto (Ledum palustre, Carbolicum acidum, Lachesis).

  Problemática: escapar de la sociedad, proteger la individualidad.

- **Sambucus 7 CH**

  Recién nacido, lactante de corta edad que tiene una coriza seca y se despierta debido a una tos sofocante. Nota la nariz tapada y presenta una transpiración profusa.

  Problemática: "Tengo miedo de que me falte algo, no tengo las reservas suficientes, la realidad es negra".

- **Allium cepa 7 CH**

  Epidemia en el otoño con lagrimeo importante (pensar en el lagrimeo que se produce al pelar una cebolla) y voz ronca. La nariz tiene una descarga irritante (el labio superior esta rojo).

- **Argentum nitricum 7-15 CH**

  Pérdida repentina de la voz en un orador o un cantante.

  Problemática: quisiéramos que la vida fuese un río largo y tranquilo, y el rápido más pequeño nos desestabiliza...

Medicamentos para las laringitis de repetición

- **Calcarea carbonica 15-30 CH**

  Lactante lleno de crustra lactea (con transpiración abundante del cuero cabelludo), miedoso +++ (tiene miedo de salir de su caparazón). Deseos de leche, de huevos; dentición y deambulación tardías.

- **Calcarea sulphurica 15-30 CH**

  Es una Calcarea celosa que se desestabiliza si el tiempo es húmedo. Más tarde será un hombre que querrá honores y ser venerado (Platina).

- **Hepar sulphur 15 CH**
  El pirómano: la sociedad está podrida, hay que quemarlo todo y después de reconstruir.

- **Carbo vegetabilis 15-30 CH**
  Intoxicación tabáquica importante. Es gente que un día les ha faltado el oxígeno (en un parto difícil, por ejemplo) y reviven la situación en cada bocanada del cigarrillo; una enfermedad de la que uno nunca se ha restablecido; la palabra clave es "DESDE...".
  Problemática: es dificil franquear el obstáculo, por ejemplo recuperarse de una enfermedad grave: "Desde la tos ferina..., desde el sarampión... he tenido tal o cual problema".

- **Asa fœtida 15 CH**
  Medicamento clave para el reflujo gastroesofágico: sube la acidez del estómago e invade las vías aéreas. Le gustaría haber permanecido en el útero materno y se le ha expulsado a la fuerza (parto provocado, cesárea, etc.).

Casos particulares

Laringotraqueomalacia

Hemos visto que Cuprum metallicum 15-30 CH es el medicamento indicado: miedo de no estar a la altura en esta vida, que se ve como una montaña cuya cima es difícil de alcanzar.

Angioma laríngeo

- **Kalium iodatum 9 a 30 CH**
  - Ideas fijas de las que no se quiere desprender.
  - Se agrava con el calor.
  - Conflicto entre dos situaciones: guardar el territorio o ir hacia los demás.

Laringitis subagudas-afonía

- **Arum triphyllum 7 CH**
  - Voz bitonal; no se llega a encontrar el "tono adecuado". Se siente portador de una verdad interior, pero no puede comunicarla.

- **Argentum metallicum 7 CH**
  - Gente que habla en público y fatigan su voz (Arnica).
  - Sujetos desestabilizados por los bandazos de la vida (emociones fuertes, duelos, etc.).

- **Argentum nitricum 7-15 CH**
  - Personas demasiado preocupadas por el paso del tiempo; miedo a la muerte; siempre van con prisas y tratan de controlar el tiempo.

- **Manganum aceticum 9-15 CH**
  - Afonía crónica por el tiempo húmedo; tos que se agrava por la noche; en un terreno tuberculínico (antecedentes de tuberculosis, la vacuna de la tuberculosis no produce la reacción adecuada).
  - Mucosidades difíciles de sacar.
  - Alergia a las plumas (Asa fœtida, Cocculus, Colocynthis, Ledum, Lycopodium, Manganum, Mercurius, Psorinum, Sulphur).
  - Dolores de crecimiento, debilidad de los tobillos.

  Problemática: le gustaría ser el único actor de la reconciliación. No puede entender al otro (AFADH).

- **Phosphorus 15 CH**
  - Individuo que se quema, que se apasiona, y después se agota y pierde su voz.
  - Sed importante.
  - Siente mucha compasión por los demás.

- **Stannum 15 CH**
  - Tos seca y violenta, se apasiona pero después se agota y pierde la voz.
  - Sed importante.
  - Expectoración verde, dulzona.

  Problemática: se vive como si se estuviera haciendo una travesía por un desierto, economizando los recursos (caja de ahorros) para poder llegar más tarde a un paraíso.

- **Thuja 15 CH**
  - Niño que transpira demasiado y cuyo sudor tiene olor fuerte.
  - Verrugas.
  - Enfermedades después de vacunaciones.
  - Pólipos en las cuerdas vocales.

  Problemática: se quiere controlar todo y estar en el centro de la rueda.

ESTUDIO REPERTORIAL
Algunas rúbricas escogidas

Laringe y tráquea

Croup

Acon., Brom., Calc-s., Hep., Kali-bi., Phos., Spong. (K 747, 40 medicamentos)

- ► Después de exponerse al aire frío y seco: **Acon.**, **Hep.**, Kali-bi.
- ► Después de acalorarse: **Brom.**
  - Se agrava estamdo estirado: *Hep.*
- ► Croup recidivante: *Calc.*, **Calc-s.**, **Hep.** + *Asaf.*, *Brom.*, *Carb-v.*, *Dipht.*
- ► Se agrava después de dormir: **Lach.**, *Spong.*
- ► En la tos ferina: **Brom.**
- ► Durante el sarampión: **Carb-v.**

Inflamación de la laringe

Acon., Arg-n., Bell., Dros., Gels., Hep., Kali-bi., Phos., Rumx. (K 748-749, 59 medicamentos)

- Después de acalorarse: **Brom.**, **Puls.**
- Después de haber sufrido una urticaria: *Ars.*
- En un cantante: *Ant-c.*, *Arg-m.*, *Arg-n.*, *Mang.*
- En un orador: **Arum-t.**, *Carb-v.*, *Still.*

Laringitis estridulosa

Bell., Gels., Ign., Mosch. (K 750, 47 medicamentos)

- Por la noche: *Samb.*

Catarro de laringe

- Por el tiempo húmedo: *Calc.*, *Dulc.*, *Kali-bi.* (K 746).
- En la gente mayor: *Ammc.*, *Ant-t.*, *Ars.*, *Bar-c.*, *Hydr.*, *Seneg.*
- De repente: **Ars.**

Condilomas en la laringe

Arg-n., *Calc.*, *Hep.*, *Merc-c.*, *Nit-ac.*, *Thuj.* (K 746).

Sensación de tener una miga de pan en la laringe

Bry., Coc-c., **Lach.**, Pall., Plb. (K 748).

Los alimentos pasan a la laringe

Acon., Cann-s., Gels., Kali-bi., *Kali-c.*, *Lach.*, *Meph.*, *Nat-m.* (K 748).

Sensación de tener polvo en la garganta

Ars., **Dros.**, **Lyc.**, **Puls.**, **Sulph.** (K 748, 31 medicamentos).

Sensación de tener un pelo en la tráquea

Naja, Sil. (K 748).

Los líquidos pasan a la laringe

Acon., Anan., *Lach.*, *Meph.* (K 759).

Sensación de bola en la laringe

Coc-c., *Kali-c.*, *Lob.*, *Med.*, *Nat-m.* (K 750).

Edema de glotis

Apis., Kali-c. + 13 medicamentos (K 751).

- De las cuerdas vocales: **Lach.**

Dolores de laringe

Por ejemplo:

- Al hablar: *Acon.*, *Coc-c.*, **Phos.** (K 751).

Parálisis de la laringe

Caust., **Lach.** + 9 medicamentos.

Pólipos en las cuerdas vocales

Berb., *Thuj.* + Mag-m., Nat-p.

Sensación de que raspa la laringe

- Incesante: *Phos.*
- Al hablar: *Mang.*, *Stann.*

Se lleva la mano a la zona de la laringe al toser

Acon., **All-c.**, Ant-t., *Bell.*, *Dros.*, *Hep.*, Iod., Lach. (K 756).

La voz

- Afonía durante la coriza: **Carb-v**., **Caust.**, **Mang.**, **Merc.**, **Phos.** (K 759, 45 medicamentos).
- Afonía después del croup: *Carb-v.*, *Lyc.*
- Afonía:
  - Dolorosa: **Bell.**, **Phos.** + 6 medicamentos.
  - Sin dolor: **Calc.**, **Carb-v.** + 6 medicamentos
- Afonía que impide hablar: *Caust.*, *Cupr.*, *Mag-m.*, Par., **Phos.**

- Afonía (K 760):
  - De naturaleza histérica: *Hyos.*, *Ign.*, *Nux-m.*, Plat., Sep.
  - En un cantante: **Arg-n.**, **Caust.**
  - Por el tiempo húmedo: Chlor.
  - Por mucosidades en la laringe: *Bar-c.*
  - Después de un susto: *Acon.*, *Gels.*, *Op.*

ENFERMEDADES BRONCOPULMONARES

TOS

Si el niño tose, para intentar aliviarle de forma rápida con un tratamiento homeopático, le haremos las siguientes preguntas:

¿Cómo es la tos?

Tos ronca = tos laríngea

Con dificultad respiratoria → laringitis aguda (véase el capítulo anterior): Aconitum, Hepar sulphur, Spongia, Bromium, Calcarea bromata.

Sin dificultad respiratoria → laringitis subaguda:

- **Drosera 9 CH**
  Tos ronca y sibilante, coqueluchoide; dentición.
  Problemática: la gente es mala.

- **Arum triphyllum 9 CH**
  Voz bitonal; el niño se pellizca los labios.
  Problemática: encontrar la vía, el camino.

- **Argentum metallicum 9 CH**
  Afonía súbita de los oradores y de los cantantes.
  Problemática: guardar la voz a pesar de los bandazos de la vida, "la vida es un largo río tranquilo...".

Tos seca, sibilante

No produce mucosidades y pequeños espasmos.

- **Ferrum phosporicum 9 CH**
  - Virasis estacionales.
  - Viento frío y seco (mistral).
  - Fiebre suave (38,5º)
  - Epistaxis.

  Problemática: dificultad para enraizarse en la vida.

- **Ipeca 9 CH**
  - Espasmo más intenso.
  - Náuseas.
  - Epistaxis.
  - Lengua limpia.

  Problemática: no sabe lo que quiere.

- **Ignatia 15 CH**
  - Bola en la garganta.
  - Tos nerviosa.

  Problemática: ruptura afectiva ("papá y mamá se separan"; "ha muerto mi gatito", etc.).

- **Kalium carbonicum 9 CH**
  - Se agrava por la noche (2-3 h).
  - Sensación de picaduras en el tórax.

– Quiere compañía, pero trata mal a quien está con él.
Problemática: sufrimiento debido a la dependencia.

Tos blanda

Se producen mucosidades que se expectoran.

- **Kalium bichromicum 15 CH**
  - Niño friolento.
  - Mucosidades filamentosas, elásticas.
  - Sin fiebre.

  Problemática: marcar el territorio; ya no ser más el chivo expiatorio.

- **Kalium sulphuricum 9-15 CH**
  - Lo mismo que lo anterior, pero sin ser friolento.
  - Eccema en el pabellón auricular.

- **Dulcamara 9-15 CH**
  - Bronquitis en tiempo lluvioso o niebla.
  - Mirada expresiva.

  Problemática: comunicar con la mirada.

- **Natrum sulphuricum 15 CH**
  - Humedad marina o humedad en casa.
  - Se agrava a las cinco de la mañana.

- **Pulsatilla 9-15 CH**
  - Niño "enganchado" a la madre.
  - Ausencia de sed.
  - Se agrava con el calor.
  - Tos blanda de día y seca de noche.
  - Expectoración verdosa.

  Problemática: incapacidad de cortar definitivamente el cordón umbilical.

- **Thuja 15 CH**
  - Tos blanda cuando el tiempo es húmedo.
  - Transpiración profusa.
  - Después de una vacuna.

- **Coccus cacti 9 CH**
  - Tos con flemas +++.
  - Quintas.
  - Moco viscoso que se expectora con dificultad.

Tos quintosa

La cuestión que nos planteamos es si se trata de tos ferina. Si fuera así, la situación no se agravará si prescribimos:

1. Drosera 30 CH, una dosis: es la receta de Hahnemann.
   La tos se agrava a partir de las tres de la mañana.
   Problemática: la gente es mala.

2. Carbo vegetabilis 30 CH: administrar una dosis 48 horas después de la de Drosera:
   - Asfixia, flatulencia, piel marmórea.

3. Otros medicamentos si persisten las quintas:

- **Corallium rubrum 7 CH**
  - Quintas violentas.
  - Cara púrpura, negra.

- **Natrum muriaticum 15 CH**
  - Tos quintosa y estornudos.
  - Se agrava al borde del mar.
  - **Lagrimeo** durante la tos.

- **Squilla maritima 7 CH**
  - Pérdida de orina al toser.

- **Sanguinaria 7 CH**
  - Tos que se prolonga después de la tos ferina.
  - Cara roja.
  - Tos cardíaca (insuficiencia cardíaca derecha, **hipertensión arterial pulmonar**).

  Problemática: la pulsión de vida se vuelve contra el individuo.

¿Cuándo se produce la tos? ¿Cuándo es más grave?

A continuación proporciono una lista de los medicamentos más eficaces según cúal sea la hora en que los síntomas se agravan:

05 h	Nat-s.
06 h	Puls.
08 h	Bell.
09 h	Rhus-t., Cham., Bry.
10 h	Nat-m.
11 h	Acon.
12-13 h	Ars.
13-15 h	Rhus-t.
16 h	Puls.
17 h	Lyc.
18-20 h	Bell.
21 h	Rhus-t., Cham., Bry.
22 h	Nat-m.
23-24 h	Acon
01-03 h	Ars., Kali-c., Cupr-ac.

¿De dónde procede?

¿De las vías respiratorias altas o de las bajas? Es importante determinar el origen de la tos. A continuación proporciono una lista de los medicamentos adecuados según cuál sea la zona del organismo afectado:

Senos

- Frontales
  Friolento: Ars, Kali-bi., Sil.
  No friolento: Kali-bi., Sang.
- Maxilares
  Bilaterales: Cinnb., Merc., **Mez.**
  Derecho: Aur., Aur-s., Merc-i-f., Sulph.
  Izquierdo: Lach., Merc-i-r., Thuj.

Base de la nariz

Sticta pulmonaria.

Nariz-garganta

- Friolento: Kali-bi., Puls., Rhus-t., Sep.
- No friolento: Kali-s., Puls.

Laringe

Acon., Arg-m., Arum-t., Brom., Calc-br., Dros., Hep., Spong

Tráquea

- Cosquilleo en la horquilla del esternón: Rumex crispus.
- Traqueitis espasmódica:

- Friolento, estreñido, deprimido: Sep.
- Delgado, gases, mal carácter: Lyc.

Bronquios

- **Ipeca 7 CH**
  - Enfriamiento en tiempo frío y seco.
  - Ausencia de sed.
  - Lengua limpia.
  - No sabe lo que quiere.
  - Náuseas.

- **Ferrum phosphoricum 9 CH**
  - Fiebre suave (38-38.5°).
  - Epistaxis.
  - Tiempo seco.

- **Dulcamara 9-15 CH**
  - Bronquitis después de la lluvia.

- **Phosphorus 15 CH**
  - Fiebre elevada.
  - Sed +++.
  - Hambre +++.
  - Aleteo de las alas de la nariz.

    Hay que pensar en una neumonía y pedir una placa de tórax.

- **Lycopodium 9-15 CH**
  - Bronquitis que afecta sobre todo al lado derecho.
  - Aleteo de las alas de la nariz.
  - Neumopatía.
  - Mal carácter.
  - Búsqueda del poder.

- **Lachesis 15 CH**
  - Lado derecho.
  - Locuacidad +++.
  - Niño "invasor", celoso (ha nacido un hermanito o una hermanita, etc.).

Pulmones

Atelectasia: exclusión de un segmento pulmonar por obstrucción bronquial.

- **Hyosciamus 9-15-30 CH**
  - Celoso exhibicionista.
  - "Se hace el niño pequeño."
  - Se desnuda.

- **Antimonium tartaricum 7-9-15 CH**
  - Aleteo de las alas de la nariz.
  - Lengua sucia.
  - Ausencia de sed.
  - Sueña que respira debajo del agua: le gustaría volver al útero materno.

Pleura

- **Bryonia 9 a 30 CH**
  - Exudación.
  - Dolor.
  - Inmovilidad.
  - Sed extrema.
  - Estreñimiento.

  Problemática: le gustaría quedarse en casa.

Etiología

Enfriamiento por frío seco

- **Cuprum; Cuprum arsenicosum 9-15 CH**
  - Calambres.

- **Arsenicum album 15 CH**
  - Inquietud por la noche.
  - Friolento.

- **Magnesia muriatica 9-15 CH**
  - Heces parecidas a los excrementos de cabra.

- **Arsenicum iodatum 9-15 CH**
  - Inquietud, ansiedad.
  - Nada friolento.

- **Rhus toxicodendron 9 CH**
  - Inquieto, pero menos ansioso que Arsenicum.

Pena

- **Ignatia 15-30 CH**
  - Ruptura amorosa, duelo, separación.

- **Phosphorus 15 CH**
  - Se siente abandonado.

- **Phosphoricum acidum 15 CH**
  - Lejos de su casa.
  - Delgado, agotado.

- **Capsicum 15 CH**
  - Nostalgia después de un traslado (mudanza, traslado, etc.).

- Engorda.
- Quiere comer cosas picantes.

- **Bryonia 7 CH**
  - No quiere irse de casa (de colonias, por ejemplo).

Duelo

- **Ignatia 15-30 CH**
  Y si no es suficiente:

- **Arsenicum album 15 CH**
  - Miedo de la muerte porque piensa que no hay nada después.
  - Sueño agitado.

- **Muriaticum acidum 15-30 CH**
  - Duelo por la muerte de la madre.

- **Urtica urens 15-30 CH**
  - Duelo por la muerte del padre.

- **Hura brasiliensis 15-30 CH**
  - Duelo por la muerte de un niño.
  - Aborto, falso embarazo.

Celos

- **Hyosciamus 15 CH**
  - Se pasea desnudo.
  - Hace el tonto.
  - Se escapa.

- **Lachesis 15 CH**
  - Mandón.

- Invade a los demás.
- Locuacidad.

- **Calcarea sulphurica 15 CH**
  - Tos laríngea.
  - Celos.
  - Humedad.

- **Ambra grisea 15-30 CH**
  - Miedo a las aglomeraciones de gente (por ejemplo, en un concierto).
  - La gente quiere invadirme, no sé decir que no y absorbo todo lo negativo.

Aire acondicionado

- **Causticum 15 CH**
  - El frío le cae en la cabeza como la espada de Damocles.

Reflujo gastroesofágico

Puede ser frecuente después de un parto inducido o con anestesia peridural.

- **Asa fœtida 15 CH** (complementarios: China, Merc., Puls).

Si falla, intentarlo con Lobelia 15 CH (tabaquismo en la familia, golpe en la cabeza).

Tabaquismo

Carbo vegetabilis 15 o 30 CH es indispensable, y después pensar en:

Lobelia 15 a 30 CH (tabaquismo asociado a reflujo).

Cocculus 9 a 30 CH (náuseas al viajar en coche; lo quiere controlar todo).

Para que los padres dejen de fumar intentarlo con **Carbo vegetabilis 15 y 30 CH** y **Caladium 9-15 CH** (personas que se esconden detrás del humo para no ver “las sombras del cuadro”, lo negativo de las cosas).

Si es necesario, administrar **Nux vomica 7 CH** en caso de nerviosismo, durante tres días, y si no se observa mejoría, dar **Tabacum 7 CH**.

En caso de una dependencia extrema, empezar cada día un paquete nuevo y reducir diariamente el consumo fumando un cigarrillo menos. Cada día se tirará a la basura el paquete con los cigarrillos que quedan en él (hay que aprender a decir “NO”).

Fumar fuera de casa, aunque sea invierno, para evitar inducir la bronquitis de los niños del lunes por la mañana (**padres fumadores = niños tosedores**).

Lo que siente el enfermo
(lo que mejora o lo que se agrava)

Sensación de quemazón

- **Phosphorus 15 CH**
  - Se siente mejoría con el frío y las bebidas frías.

- **Arsenicum album 15 CH**
  - Quiere calor.

- **Causticum 9-15 CH**
  - Con tos ronca.

Sensación de pinchazo

- **Kalium carbonicum 9 CH**
  - Se agrava a las tres de la madrugada.
    Problemática: el sufrimiento ligado a la dependencia.

Se siente mejoría bebiendo

- **Cuprum 7 CH, Spongia 7 CH**

Se agrava en una habitación caliente

- **Pulsatilla 9 CH**

Síntomas concomitantes

Fiebre

Véanse los horarios en el apartado dedicado a las rinofaringitis.

Aspecto del rostro

– Una mejilla roja → ¿dentición?
- **Chamomilla 7 CH**

– Cara pálida y enrojecimiento
- **Ferrum phosphoricum 9 CH**

– Transpiración del rostro
- **Ipeca 7 CH**
- **Antimonium tartaricum 7 CH**

– Aleteo de las alas de la nariz:
- **Antimonium tartaricum 7 . 9 CH**
- **Phosphorus 15 CH**
- **Spongia 9 CH**
- **Lycopodium 9-15 CH**
- **Sulphur 9-15 CH**

Eritema en las nalgas

- **Kreosotum 9 CH** (dentición, bronquitis).
- **Capsicum 15 CH** (lejos de casa).
  - Dolor durante la fiebre en lugares del cuepo alejados del tórax.

BRONQUITIS Y TRAQUEOBRONQUITIS

Definición

Inflamación del árbol respiratorio, tráquea y bronquios.

Causas

Infecciosa

- Con frecuencia de origen vírico (70%).
- Más raramente microbianas: hæmophilus, estreptococos, neumococos, estafilococos, bacilo piociánico (mucoviscicosis).

Alérgica

- Ácaros, hongos, polen, etc.

Otras

- Cuerpo extraño inhalado (por ejemplo, un cacahuete).
- Tabaquismo.
- Contaminación atmosférica (ozono, azufre atmosférico, etc.).
- Enfermedades profesionales: silicosis en los mineros, asbestosis en los trabajadores que manejan el amianto, etc.

- Enfermedades genéticas: mucoviscidosis (moco demasiado espeso que recubre los bronquios).

Evolución

En un cuadro agudo

- Fiebre.
- Tos seca y después blanda.
- Expectoración clara y después espesa o con pus.

En un cuadro crónico

Si el cuadro agudo aparece más de tres veces al año, nos encontramos ante una bronquitis crónica. Pueden aparecer complicaciones.

Posibles complicaciones

- Supuración crónica → afectación renal (amilosis).
- Dilatación de los bronquios: bronquiectasia.
- Problemas de ventilación: atelectasias (exclusión de un sector pulmonar).
- Enfisema: rarefacción de los alveolos pulmonares.

A la larga se evoluciona hacia una insuficiencia respiratoria con afección cardíaca: insuficiencia cardíaca derecha, hipertensión arterial pulmonar.

Simbolismo

Se expresa la dificultad de ir hacia los demás con un repliegue sobre el "ego".

Ejemplos:

Yo toso **Yo → todos**[12]

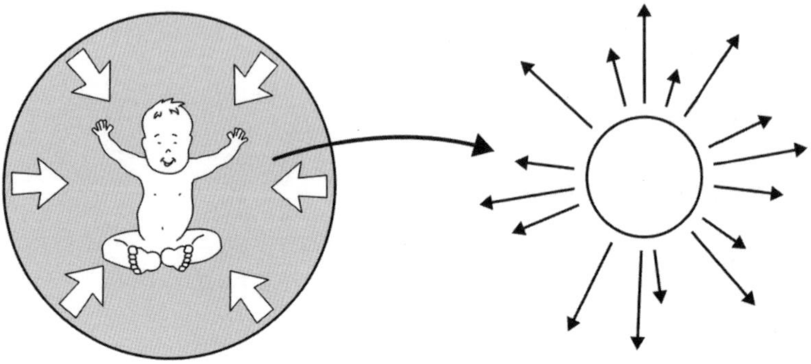

Amor infinito
Madre/hijo
Ego (yo)

Amor altruista
Infinito
(Todos)

- Inicio de la escolarización.
- Vuelta a las clases en otoño (Capsicum: el paraíso perdido; Silicea: timidez, es un medicamento frecuente en descendientes de mineros que han sufrido silicosis).

En francés existe la palabra *broncher* que quiere decir:

- Manifestar desacuerdo o el mal humor por palabras y gestos.
- Tropezar, dar un mal paso.

Esta palabra puede estar relacionada con el término "bronquios" (*bronches* en francés).

Examen clínico

La tos puede ser seca, blanda, paroxística (¿tos ferina?), etc. Puede aparecer un ahogo. La fiebre es en general moderada. El estado general puede empeorar a medida que pasen los días.

A la auscultación podremos oír *roncus* o sonidos sibilantes diseminados (no localizados como sucede en las neumonías).

Estudios complementarios

- Hemograma, velocidad de sedimentación globular.
- Cultivo (de los esputos).
- Radiografía de tórax o de los senos.
- Broncografía.
- Tomografía pulmonar.
- Escáner.
- Broncoscopia bajo anestesia general.
- Tests de alergia.
  - Cutáneos.
  - IgE específica en sangre.
  - Alérgenos pulmonares.
- Tránsito aereogastrointestinal); pHmetría (valoración de la acidez).
- Test del sudor: mucoviscidosis.

Tratamiento alopático

- Eliminar la exposición a los posibles contaminantes, eliminar cuerpo extraño.
- Mucolíticos (fluidificantes del moco).
- Antiinflamatorios (corticoides o no esteroideos).
- Antibióticos más o menos adaptados a cada caso.
- Drenaje, reeducar la respiración.
- Tratamiento del reflujo.
- Desensibilización.

Bronquitis crónica

- Cardiotónicos.
- Oxígeno, aerosoles.

Algunos medicamentos homeopáticos útiles para bronquitis y traqueitis aguda

Según el tiempo que haga

Tiempo húmedo, lluvia:

- **Dulcamara 7-9-15 CH**
  - Tos seca o blanda.
  - Debe toser mucho rato para poder expectorar.
  - Tos después del ejercicio físico.

  Problemática: mirada expresiva → le gustaría comunicarse con la mirada.

- **Manganum aceticum 7-9-15 CH**
  - Bronquitis cada vez que se resfría.
  - La tos se agrava por la noche, pero mejora cuando está estirado.
  - Sensación de calor en el pecho.
  - Dificultad para sacar las mucosidades.
  - Alergia a las plumas.
  - Dolores de crecimiento.

  Problemática: la reconciliación.

- **Natrum sulphuricum 15-30 CH**
  - Tos que se agrava a las cinco de la madrugada.
  - Casa húmeda.
  - Alergia a la humedad.
  - Antecedentes de un traumatismo craneal o de un parto difícil.

- Humor alternante, "la vida es como una lotería".
  Problemática: exceso de agua, exceso de humor.

- **Carbo vegetabilis 15-30 CH**
  - Tabaquismo.
  - Falta de oxigenación en el parto.
  - Una enfermedad de la que nunca se ha restablecido (tos ferina, sarampión, etc.).
  - Tos con dolor ardiente en el pecho.
  - Tos que se agrava por la noche.
  - Después de comer.
  - Al hablar.
  - Quiere ser abanicado.
  - Piel marmórea.

  Problemática: dificultad para superar los obstáculos.

- **Antimonium crudum 7-9-15 CH**
  - Después de un baño frío.
  - Glotón, come demasiado.
  - Lengua sucia.
  - Cosquillas.
  - Se siente romántico con la luna llena.

  Problemática: enfermo de amor, le gustaría tener siempre una relación de tipo fusional.

Tiempo frío y seco:

- **Aconitum 7-9-15 CH**
  - Se agrava a las 11 h. y a las 23 h.
  - Inquietud, angustia.

  Problemática: la esfinge → hay que encontrar la respuesta correcta, si no lo hacemos, moriremos.

- **Ferrum phosphoricum 9 CH**
  - Evolución subaguda.
  - Tos ronca.

- Lengua limpia.
- Epistaxis.
- Fiebre suave (37,5°).
- Rostro alternativamente pálido y enrojecido.

Problemática: demasiado débil físicamente, le resulta difícil actuar siendo fiel a sí mismo.

- **Hepar sulphur 15-30 CH**
  - Tos sofocante.
  - Se agrava al estirarse.
  - Tira la cabeza hacia atrás.
  - Sujeto pirómano, juega con el fuego.

Si las condiciones atmosféricas no son determinantes

- **Antimonium tartaricum 7 CH**
  - Si el sujeto se tapa a menudo.
  - Mal carácter.
  - Ausencia de sed.
  - Lengua sucia.
  - Aleteo de las alas de la nariz.
  - Los ejercicios respiratorios son indispensables (una sesión al día durante 3-5 días).

  Problemática: sueña que respira bajo el agua, de hecho, ¡no ha entendido que ya ha nacido!

- **Bryonia 7-9 CH**
  - Tos dolorosa.
  - Sed extrema.
  - Estreñimiento.
  - Inmóvil.

  Problemática: no quiere dejar su casa.

- **Coccus cacti 7-9 CH**
  - Tos quintosa.

– Saca un moco filamentoso.
– No puede andar contra el viento.

Problemática: oponerse al movimiento general; expulsar el "cuerpo extraño" (por ejemplo, no tolera bien la presencia del suegro o la suegra).

• **Conium maculatum 9-15 CH**
– Tos seca, casi de forma continua.
– Tos que se agrava a última hora de la tarde, por la noche al estar estirado y cuando hay humedad.
– Sujeto autoritario, meticuloso (Phosphorus), atraido por el esoterismo.

Problemática: el acceso al conocimiento, a la gnosis.

• **Drosera 9-15 CH**
– Tos ronca, quintosa (tos ferina).
– Tose a partir de las tres de la madrugada.
– Vómito de mucosidades.

Problemática: la gente es mala.

• **Pulsatilla 9-15 CH**
– Tos seca por la noche y blanda de día.
– Expectoración amarillo verdosa, fácil.
– Se siente mejoría al aire libre.

Problemática: demasiado apegado a la madre.

• **Sepia 15-30 CH**
– Excelente medicamento de traqueítis espasmódica.
– Tos seca, que fatiga.
– Expectoración profusa y salada.
– Sabor de huevo podrido.
– Hipersensibilidad a los olores.
– Extremidades siempre heladas: ¡duerme con calcetines!
– Estreñimiento.

Problemática: Cenicienta que está esperando su príncipe.

- **Rumex 7-9 CH**
  - Cosquilleo intenso en la tráquea que provoca una tos seca.
  - Se agrava por la noche con el aire frío (se tapa con una bufanda la boca y la nariz).

- **Senega 7 CH**
  - Estornudas después de toser.
  - Acumulación viscosa (Antimonium tartaricum).

- **Sanguinaria 9 CH**
  - Tos pesada y que se reproduce después de la tos ferina (Carbo vegetabilis, Pertussinum).
  - Tos asociada a insuficiencia cardíaca derecha y a hipertensión pulmonar (por ejemplo, en las malformaciones congénitas).

  Problemática: siente que la vida se vuelve contra él.

- **Lycopodium 7 a 30 CH**
  - Tos crónica, seca en un adolescente delgado.
  - Mal carácter, obstinado, mandón.
  - Falta de confianza en sí mismo.

  Problemática: acceder al poder.

- **Ignatia 15 a 30 CH**
  - Tos después de pena (divorcio, separación).
  - Suspiros.
  - Risas que se alternan con llantos.

  Problemática: mal de amores → encontrar el amor en sus tres dimensiones.

- **Stannum 9 a 15 CH**
  - Tos violenta y seca desde última hora de la tarde hasta medianoche.
  - Expectoración verde, dulzona.
  - Acumula el dinero en la caja de ahorros.

Problemática: tener reservas suficientes para poder **atravesar el desierto**.

ESTUDIO REPERTORIAL
Algunas rúbricas escogidas

Para profundizar en el caso si hay tos rebelde

Tos (K 778)

Horarios:
- Sólo por la noche: *Ambr.*, *Caust.* (K 780).
- Desde el amanecer hasta el atardecer: Aur. (K 780)
- Por la noche cuando está conciliando el sueño: *Con.*, *Hep.*, Ign., **Lyc.**, (K 780).

Después de sentirse agitado:
Cist. (K 781).

Aire:
- Siente mejoría con el aire frío: Calc-s., Coc-c., Kali-s., (K 780)
- Si caminando y el aire es frío: *Ars.*, Cist., Ip., *Kali-n.*, **Phos.**, **Rumx.**, *Seneg.*, Spig., *Sul-ac.*, Verat. (K 781).

Tos perruna

- Como un perro: Bell., Lyss. (K 782).

Después de un enfado:
Ant-t., Arg-m., Arn., Cham., Coloc., Ign., Staph. + 10 medicamentos (K 782).

En la cama:

- Cambiando de posición: Ars., Con., **Kreos.** (K 782)

Según las estaciones:

- En primavera: Ambr., *Cina*, *Gels.*, Kreos., Lac-ac., Verat. (K 805).
- En otoño: Caps., Cina., Iod., Kreos., Lac-ac., Verat. (K 782).
- En invierno: Acon., Cham., Coc-c., Dulc., Eupi., *Kreos.*, *Nit-ac.*, Plan., *Psor.*, *Rumx.*, *Stann.*, Staph. (K 811).

Alimentos:

Tos agravada por:

La bebida

Ars., Bry., *Chin.*, *Cimx.*, **Dros.**, *Hep.*, *Lach.*, *Manc.*, **Phos.**, Psor. + 33 medicamentos.

- Mejora: Brom., Bry., *Caust.*, *Coc-c.*, Euphr., Iod., Kali-c., Op., **Spong**.

La comida

Anac., *Ant-t.*, *Ars.*, *Bry.*, *Calc.*, *Carb-v.*, *Coc-c.*, *Cupr.*, *Cur.*, *Ferr.*, *Hep.*, *Ip.*, **Kali-bi.**, *Mez.*, **Nux-v.**, *Rumx.*, *Sep.*, *Thuj.* + 53 medicamentos (K 790).

- Hasta vomitar: *Mez.*
- Mejora: Euphr., Spong. + 10 medicamentos

El ayuno

Kali-c., Mag-m. (K 790).

Los diferentes alimentos

- Los ácidos: *Con.* + 9 medicamentos (K 781).
- La cerveza: Mez., Nux-v., Rhus-t., Spong. (K 783).
- Las bebidas alcohólicas: *Spong.*, + 8 medicamentos (K 805)
- El café: Caps., Caust., Cham., Cocc., Ign., Nux-v., Sul-ac. (K 784). Su olor: Sul-ac.
- Los dulces: Med., Spong., Zinc (K 807).

- La fruta: Arg-m., Mag-m. (K 791).
- Los helados, que primero producen mejoría y después agravan la situación: Ars-h. (K 793).
- La leche: Ambr., Ant-c., Ant-t., Brom., Kali-c., Spong., Sul-ac., Zinc (K 798) (Æth.).
- Los alimentos grasos: Mag-m. (K 790).
- Los alimentos salados: Alum., *Con.*, Lach., (K 802).
- El pescado: Lach.
- La pimienta: Alum., Cina. (K 800).
- Las patatas: Alum. (K 800).
- El azúcar: Zinc (K 807).
  Mejora: Sulph.
- El té: Ferr., Spong. (K 807).
  Caliente: Spong.
- La carne: *Staph.* (K 797).
- El vino: Acon., Ant-c., Arn., Bor., Ferr., Ign., Lach., Led., *Stann.*, Stram., **Zinc.** (K 811).
- El vinagre: Alum., Ant-c., Sep., Sulph. (K 809).
  Mejora: Sulph.

Respiración irregular:
Rumx. (K 783).

Tirando la cabeza hacia adelante:
Caust., Dig. (K 783).

Limpiándose los dientes:
Coc-c., Staph. (K 783).

Como por vapores de carbón:
Arn., *Puls.* (K 783).

Por el aire del sótano:
Ant-t., Nux-m., *Sep.*, Stram. (K 783).

Por una pena o una decepción:
Ign., Ph-ac. (K 783).

Miedo:
Acon., Bell., Ign., Rhus-t., Samb., Stram. (K 791).

Pena:
Arn., Asar., *Cham.*, Ph-ac., Phos., (K 791) (Dros., Ign.).

Enfermedades infantiles:
- Después del sarampión: *Arn.*, *Calc.*, *Carb-v.*, **Dros.**, *Eup- per.*, *Hyos.*, *Kali-c.*, *Nat-c.*, **Puls.**, *Sulph.* + 18 medicamentos (K 797).
- Después de la escarlatina: Ant-c., Con., Hyos. (K 802).
- Después de la varicela: Ant-c. (K 783).

El ritmo de la tos:
- Con una regularidad parecida al tic-tac del un reloj: Nicc. (K 783).
- Como ráfagas de metralleta: Cor-r. (K 798).
- Accesos de tos:
  Tres golpes de tos: *Carb-v.*, *Cupr.*, Phos., Stann. (K 798).
  Dos golpes de tos: Agar., Cocc., Grat., Laur., Merc., Phos., Plb., Puls., Sulph., Sul-ac., Thuj.

Después del coito:
Tarent. (K 784).

El frío:
- Cuando se enfrían los pies: *Bar-c.*, *Bufo*, *Sil.*, Sulph. (K 784).
- Del frío al calor: *Acont.*, *Carb-v.*, Nat-c., *Nux-v.*, *Phos.*, **Rumx.**, *Sang.*, Sep. (K 784).
- Viento frío en el pecho: Phos., Rumx. (K 784).

En compañía:
Ambr., Bar-c. (K 784).

Se agrava con el consuelo:
Ars. (K 784).

Tos incesante:
Alum., **Caust.**, **Chin.**, **Lyc.**, **Rumx.**, **Spong**. + 80 medicamentos.
- Por la noche, estirado: Sep., Zinc.
- Se agrava al estirar y mejora al sentarse: **Hyos.**, *Laur.*, **Puls.**, Rhus-t., Sang., **Sep.** (K 784).
- Se siente mejoría al vomitar: *Mez.*

La tos se agrava al toser:
Bell., Cist., Cocc., *Hep.*, **Ign.**, Raph., Squil., Teucr. (K 785)

Sensación de reptación:
- En la horquilla esternal: Apis., Kreos., Mag-m., **Sang**. (K 785).
- En la tráquea: 7 medicamentos.
- En los bronquios: Eupi., Kreos.

Tonalidad y naturaleza de la tos:
- Perruna: **Acon.**, **Bell.**, **Dros.**, **Hep.**, **Spong.**, **Stram.** + 28 medicamentos.
- Como el canto de las ranas: Spong. + 5 medicamentos (K 785). De día: Nit-ac.
- Crupal: Acon., Hep., Iod., Kali-bi., Lach., Phos., Samb., Spong., Stram. + 31 medicamentos (K 785).
- Profunda: **Dros.**, **Stann.**, **Verat**. + 40 medicamentos (K 785).
- No lo suficiente profunda como para movilizar la mucosidad: Ars., Bell., **Caust.**, Dros., Lach., Med., *Mez.*, Rumx. (K 785).
- Con una tonalidad grave: Aloe, *Kali-bi.*, Mang., **Stram.**, Verb. (K 785).
- Para volverse loco: Ant-t. (K 786).
- Angustiosa: **Caust.**, **Nux-v**. + 14 medicamentos (K 786).
- Seca (K 786).
  Y crónica en un niño lánguido: Lyc.
  Y crónica en un niño escrofuloso: Bar-m.

- Casi constante: **Alum.**, *Arn.*, Euph., *Ign.*
- Tos agotadora: **Ars.**, **Bell.**, **Caust.**, **Sep.**, **Stann**. + 70 medicamentos (K 790).
  Por la noche, perturbando el sueño: Puls.
- Tos explosiva: *Caps.*, Rumx., Sil., Stry.
- El sujeto tiene miedo de toser y parece evitarlo el mayor tiempo posible (bronquitis en un niño): Phos.
- Tos que mejora con la evacuación de gases: **Sang**. (K 791).
- Tos enérgica: Acon., Alum., Bry., Con., Hep., Lyc., *Phos.*, Ruta. (K 791).
- Tos irritante: Cina. (K 791).
- La tos aterroriza al niño: Kali-br. (K 791).
- Tos seca y pesada (K 791).
- Tos gargajosa: Eugenia jambosia.
- Tos pesada: **Bell.**, **Kali-c.**, **Stann.** + 36 medicamentos (K 793).
- Tos sibilante: *Ant-t.*, *Caust.* (K 793).
- Tos ronca: **Acon.**, **All-c.**, **Bell.**, **Brom.**, **Carb-v.**, **Caust.**, **Dros.**, **Hep.**, **Kali-bi.**, **Stann.** + 53 medicamentos (K 793).
- Tos cavernosa: **Bell.**, **Caust.**, **Spong.**, **Verat.** + 42 medicamentos (K 793).
- Irreprensible y violenta: Alum. (K 794).
- Tos blanda: **Ars.**, **Puls**. + cerca de 100 medicamentos (K 795).
  Blanda de día y seca de noche: *Calc.*, Euphr., Lyc., Puls.
- Tos metálica: Eupi., Iod., *Kali-bi.*, Lac-c., Rumx., Sang., Spong. (K 798).
- Tos nerviosa: Caps. + 16 medicamentos (K 798).
  Al estirarse: **Hyos**.
  Toda la noche: *Hep.*
  Cuando alguien entra en la habitación: Phos.
- Tos dolorosa: **All-c.**, **Bry**. + 24 medicamentos (K 798).
- Tos paroxística (K 799) → tos ferina (K 811).
- Tos persistente: **Bell.**, **Cupr.** + 17 medicamentos (K 800).
- Tos que sacude (K 801).
- Parece que haga eco en el estómago: Cupr. (K 801).
- Tos que suena clara: **Dros**. + 10 medicamentos (K 801).

- Tos desollante: **Stann**. + 30 medicamentos (K 802).
- Tos que provoca un dolor vivo: Arn., Calc-s., Staph. (K 802).
- Tos breve (K 803).
- Tos estridente: Ant-t., Sol-t-æ., Stram. (K 803).
- Tos sibilante: Kreos., Prun., Spong. (K 803).
  Y seca como el sonido de una sierra en una plancha de pino: *Spong*.
  Tos sorda, sofocante: Meli. (K 804).
- Tos espasmódica: (K 805).
  En gente mayor: Ambr., Ip.
  Después de la tos ferina: **Sang**.
  Después de haber comido: Carb-v., Cocc., **Ferr.**, Hyos.
  Característica en las mujeres: Aur., *Cocc.*, *Hyos.*, *Ign.*
- Tos estertorosa: Cact. (K 806).
- Fatigante: Chel., Cupr. + 14 medicamentos (K 806).
- Súbita: **Squil**. + 13 medicamentos (K 806).
- Sofocante (K 806).
  El niño se pone tenso y la cara adquiere un tono azul: Cupr., **Ip**.
  Durante el sueño: Aral., Carb-an., **Lach**.
  Al tragar: **Brom**.
- Simpática: Card-m., Dros., **Lach.**, **Naja**. (K 807).
- Tos "rompedora": All-c., Bell., Bor., Calc., Med., Phos., Senec. (K 807).
  Durante la regla: Senec.
- Con sensación de cosquillas (K 807-808).
- Tos refrenada, recortada: **Phos**. + 17 medicamentos (K 809).
- Con sensación de picoteo en el pecho: Sep., Squil. (K 809).
  En la tráquea: Stann.
- Tos que campanillea: Acet-ac., Asaf., Coloc., Dros. (K 809).
- Tos sin tono: Cald., Cina, Card-b., Dros (K 809).
- Tos tormentosa: Ars., Bell., Caust., Dros., Ip. + 60 medicamentos (K 809).
- Con el sonido de una trompeta: Verb. (K 809).
- Tos violenta (K 809).

Por la noche, después de estirarse: *Kali-c.*, *Mez.*, **Sep.** (K 810).
Ininterrumpidamente hasta vomitar: Mez.

Tos durante la dentición:
Calc., Calc-p., *Cham.*, Cina, Hyos., Kreos., Podo., Rhus-t. (K 785).

En un alcohólico:
Ars., *Coc-c.*, Lach., **Stram.** (K 786).

Tos que mejora con los eructos:
Sang. (K 790).
- Por los gases: **Sang**.

Erupciones (K 790):
- Tos que se alterna con erupciones: Ars., *Crot-t.*, Mez., *Psor.*, *Sulph.*
- Tos que mejora cuando desaparecen las erupciones: *Dulc.*

Ejercicio (K 790):
- Tos provocada por el ejercicio violento: *Brom.*, Carb-v., *Ferr.*, Ox-ac., **Puls.**, Verat.

Tos con fiebre (K 791):

Según el tiempo que haga:
- Tos agravada por la niebla: Sep. (K 791).
- En los niños después de una nevada: Sep. (K 791).
- Cuando el viento procede del mar: Cupr., Mag-m. (K 802).
- Agravada por el sol: *Ant-t.*, Coca. (K 807).
- Tormenta y truenos: Phos., Sil. (K 806).
- Por exposición al viento: **Hep.** + medicamentos en función de la dirección del viento (K 811).
- Cambio de tiempo: *Dulc.* + 9 medicamentos (K 810).
  Tiempo húmedo: *Dulc.*, *Mang.* + 12 medicamentos.
  Cálido y húmedo: Iod.

Tiempo muy caluroso: Lach.
Al mojarse: Ant-c., Calc., *Calc-s.*, Dulc., Lach., Nit-ac., Psor., Rhus-t., Sep., Sulph.

Después de una supresión de gonorrea:
Benz-ac., *Med.*, Sel., *Thuj.* (K 791).

Antes de un ataque de gota:
Led. (K 791).

Después de la aparición de hemorroides:
Berb., Euphr., Sulph. (K 792).

Se aguanta el pecho con las manos al toser:
Arn., **Bry.**, **Dros.** + 9 medicamentos (K 792).

Con acidez:
Carb-s. (K 793).

En afecciones cardíacas:
Lach., *Laur.*, **Naja**, *Tab.* (K 793) (Sanguinaria → HTAP).

No llega a toser:
Ant-t., *Dros.*, Nat-s., Ox-ac., Sulph. (K 794).

La tos mejora al ponerse de rodillas con la cara sobre la almohada:
Eup-per. (K 795).

Después de un parto difícil o un aborto con dolor en la espalda y transpiración:
Kali-c. (K 795).

Tos y regla (K 797):

Tos agravada por la música:
Ambr., *Calc.*, Cham., Kali-c., Kreos., Ph-ac. (K 798).

Tos al tocar el piano:
Ambr., **Calc.**, Cham., Kali-c., Kreos., Ph-ac. (K 800).

Tos agravada por el ruido:
Arn., Ph-ac. (K 798).

Tos agravada por los olores fuertes:
Phos., Sul-ac. (K 798).

Tos en gente mayor:
Ambr., Ammc., *Am-c.*, *Ant-t.*, *Bar-c.*, *Psor.*, *Senec.* + 9 medicamentos. (K 798).

Tos durante el embarazo:
Caust., *Con.*, *Mux-m.* + 8 , medicamentos (K 800).

Tos que se agrava al levantar los brazos:
Bry., Ferr., Lyc., Ol-j. (K 801).

Tos que aparece al leer en voz alta:
Phos. + 11 medicamentos (K 801).

Tos que se agrava al aclarar la boca:
Coc-c. (K 802).

Tos y sueño (perturbacion del sueño, se despierta, etc.) (K 804):

La tos se acaba con un estornudo:
Agar. + 11 medicamentos (K 804).

La tos se acompaña de ronquidos (K 804):

El niño tose al estar con extraños:
Ambr., *Ars.*, Bar-c., Phos. (K 806).

Tos en estudiantes:
Nux-v. (K 806).

Después de una vacuna:
Thuj. (K 809).

Alternancia de tos y bostezos:
Ant-t., *Nat-m.* (K 811).

Expectoración (K 812):
Horario, color, consistencia
Ejemplos:
- Expectoración roja como un ladrillo: Bry., *Phos.*, Rhus-t. (K 814).
- Copiosa después de cada paroxismo de tos: *Agar.*, *Alum.*, *Anan.*, *Arg-n.*, **Coc-c.**, Kali-bi., Sulph. (K 815).
  En una habitación caliente: *Kali-c.*
- Expectoración con sabor de leche: Phos. (K 819).

Pecho (K 822):
- Atelectasia: **Ant-t.**, *Hyos.* (K 824).
- Catarro (K 824)
  Alternando con diarrea: Seneg.
- En gente mayor: *Ammc.*, *Ant-t.*, **Bar-c.**, *Chin.*, *Nat-s.*, Phel., **Seneg.**, *Tub.*
- Distensión: Bell., Benz-ac., Cadm., **Lach.**, Lil-t., Petr., Rhus-t., Vip. (K 829).
- Enfisema: Am-c., Ant-a., Ant-t., Hep., Lach., Lob. + 24 medicamentos (K 829).
- Inflamación de los bronquios: 78 medicamentos (K 835).
  En gente mayor: *Am-c.*, *Camph.*, *Carb-v.*, Dros., **Hippoz.**, *Hydr.*, *Lyc.*, *Nux-v.*
  En niños: *Dulc.*, *Ip.*, **Kali-c**.
- Opresión (K 838).

- Dolor (K 841).
- Debilidad (K 882).
  Causada por la tos: Graph., *Nit-ac.*, *Ph-ac.*, *Psor.*, Ruta, Sep., **Stann**.
  Entorpeciendo la tos: *Stann.*

Respiración (K 762):
- Difícil:
  A causa de la tos: cerca de 80 medicamentos (K 768).
  A causa de un enfisema: Am-c.
  Mejorada por la expectoración: Ail., **Ant-t.**, *Grin.*, Guaj., Ip., Manc., Nit-ac., *Sep.*, *Zinc.* (K 769).
  Quiere que lo abaniquen: Ant-t., Apis., **Carb-v.**, Chin., *Ferr.*, *Med.*, Sulph.
  Por presencia de mucosides en la tráquea: **Ant-t.**, **Ars.**, *Cact.*, **Hippoz.**, *Ip.* + 7 medicamentos (K 770).
  Después de la supresión de una erupción: **Apis.** (K 771).
- Con un ruido de carraca: (K 774).
- Ronco: Am-c., *Ant-t.*, **Bry.**, *Hep.*, *Kali-bi.*, Mit-ac.. Plb. (K 775).
  Con ruido de sierra: **Brom.**, **Iod.**, **Spong.** + 6 medicamentos.
- Que retumba (K 776).
- Estridulosa: Bell., Gels., Ign., Mosch. + 14 medicamentos (K 776).
- Superficial: *Chin.*, *Nux-m.*, Ph-ac., **Phos.**, Puls. (K 776).
- Sibilante: **Ars.**, **Carb-v.**, **Ip.**, **Kali-c.** + 58 medicamentos (K 776).
- Silbante: **Chin.** + 48 medicamentos (K 776).

NEUMOPATÍAS Y NEUMONÍAS

Definición

Hablamos de neumonía cuando nos encontramos ante una infección pulmonar localizada (por ejemplo, en un lóbulo o un segmento de lóbulo pulmonar) y de neumopatía cuando lo hacemos ante infecciones difusas, no localizadas.

Valor simbólico

La neumonía aguda de un lóbulo pulmonar es una enfermedad grave que pone la vida en peligro: la persona ha sido desestabilizada al tener un sobresalto importante (como es el caso de Aconitum, por ejemplo), o una pena (Phosphorus), o bien rechaza un cambio y puede morirse (Bryonia, por ejemplo, que no quiere dejar su casa).

En la neumopatía la vida no corre peligro, sólo hay fatiga y tos; existe un conflicto entre las fuerzas del "ego" (yo) y las fuerzas del altruismo (todos).

Etiología, exámenes clínicos y complementarios y tratamiento alopático

Neumonía aguda franca lobar

El **origen** es microbiano. Por lo general, se trata de una infección de neumococos, aunque a veces los responsables son los estreptococos o estafilococos.

Es un cuadro agudo: la enfermedad aparece de forma brusca, con una fiebre en meseta de 40°, precedida de escalofríos. El enfermo se queja de dolor en un punto del tórax.

Sin cuidados, el cuadro persistirá una semana y posteriormente habrá una crisis tras la cual se producirá la curación de forma espontánea o la muerte por una sepsis, meningitis, etc.

Otras complicaciones pueden ser la formación de un absceso del pulmón (en especial por el estafilococo) o una pleuritis (líquido en la pleura).

Al examinar al enfermo, podemos constatar la existencia de una tos dolorosa y aleteo de las alas de la nariz. El pulso es rápido, el estado general está alterado y la respiración acelerada. En ocasiones, puede presentarse una expectoración sanguinolenta.

En un bebé, la fiebre puede aparecer de forma aislada, por lo que si se sospecha de neumonía hay que pedir una radiografía de los pulmones. La radiografía simple de los pulmones (de cara y de perfil) nos mostrará una opacidad localizada.

En el hemograma se observa una elevación importante de los leucocitos con aumento de los polinucleares (por ejemplo: 25.000 leucocitos y un 90% de polinucleares).

Antes de iniciar el tratamiento se debe pedir un frotis de la garganta y realizar un cultivo con un antibiograma para determinar el germen causante y el antibiótico al que es sensible.

Si hay pleuresía asociada, se puede realizar una punción en el hospital para estudiar los gérmenes, células presentes, etc.

Puede ser interesante hacer al mismo tiempo una radiografía de senos, ya que las neumonías pueden ser la complicación de una sinusitis.

Si se producen recidivas en el mismo lugar o no se resuelven, se debe que realizar una broncoscopia para descartar un cuerpo extraño eventual (un cacahuete, por ejemplo) o una tumoración (cáncer).

Tratamiento alopático

Responde bien al tratamiento con antibióticos adaptados a cada caso (hay que tener en cuenta que el neumococo crea muchas resistencias). La curación tiene que ser rápida y la temperatura debe bajar en 24 horas, pero la imagen radiológica no desaparecerá hasta al cabo de unas tres semanas.

Neumopatía no localizada

Con frecuencia es vírica, por lo que los antibióticos son inútiles, o por gérmenes atípicos que en general son sensibles a los antibióticos de la familia de los macrólidos.

La fiebre es menos elevada (38,5-39°) y evoluciona en dientes de sierra (la “V” vírica), pero puede permanecer durante tres semanas antes de la curación. El estado general está poco alterado, la tos puede ser constante. La expectoración es mucosa y en ocasiones aparece algo de sangre. En la auscultación oiremos roncus difusos en ambos campos pulmonares.

La radiografía muestra las imágenes difusas, con el árbol bronquial muy marcado. El hemograma pone en evidencia una bajada de los leucocitos (menos de $10.000/mm^3$) y un aumento de los linfocitos (70%).

Tratamiento alopático

Ninguno o bien un macrólido (como, por ejemplo, la eritromicina o la claritromicina).

Posibilidades de tratamiento homeopático

Neumonía aguda lobar

En este caso, el tratamiento homeopático raras veces es, ya que hace falta:

- Que el paciente esté muy motivado.
- Poder seguir el caso de cerca, sobre todo el primer día.
- Encontrar rápidamente el medicamento adecuado.

Si estas condiciones no son posibles, es preferible iniciar un tratamiento alopático y después añadir el medicamento homeopático, que será con frecuencia el medicamento de fondo.

Neumopatía

En este caso el tratamiento homeopático es preferible, ya que la alopatía es poco eficaz con los virus.

Los grandes medicamentos homeopáticos

- **Aconitum 7 a 15 CH, 10000 K**
  - Fiebre que aparece de forma repentina sobre las 11 y las 23-24 h.
  - El sujeto predice la hora de su fallecimiento: "Mañana a las nueve estaré muerto".
  - Calor seco, sin transpiración.
  - Agitación.

  Problemática: la esfinge ha hecho una pregunta y tenemos que responder de forma rápida o moriremos.

- **Bryonia 7 a 9 CH**
  - Fiebre que comienza hacia las 21 h.
  - Individuo inmóvil, estirado sobre el lado doloroso.
  - Hay con frecuencia una pleuresía asociada a la neumonía.
  - Sed importante.
  - Estreñimiento.

  Problemática: no quiere dejar su casa, miedo a la pobreza.

- **Chelidonium 7-9 CH**
  - Respiración difícil, se siente mejoría al estar estirado.
  - Dolor en la espalda, bajo el ángulo de la escápula derecha.
  - Aleteo importante de las alas de la nariz.
  - El paciente tiene la sensación de tener polvo en las vías respiratorias.
  - Deseo de tomar bebidas calientes.

  Problemática: rechaza ver claro. Se siente responsable de la muerte de los demás.

- **Phosphorus 15 a 30 CH**
  - Dolores ardientes.
  - Friolento.
  - Sed de agua fría y apetito a pesar de la fiebre.
  - Expectoración hemorrágica.

Problemática: desencarnado; rechaza el mundo, considera que es demasiado duro para un alma tan sensible.

- **Sulphur 9 a 15 CH**
  - Sensación de ardor en el pecho.
  - Sujeto tranquilo.
  - Caluroso, sediento.
  - Amenaza de un absceso de pulmón (estafilococo).

  Problemática: no tiene en cuenta el conocimiento de los demás, se cree en la posesión de la verdad.

- **Ferrum phosphoricum 9 a 15 CH**
  - Neumopatías víricas.
  - Fiebre suave pero agotadora.
  - Expectoración sanguinolenta, epistaxis.
  - Tos seca dolorosa y ronca que mejora por la noche.
  - Sujeto pálido, anémico.
  - Sensibilidad al viento frío y seco.

  Problemática: le falta fuerza de voluntad para enraizarse en la vida.

- **Camphora 9 a 30 CH**
  - Sensación de frío glacial, pero no quiere taparse.
  - Autoritario.
  - Aislado, solo en el mundo.

  Problemática: no quiere dar un poco de sí mismo para cambiar la sociedad.

ESTUDIO REPERTORIAL
Algunas rúbricas escogidas

Inflamación de los pulmones: 90 medicamentos (K 835):
Con valor 3: **Acon., Ant-t., Ars., Bry., Carb-v., Chel., Ferr-p., Hep., Lob., Lyc., Phos., Puls., Rhus-t., Seneg., Sep., Sulph., Verat-v.**

Según la localización (K 836)

- En el lado derecho: *Bell.*, **Bry.**, *Brom.*, *Carb-an.*, *Chel.*, Eliaps., *Kali-c.*, Kali-i., *Lyc.*, *Merc.*, *Phos.*, *Sang.*, Squil., Stram.
  En el lóbulo inferior: *Kali-c.*, *Merc.*, *Phos.*
  En el lóbulo superior: **Calc.**, *Chel.*
- En el lado izquierdo: *Acon.*, *Calc.*, *Lach.*, *Nat-s.*, *Ox-ac.*, Phos., *Sang.*, Sulph.
  En el lóbulo inferior: *Chel.*, *Nat-s.*, Sulph.
  En el lóbulo superior: *Acon.*

En gente mayor

Bry., *Dig.*, *Ferr.*, *Hyos.*, *Nat-s.*, *Nit-ac.*, *Nux-v.*, *Op.*, *Seneg.*

En niños

Acon., *Ant-t.*, *Bry.*, *Ferr-p.*, **Ip.**, *Kali-c.*, *Lob.*, *Lyc.*, *Merc.*, *Nux-v.*, Op., *Phos.*

Después del sarampión

Kali-c.

En alcohólicos

Hyos., *Kali-br.*, *Nux-v.*, *Op.*

Después de una hemorragia

Chin., *Ph-ac.*

Tiene que estirarse sobre la espalda

Acon., *Cact.*, Sulph.

- Agravación estirado sobre el lado derecho: *Kali-c.*

Pleuroneumonía

Ant-t., *Asaf.*, **Bry.**, *Calc.*, *Camph.*, *Caps.*, *Chin.*, *Dulc.*, *Ferr.*, *Hep.*, *Iod.*, *Kali-i.*, *Lach.*, **Phos.**, *Rhus-t.*, *Seneg.*, *Sulph.*

Pleuresía cerca de 50 medicamentos (K 836):
Con valor 3: **Acon.**, **Bry.**, **Carb-an.**, **Seneg.**, **Sulph.**
- En el lado derecho: Bor., *Bry.*
- En el lado izquierdo: *Kali-i.*

En gente mayor
Nit-ac.

En gente tuberculosa
Arg-n., *Calc.*, *Seneg.* (Dros., Tub).

Hepatización pulmonar 20 medicamentos (K 834):
Con valor 3: **Phos.**, **Sulph**.
- En el lado derecho: *Kali-c.*, **Kali-i.**, Phos.
  De la mitad superior del pulmón: *Chel.*
- En el lado izquierdo: *Lach.*, *Lyc.*, *Myrt-c.*, Phos., *Sulph.*
- Agravación si se estira del lado izquierdo: **Phos**.
- Agravación si se estira sobre la espalda: *Phos.*

Otras rúbricas:
- Dolor de pulmones: *Lyc.*, **Phos.**, *Rumx.*, *Sulph.*, *Tub.* (K 848).
- Expectoración de sangre de color rojo vivo: *Acon.*, *Bell.*, *Dulc.*, *Hyos.*, *Sabin.* + 33 medicamentos (K 813).
- Absceso pulmonar: **Calc.**, **Hep.**, **Phos.**, **Sil.** + 17 medicamentos (K 822).
- Atelectasia: **Ant-t.**, *Hyos.* (K 824).
- Enfisema: **Ars.**, **Calc-s.**, **Kali-s.**, **Merc.**, **Sil.**, **Sulph.** + 18 medicamentos (K 830).
- Gangrena pulmonar: **Ars.**, **Kreos.** + 13 medicamentos (K 833).
- Aleteo de las alas de la nariz: *Am-c.*, *Ant-t.*, *Kreos.*, **Lyc.**, *Phos.*, *Sulph.* (K 340).

Tuberculosis 69 medicamentos (K 878):
- Al inicio: **Calc.**, **Calc-p.**, **Hep.**, **Kali-c.**, **Kali-p.**, **Lyc.**, **Med.**,

Phos., **Psor.**, **Puls.**, **Senec.**, **Sil.**, **Stann.**, **Tub.** + 17 medicamentos (K 879).
- En un último estadio: **Calc.**, **Carb-v.**, **Lach.**, **Lyc.**, **Puls.**, **Sang.**, **Tarent.** + 13 medicamentos (K 879).
- Exacerbación en todos los estadios de episodios agudos: *Kali-n.*
- Episodio agudo por supresión de las reglas: **Senec.**
- En madres que dan de mamar: *Kali-c.*
- Tuberculosis de los talladores de piedra: *Sil.*

BRONQUIOLITIS

Definición, causas, sintomatología

La bronquiolitis es una inflamación de los bronquios pequeños que se contraen y se llenan de mucosidades, lo que provoca una crisis de dificultad respiratoria aguda, con frecuencia febril. El niño tiene sibilantes al respirar y presenta contracción intensa de los músculos intercostales, del cuello, del abdomen y aleteo de las alas de la nariz. Por lo general, en un lactante, parece un cuadro de asma con fiebre.

Si estos episodios se repiten (más de tres veces en un invierno), tenemos el riesgo de que posteriormente desarrolle asma.

El origen de la afección es en general el virus, respiratorio sincitial. Si hacemos una radiografía, podremos ver un pulmón hinchado de aire, muy claro, con una acentuación de la trama bronquial, que está llena de mucosidades.

La enfermedad evoluciona rápidamente en dos o tres días. En ocasiones puede ser grave, el niño se ahoga y puede necesitar ser hospitalizado. Los exámenes muestran un hemograma típico de una infección producida por un virus: pocos leucocitos (<10.000) y en su mayoría linfocitos (90%). Un estudio de los gases en sangre puede poner en evidencia una disminución del oxígeno en sangre (PaO_2) y un aumento de la PCO_2 (peligrosa si > 60 mmHg).

Valor simbólico

El niño parece ahogarse en sus mocos. Es como si respirase en el líquido amniótico de antes de su nacimiento. Se produce una especie de rechazo de la vida extrauterina.

En la vida intrauterina, era alimentado, cuidado y oxigenado de forma pasiva. Es lo que puede denominarse la primera dimensión del amor, el "ego": todo le viene.

Después del nacimiento, hay que pasar a una dimensión en la que se tiene que dar para recibir, expulsar el aire viciado y el moco de los pulmones para recibir aire fresco y rico en oxígeno. Esta enfermedad expresa el combate entre las fuerzas del "ego" y las del altruismo.

En nuestra civilización, cada vez más egoísta, las bronquiolitis son cada vez más frecuentes.

La escolarización precoz favorece la difusión de los virus respiratorios. Además, el terreno del niño puede ser "minado" por el tabaquismo de los padres, la contaminación atmosférica de las grandes ciudades, las múltiples vacunaciones (en especial las de la tos ferina, la tuberculosis, la triple vírica y la de la hepatitis B), las circunstancias del nacimiento (parto provocado, cesárea, eperidural, fórceps, etc.), y circunstancias que puedan ocasionar una tendencia a tener un reflujo gastroesofágico, en el que la acidez del estómago sube hasta las vías aéreas y las quema.

Tratamiento alopático clásico

- Los antibióticos no están indicados porque nos encontramos frente una enfermedad vírica.
- Los corticoides mejoran los casos graves.
- Los broncodilatadores, como el Ventolín®, son eficaces para el espasmo bronquial, pero si se aplican con mucha frecuencia pueden ocasionar una dependencia nefasta.
- El clapping o el drenaje torácico son de gran utilidad y en ocasiones son suficientes para solventar la situación.

En los casos graves se debe ingresar al niño y suministrarle en el hospital oxígeno, corticoides y broncodilatadores.

En casos extremos, hay que intubar al niño para poder realizar una respiración asistida.

Tratamiento homeopático

En numerosos casos la homeopatía asociada al clapping y al drenaje torácico evita que el paciente empeore y tenga que ser hospitalizado.

En dosis

- **Carbo vegetabilis 30 CH**

Una dosis permite "dar el paso" difícil (de la invasión del CO_2) y actuar como antídoto para contrarrestar los posibles efectos secundarios de la vacunación contra la tos ferina (simbolismo de la tos ferina: se ha querido ser el preferido, el centro del mundo).

- **Aviare 15 CH**

Una dosis el segundo día. Es un Tuberculinum de gallina muy eficaz en casos agudos. Las bronquiolitis suelen aparecer después de la vacuna contra la tuberculosis (simbolismo de la tuberculosis: el mundo es malo, vale más refugiarse en lo espiritual).

- **Sulphur 9 CH**

Con una dosis el tercer día se finaliza el tratamiento y se consigue calmar las fuerzas del "ego", ayudando al bebé a que forme la vía del altruismo.

En gránulos

- **Antimonium tartaricum 7 CH**

Es el medicamento capital para limpiar los bronquios. Se administran tres gránulos, cada diez minutos si es necesario.

– Niño gruñón.

- **Ausencia de sed.**
- **Lengua sucia.**

- **Phosphorus 15 CH**

  Es un medicamento que reemplaza a Antimonium tartaricum si el niño tiene **mucha sed** y **conserva el apetito**.
  - La tos provoca con frecuencia petequias en el rostro (pequeñas manchas rojas).
  - Bebé simpático, sonriente.

  Problemática: "El mundo es demasiado duro, prefiero no encarnarme de verdad".

- **Ipeca 7 o 9 CH**
  - **Lengua limpia.**
  - **Ausencia de sed.**
  - Vómitos.

  Problemática: "No sé lo que quiero".

Tratamiento preventivo para evitar recaídas y una subsecuente asma

Se elegirá el medicamento en función de la causa más evidente.

Nacimiento provocado, eperidural, fórceps

Sospecha de reflujo gastroesofágico, hay que dar una dosis de **Asa fætida 15 CH**. El niño rechaza los jugos gástricos como puede rechazar el líquido amniótico en el útero materno. De hecho, rechaza la vida extrauterina que se le ha impuesto.

Los complementarios de este medicamento son **Pulsatilla**, **Mercurius** y **China** (que se deben administrar después si son necesarios).

Tabaquismo materno o familiar (bronquiolitis del lunes después de un domingo de reunión familiar con mucho humo), contaminación atmosférica

Dar una dosis de **Carbo vegetabilis 30 CH** a toda la familia y aconsejar a los padres que dejen de fumar o que fumen fuera de casa.

Diez días después administrar una dosis de **Lobelia inflata 15 CH** y otros diez días después una de **Sulphur 15 CH.**

Parto difícil

En casos de anoxia neonatal [APGAR malo (cualquier nota inferior de 10)], dar una dosis de **Carbo vegetabilis 30 CH** seguida, 48 horas después, de una dosis de **Hypericum 15 CH**, medicamento recomendado cuando hay algún problema de nervios (hay muchas perforaciones o agujeros, ¿cuál será el bueno?).

Dar después: **Natrum sulphuricum 15 CH**, si ha existido edema cerebral (demasiada agua-trastornos del humor), o bien una dosis de **Opium 15 CH**, → si presenta estreñimiento, hernia umbilical, somnolencia, prematuridad y miedo.

Problemática: “El paraíso no existe”.

Erupción suprimida

Hacia los 2 o 3 meses el niño puede estar cubierto de un eccema, que ha podido ser tratado con una pomada con corticoides que ha hecho que la enfermedad “entre”.

El primer medicamento de supresiones es **Pulsatilla 15** y **30 CH**. De hecho, la verdadera supresión que entraña un gran sufrimiento es la del útero materno, en el que uno querría estar siempre.

Psorinum 30 CH puede ayudar a Pulsatilla, que es un medicamento de fondo de la angustia por abandono.

Vacunaciones múltiples

Tendríamos que tener suficiente con la difteria, tos ferina parotiditis (DTP).

La vacuna de la tuberculosis es obligatoria en Francia y tendría que suprimirse, ya que no está demostrada su eficacia.

Thuja 15 CH es el principal medicamento para tratar los trastornos después de la vacunación, pero podemos individualizar el tratamiento si la bronquiolitis aparece después de las siguientes vacunas:

- Tos ferina: administrar **Carbo vegetabilis 30 CH** y **Pentacoq 30 CH** ocho días después.
- Tuberculosis: **Aviare 15 CH**.
- Sarampión: dar una dosis de **Rouvax 30 CH**, seguida de otra dosis de **Carbo vegetabilis 30 CH** y después de **Pulsatilla 7 CH** o de **Bromium 7 CH** en gránulos (tos ronca).
- Hepatitis: administrar la dilución de la vacuna en 30 CH y ocho días después dar una dosis de **Phosphorus 15 CH**.

Después de pena

(por ejemplo, un duelo durante el embarazo).

- **Ignatia 15 CH**

  Una dosis cada ocho días durante un mes.

Si la madre del niño ha perdido a su madre durante el embarazo, añadir una dosis de **Muriaticum acidum 15 CH**.

Si ha perdido a su padre, **Urtica urens 15 CH**.

Si el padre les ha abandonado durante el embarazo, **Copaiva 15 CH**, una dosis.

Si la madre ya ha perdido a un hijo, dar a la madre y al hijo una dosis de **Hura brasiliensis 15 CH**.

Adaptación a una escolarización precoz

Si es posible, hay que evitar la guardería el primer año de vida del niño. Pero si esto no puede hacerse, dar:

- **Capsicum 15 CH**, si el niño es muy glotón.
- **Phosphoricum acidum 15 CH**, si se adelgaza.
- **Veratrum album 15 CH**, si vomita sin cesar.

La dentición

Ciertos niños presentan una bronquiolitis cada vez que les sale un diente. Se les puede calmar frotando la encia con el mango de una cuchara y dándoles:

- **Chamomilla 7 CH**
  Si se observa que una mejilla está roja y la otra pálida y si se enfada con facilidad. El niño quiere que lo cojan siempre en brazos.
  Problemática: la cólera.

- **Kreosotum 7 CH**
  Es fenomenal si existe un eritema en las nalgas.
  Problemática: miedo a ser violado.

- **Calcarea bromata 9 CH**
  Si predomina el insomnio.
  Problemática: no se siente protegido ni en casa.

- **Drosera 9 CH**
  Si presenta una tos ronca durante la dentición.
  Problemática: la gente es mala.

ASMA

Definición

Afección característica que presenta disnea en la espiración, lo que hace que el sujeto no llegue a poder expulsar bien el aire, que mantiene en sus pulmones.

Esto es la consecuencia de:

– Un espasmo.
– Una congestión.
– Una hipersecreción.

Causas

Alergia

Es la primera causa. El "terreno atópico" reúne eccemas, urticaria, fiebre del heno, asma y alergias digestivas. En el curso de los últimos años los casos de alergia se han multiplicado, una circunstancia que está muy asociada con el tipo de alimentación moderna, la polución y el exceso de vacunas.

El terreno alérgico es con frecuencia hereditario y se pasa de una generación a la siguiente.

Los **alérgenos respiratorios** son los que respiramos: polen de árboles, de gramíneas (hay que tener en cuenta la estación del año), el pelo de los animales, los hongos (casas húmedas: Natrum sulphuricum).

Los principales **alérgenos alimentarios** son: harina, leche, pescado y huevos.

Otras causas

Infecciosa

Después de ciertas infecciones víricas (virus respiratorio sincitial), tos ferina, etc.

Nerviosa

Las causas psicógenas son frecuentes: *shock* afectivo, duelo, miedos ("Me ha cortado la respiración").

Reflujo gastroesofágico

En especial después de un parto provocado, peridural, fórceps o cesárea.

Tabaquismo

Pasivo o activo, contaminación atmosférica de las grandes ciudades (azufre, CO_2).

Vacunas

- En especial la tos ferina. Algunos casos de asma empiezan después de la primera vacuna. Una dosis de **Carbo vegetabilis 30 CH** y la dilución de la vacuna (Pentacoq 30 CH, por ejemplo) funcionan como antídotos.
- La vacuna de la tuberculosis desarrolla un terreno tuberculínico que mejora en la montaña y se agrava al borde del mar (**Tuberculinum**).
- La triple vírica suprime enfermedades necesarias para establecer nuestra propia inmunidad (**Carcinosinum 10000 K**).

Consecuencias

El asma puede presentarse como una enfermedad aguda o repetirse hasta volverse crónica, produciendo en el paciente una dificultad respiratoria persistente, hipercapnia (aumento del CO_2 en sangre) e hipoxia (disminución de la tasa de oxígeno en sangre). A la larga el corazón puede fatigarse (insuficiencia cardíaca derecha).

En los **casos graves** se puede llegar a la asfixia con síncope y parada cardíaca.

Es un cuadro de urgencia absoluta. De todas formas, Laennec, el inventor del estetoscopio en el siglo XIX, decía que «tener asma era una garantía de larga vida», y es verdad que los casos mortales son muy raros. En la actualidad se ha producido un aumento de la mortalidad, según unos estudios canadienses (Saskatchewan), directamente proporcional a la cantidad de broncodilatadores empleados. Se produce, de hecho, un círculo vicioso. Los broncodilatadores tienen una acción rápida y poderosa, pero aumentan el ritmo cardíaco y excitan. Cuando desaparece su efecto beneficioso, se produce un cuadro depresivo, aparece ansiedad y, posteriormente, una nueva crisis. El paciente hace de nuevo uso de los broncodilatadores y se produce un nuevo aumento del ritmo cardíaco. Hasta que un día el corazón puede fallar.

Desde hace años, la medicina alopática añade al uso de broncodilatadores cortisona para disminuir riesgo, pero al cabo de años ello puede producir los efectos secundarios también importantes (el sistema nervioso queda afectado y el sujeto se vuelve egoísta; es como si la cortisona produjese una regresión en las personas que les lleva a querer crecer, a ser egoístas, etc.).

Valor simbólico

Inspirar y espirar son las dos acciones básicas que permiten que nuestra vida "funcione".

Lo primero que hacemos al salir del vientre materno es respirar. El cerebro tiene tres minutos para encontrar la forma de hacerlo... La conexión inspiración/espiración nos hace ir hasta la relación recibir/dar. Hay que dar para poder recibir, vaciar los pulmones para volverlos a llenar de aire.

El asmático no espira, no da el aire viciado para recibir aire limpio. Cuando se hace una radiografía en una crisis, se observan unos pulmones distendidos, con demasiado aire.

Después de cortar el cordón umbilical, el oxígeno ya no le llega al recién nacido, se produce una hipoxia (tasa baja de oxígeno en sangre), y también se produce una combustión interna inherente a la vida, se acumula CO_2 en sangre (hipercapnia). Lo anterior desencadena en el cerebro la puesta en marcha de la respiración a través de una gran inspiración, en la que el aire llega al fin a los pulmones. ¡Salvados!

Después tenemos que expulsar ese aire y aparece el drama del que tiene asma. Las fuerzas del "ego" prefieren un "tener" a un "tendrás" y estas personas no quieren vaciar los pulmones. "Todo lo que no se ha dado se ha perdido" (proverbio indio). Por ello son importantes las condiciones del nacimiento en la gestación del asma. Hay varias causas que impiden que el niño respire bien, por ejemplo, una cesárea (un tercio de los nacimientos actuales) o la administración de la peridural (siempre hay algo de anestesia que puede pasar al torrente sanguíneo del bebé, que queda adormecido y por eso respira mal).

Examen clínico y estudios complementarios

El diagnóstico se hace escuchando los sibilantes en la espiración y observando la dificultad respiratoria.

- Aleteo de las alas de la nariz.
- Tiraje esternal, intercostal.
- Torax distendido, en tonel, doloroso.
- Dolor abdominal (debido a los esfuerzos respiratorios).
- Cianosis periférica (uñas y labios azules).
- Agitación, ansiedad, sudores fríos, palpitaciones (el pulso se acelera).
- Somnolencia o coma en los casos muy graves.

Debemos determinar los horarios (en qué momentos del día el problema se agrava o mejora), las causas inmediatas aparentes (tiempo, alimentos, disgustos) y la frecuencia de las crisis (periodicidad).

Tests complementarios

En los casos rebeldes, podemos realizar tests de alergia en sangre (preferibles a los estudios cutáneos, que son más peligrosos) y valorar las IgE específicas a alérgenos respiratorios o de la alimentación.

Otros medios: radiografías del tórax y de senos para descartar una sinusitis asociada o pólipos nasales, y un tránsito esofagogastroduodenal para descartar que exista reflujo gastro-esofágico.

A veces es necesario hacer una exploración funcional respiratoria para averiguar la capacidad vital pulmonar (sólo en algunos casos graves).

Tratamiento alopático

Los broncodilatadores

Son preferibles los simpaticomiméticos inhalados (como el Ventolín®) a la teofilina y sus derivados, con los inconvenientes que hemos visto con anterioridad (dependencia, riesgo cardíaco a largo plazo). Hay que utilizarlos de forma controlada hasta que encontremos un medicamento homeopático eficaz, ya que las crisis que ceden con estos tratamientos generalmente se vuelven a reproducir.

Los antiinflamatorios o antialérgicos

- Cromoglicato, de eficacia limitada, en general preventivo.
- Corticoides inhalados *per os* o inyectables: eficaces, pero peligrosos a largo plazo. Hay que evitarlos en la medida de lo posible.

Medicamentos para el reflujo

Eficaces, pero no pueden dejar de tomarse.

Antibióticos

Muy raramente indicados.

Sedantes

Hay que evitarlos. Son peligrosos porque pueden agravar la insuficiencia respiratoria.

Diuréticos, cardiotónicos y respiración artificial

Reanimación en casos extremos.

Tratamiento de fondo

Desensibilización: no exenta del riesgo de que se produzca un *shock* alérgico en cada inyección y eficaz si solamente existe un tipo de alergia, lo que es muy raro.

Desde el punto de vista homeopático, puede haber el riesgo de que se produzca una supresión de los síntomas y se desplace la enfermedad a otro lugar (Carcinosinum).

Curas termales +++

La Bourbule (con arsénico): en nuestra opinión la mejor en Francia para estos casos.

Le Mont d'Or, Luchon (azufre).

Se puede producir una disminución del 30% de las alergias en cada tratamiento. Al cabo de tres años, sólo quedará un 10%.

Evitar los alérgenos

Tratar las casas con una bomba antiácaros (por ejemplo: ACARDUST), alejarse de los gatos, etc.

Tratamientos inhalados a largo plazo

Hay que evitarlos, ya que pueden causar una dependencia, un aumento progresivo de las dosis y una afectación cardíaca.

El estudio de Saskatchewan ha demostrado que hay una relación directa entre el riesgo de muerte por asma y el uso de broncodilatadores inhalados.

Tratamiento homeopático
Los mejores medicamentos

Medicamentos generales

- **Santa herba®**

  Este medicamento se presenta en forma de gotas. Se trata de un preparado complejo que contiene una diluición homeopática de Santa herba (la hierba santa) y adrenalina, entre otras sustancias. Generalmente, en niños mayores, se dan 30 gotas tres veces al día durante 24 o 48 horas.

  Es un medicamento que hace superar muchas crisis (pero, por supuesto, no trata el tema de fondo).

- **Ipeca 7 CH**
  - Crisis de asma que aparecen bruscamente.
  - Transpiración profusa de la frente.
  - Después de un viento seco y frío como el mistral (Acon.).
  - **Lengua límpia, pero con náuseas**.
  - Sangrado de la nariz (Ferrum phosphoricum).

  Problemática: no sabe lo que quiere, no aprecia nada. Lo bueno se ha vuelto insípido y ya nada tiene valor.

- **Antimonium tartaricum 7 CH**
  - ¡Sueña que respira debajo del agua!
  - Acumula mucosidades que no puede expectorar y se ahoga.
  - Dificultad respiratoria importante: aleteo de las alas de la nariz (Lyc., Phos., Spong., Sulph.).
  - **Lengua sucia**.
  - **Ausencia de sed**.
  - Carácter difícil: no se le puede explorar.

  Problemática: le gustaría permanecer en el útero materno y respirar en el agua como un pez, no se quiere mover y necesita que los demás le ayuden (*clapping*, drenaje bronquial, etc.).

Medicamentos más individualizados
(clasificados por orden de importancia, de ++++ a +)

- **Arsenicum album 15 CH ++++**
  - Crisis entre la una y las tres de la madrugada o al mediodía.
  - Inquieto, friolento, con miedo a la muerte +++.
  - Mejora al inclinarse hacia adelante (Kali-c., Kali-bi., Lach., Spong.).
  - Mejora con el movimiento.
  - Sensación de ardor.
  - La enfermedad se agrava con el frío y mejora con el calor.
  - Se agrava al borde del mar.
  - Demasiado rígido.
  - Todo lo guarda, le gusta coleccionar cosas.
  - Aficionado a los vestidos de color negro.

  Problemática: miedo a la muerte porque cree que no hay nada después, espíritu demasiado materialista (cabe destacar que hay arsénico en las aguas del balneario de La Bourboule, cuyas curas termales son eficaces contra el asma).

- **Natrum sulphuricum 15 CH ++++**
  - Asma a las cinco de la madrugada.
  - Humedad:
    Al borde del mar (Ars., Brom., Carc., Kali-i., Lues., Mag-m., Nat-m., Nat-s., Sep., Tub.).
    Hongos ("El carnet de salud está enmohecido").
  - Dolor en la base del pulmón izquierdo, que se agrava al estirar el lado izquierdo.

- **Carbo vegetabilis 15-30 CH ++++**
  - Crisis grave, asfixia.
  - Asma "después de..." la tos ferina, el sarampión, la vacuna contra la tos ferina, una reanimación después de un parto.
  - Ambiente de tabaquismo.
  - Deseos de ser abanicado.

- Ganas urgentes de orinar y flatulencias.

  Problemática: no se puede dar el paso.

- **Kalium carbonicum 9 CH +++**
  - Crisis entre las dos y las tres de la madrugada.
  - Tiene que sentarse inclinándose hacia adelante.
  - Dolor en forma de pinchazos en el pulmón.
  - Edema palpebral, en especial superior.
  - Cosquillas +++ (Phosphorus).
  - Se agrava con el movimiento y al beber.
  - Deseos de azúcar (Am-c., Arg-n., Calc., Sec.).

  Problemática: padece por su dependencia de los demás y por tener un cuerpo material.

- **Dulcamara 7-15 CH +++**
  - Después de la lluvia, de la humedad, de baños en ríos, si hay niebla (baños en el mar, véase: Ars., Mag-m., Nat-m., Rhus-t., Sep.).
  - Después de la supresión de una erupción.

  Problemática: hay que comunicarse con la mirada (se ha visto y por lo tanto se ha comprendido) –complementario de Bayta carbonica (se ha visto y no se ha comprendido nada)–. Se trata de comunicarse directamente de alma a alma sin precisar la intervención del cuerpo.

- **Pulsatilla 9-15 CH +++**
  - "No quiero dejar a mamá". Es un medicamento contra el asma muy útil en niños pusilánimes, llorones y enganchados a los ositos de peluche.
  - Ausencia de sed.
  - Se agrava con el calor.
  - Horario: inicio a las 16 h ("la hora de las madres").
  - Medicamento de supresiones (asma después de eccemas suprimidos).

- **Ambra grisea 15-30 CH +++**
  - Asma después de **emociones** o excitación, se agrava con la música.
  - Tos violenta, espasmódica.
  - Eructos y flatulencias ++.
  - Se agrava después de comer.
  - Estreñimiento.

  Problemática: medicamento apropiado para las personas que se dejan invadir por ambientes negativos.

- **Aconitum 7-15 CH +++**
  - Viento frío y seco (mistral).
  - Después de un susto.
  - Inicio agudo, repentino y violento a las 23 h.
  - Angustia importante.

  Problemática: hay que encontrar una solución o podemos morir. Es el problema de la esfinge que nos plantea una pregunta: si la respondemos viviremos y si no lo hacemos moriremos. Personas que han vivido un nacimiento horrible, han tenido un accidente o han visto fallecer a alguien de forma violenta.

  La crisis aparece siempre entre las 11 h. y las 12 h o las 23 h. y las 24 h.

- **Bellanonna 7 CH ++**
  - Crisis a las 20 h.
  - Dolor de cabeza congestivo, pulsátil.
  - Cara roja, pupilas dilatadas.
  - Miedo a los perros y a ser devorado.
  - Niño que muerde (Stramonium).

  Problemática: relacionado con el estado sádico oral: los dientes la mordedura, la muerte segura.

- **Spongia 7 CH ++**
  - Forma violenta.
  - Aleteo de las fosas nasales.

- Insuficiencia cardíaca derecha, asma cardíaco.
- Después del frío húmedo y de estar en contacto con la humedad del mar.
- Agravación en una habitación cálida.
- Se sienta inclinándose hacia adelante (Ars., Kali-c.),.

Problemática: le gustaría, como a la esponja, vivir como un vegetal, fijo en una roca en el fondo del mar; es decir, continuar siendo oxigenado por la placenta en el vientre de la madre.

Es un sujeto tozudo, que impone sus proyectos y rechaza al padre (Dios) (Puls.).

- **Cuprum metallicum 7 CH ++**
  - Crisis violenta con un inicio brusco como en Ipeca.
  - Crisis que duran de una a tres horas y después ceden de forma repentina (Sambucus).
  - **Calambres** en los dedos, en los pulgares.
  - Sabor metálico en la boca.

Problemática: sobrepasado por una situación determinada ("No estoy a la altura").

- **Kalium iodatum 7 CH ++**
  - Tos violenta, peor por la mañana.
  - Laringe al rojo vivo.
  - Edema pulmonar.
  - Se despierta ahogándose.
  - Expectora una especie de agua jabonosa verdosa.
  - Dolor parecido a un pinchazo en el pulmón y la espalda (Kalium carbonicum).
  - Disnea cuando se sube una cuesta o por unas escaleras, con dolor en el corazón.

Problemática: ideas fijas, rechaza la lógica y la discusión; rechaza a sus propios hijos (enfermedades autoinmunes: rechaza a su propio pulmón).

- **Ferrum metallicum 7 CH ++**
  - Asma después de la medianoche, debe sentarse en la cama.
  - Siente mejoría paseando lentamente y hablando.
  - Cara roja, congestionada (Caps., Ol-an., Phos., Psor.).
  - Escupe sangre (Ferrum phosphoricum).

  Son voluntariosos y quieren hacer[13] las cosas, pero como sufren anemia, falta de hierro, les resulta difícil.

- **Thuja 15-30 CH ++**
  - Asma después de una vacuna.
  - Transpiración profusa de olor fétido.
  - Se agrava por el frío húmedo.
  - Uñas estriadas.
  - Medicamento complementario de Arsenicum album.
  - Niño meticuloso, de espíritu religioso.

  Problemática: le gustaría controlarlo todo para ser "el centro del mundo".

- **Silicea 15-30 CH ++**
  - Después de una vacunación, en especial contra la tuberculosis.
  - Niño vital al que le falta confianza en sí mismo.
  - Transpiración profusa de las manos y de los pies, "le huelen los pies".
  - Falta de apetito.
  - Manchas blancas en las uñas.
  - Miedo de las agujas +++.

  Problemática: miedo a los pinchazos porque pueden romper el huevo y forzarle a salir de su caparazón.

- **Cactus 7 CH ++**
  - Crisis violenta, siente opresión torácica, "como si estuvira en una jaula", "rodeado de alambres" que cada vez le apretaran más.
  - Asma cardíaco (Aurum, Cactus, Naja, Sanguinaria, Spongia).

Problemática: se siente prisionero, rodeado por la mirada del otro; no quiere hacer nada si lo miran; se abre o mejora por la noche.

- **Bromium 9 CH ++**
  - Asma que se agrava si hay polvo (Pothos fœtidus, Blatta orientalis).
  - Se agrava al borde del mar y siente mejora mar adentro viaja (en barco, está en una isla).

- **Lachesis 9-15 CH ++**
  - Medicamento principal del complejo de Edipo.
  - Celos.
  - Locuacidad.
  - Follonero.
  - Crisis durmiendo (Naja, Sambucus).
  - Siente mejoría si se inclina hacia adelante (Arsenicum, Kalium carbonicum).
  - Siente mejoría si está al aire libre (Apis, Pulsatilla).
  - Se agrava al tocarle el cuello.

- **Lycopodium 9-15 CH ++**
  - Asma que se agrava por la tarde (17 h).
  - Flatulencias, distensión abdominal.
  - Aleteo de las alas de la nariz.

  Problemática: busca el poder, pero no tiene confianza en sí mismo.

- **Cuprum arsenicosum 7 CH +**
  - Como Cuprum metallicum, pero siente más ansiedad relacionada con la muerte.
  - Enfisema: pulmones distendidos por el aire.
  - Transpiración fría y viscosa.
  - Temblores.

- **Chamomilla 7-15 CH +**
  - Su **cólera** puede desencadenar una crisis de asma.
  - Sensación de que el tórax es estrecho.
  - Sensación de que **tiene** hilo atado en la tráquea.
  - Siente mejoría si tira la cabeza hacia atrás, si bebe agua fría o si el aire es frío.
  - Una mejilla roja y la otra pálida.
  - Medicamento de dentición (Kreosotum).
  - Miedo al viento (después de un tornado).

  Problemática: "No me merezco esto".

- **Kalium arsenicosum 9 CH +**
  - El mismo horario que Arsenicum album.
  - Sujeto inquieto, nervioso, anémico.
  - Problemas en la piel: psoriasis del codo (Phosphorus).

  Problemática: miedo a ser invadido y a morir.

- **Aralia racemosa 9 CH +**
  - Crisis por la noche despues de estirarse, hacia las 23 h (Aconitum). A veces, después de un sueño corto se despierta ahogándose y tiene que sentarse en la cama.
  - Sensibilidad extrema a las corrientes de aire (Nux vomica).
  - Sensación de cuerpo extraño en la garganta (Lobelia).

  Problemática: el embarazo ha sido perturbado por el miedo.

- **Sambucus 7 CH +**
  - Crisis de ahogo que le despiertan, pero algo más tarde (sobre las tres de la mañana), cianosis, después el sujeto se vuelve a dormir y se despierta otra vez con una nueva crisis... Al dormirse vuelven a aparecer las crisis (Lachesis, Aralia racemosa).
  - Transpira al despertarse (lo contrario que Conium).

  Problemática: miedo de que le falte algo, de no tener las suficientes reservas (Stannum).

- **Apis 7 CH +**
  - Crisis violenta, como si cada respiración fuese la última.
  - Tos que para por miedo a que algo va a explotar dentro de él o que se le van a desgarrar los pulmones.
  - No tolera nada en el cuello (como Lachesis).
  - Se agrava con el calor, pero con ausencia de sed.
  - Siente mejoría con el frío.

  Problemática: rechazo a vivir en grupo, exaltación de la individualidad.

- **Drosera 9 CH +**
  - Después de la tos ferina o de la tuberculosis (vacuna contra la tuberculosis).
  - Tos ronca y violenta desde que la cabeza toca la almohada.
  - Miedo de la agresividad de los demás.

  Problemática: "La gente es mala".

- **Sulphur 9 CH +**
  - Asma a las 11 h (Aconitum).
  - Aleteo de las alas de la nariz.
  - Niño sucio, desaliñado, filósofo.
  - Deseos de dulces de cosas grasas. Tiene sed +++.
  - Se queja del calor.
  - "Ego" importante → sufrimiento[14].

- **Carcinosinum 10000 K +**

  Medicamento de la gente que se ha tratado con vacunas.
  - Secreto.
  - Meticulosidad.
  - Apasionado por la música.
  - Manchas café con leche.
  - Deseos de chocolate.
  - Antecedentes de cáncer en la familia.

- **Medorrhinum 15-30 CH +**
  - Asma que se agrava en la montaña y mejora al borde del mar Mediterráneo.
  - Niño con eritemas en las nalgas que duerme boca abajo "como una ranita".
  - Ansiedad de anticipación ("Y después, ¿qué?").
  - Se muerde las uñas.

- **Tuberculinum 15-30 CH +**
  - Se agrava al borde del mar Mediterráneo y siente mejoría en la montaña (1.000-1.500 m), lo contrario que Medorrhinum.
  - Antecedentes de tuberculosis, después de la vacunación contra la tuberculosis (Drosera).
  - Deseos de viajar.
  - Niños delgados, "etéreos": se unirán al Padre eterno.

- **Psorinum 15-30 CH +**
  - Crisis precedidas de períodos en los que se han sentido muy bien.
  - Duerme boca arriba con los brazos en cruz.
  - Erupciones secas o rezumantes.
  - Aliento fétido.
  - Frialdad extrema (lleva varias capas de ropa encima).

  Problemática: miedo a ser abandonado.

- **Luesinum 15-30 CH +**
  - Se agrava por la noche durante una tormenta.
  - Sensación de que el esternón está estirado por la columna vertebral.

  Problemática: autodestrucción.

- **Naja 7 CH +**
  - Cada catarro degenera en asma.
  - Se agrava por la noche.
  - Asma cardíaco (Aurum, Cactus, Lachesis, Spongia).

- Se despierta ahogándose (Lachesis, Sambucus).
- Miedo a la lluvia.
- No puede estar estirado del lado izquierdo.
- No puede hablar.
- Indeciso, como si tuviese dos voluntades (Anacardium, Lachesis).

Problemática: mala comunicación entre las partes derecha e izquierda del cerebro, dualidad, síntesis imposible.

- **Nux vomica 7-9-15 CH +**
  - Hipersensible, fatigado, intoxicado.
  - Digestiones lentas.
  - Deseos de estimulantes.

  Problemática: le gustaría controlarlo todo y por ello busca el perfeccionismo y se toma sustancias estimulantes para conseguirlo.

Asma producido por reflujo gastroesofágico

Por la noche un reflujo ácido sube del estómago, invade las vías respiratorias y se produce el ahogo.

- **Asa fœtida 15-30 CH +++**
  Es el medicamento principal del reflujo.
  - Sensibilidad a las plumas.
  - Flatulencias.
  - Sensación de tela en la garganta (Ignatia).
  - Mastitis del recién nacido (Cyclamen, Tuberculinum).
  - Después de un **parto** inducido (de hecho, **provocado** no se ha querido nacer).

En caso de fracasar con Asa fœtida:

- **Lobelia inflata 15-30 CH +++**
  - Tabaquismo en la familia.
  - Crisis de asma, precedidas de pinchazos por todo el cuerpo.

- **Cadmium sulphuricum 9-15 CH**
  - Reflujo con dolores intensos.
  - La respiración cesa al dormirse (Aralia racemosa).
  - Se despierta ahogándose (Sambucus).
  - Contaminación por vehículos (gasolina).

  Problemática: miedo del declive que anuncia el ritmo vital.

- **Elaps corallinus 9-15 CH +**
  - Miedo a la lluvia +++.
  - Tos con dolores torácicos terribles, en especial en la parte superior del pulmón derecho.
  - Tiene la sensación de tener una esponja en el estómago.

  Problemática: deseo de ser amado, el entorno es demasiado frío.

PATOLOGÍA DIGESTIVA

GASTROENTERITIS

Definición

Inflamación de las mucosas gástrica e intestinal debidas a:

Una infección microbiana:

Por ejemplo: salmonela (fiebre tifoidea y fiebres paratifoideas), estafilococos, *E. coli* enteropatógena, cólera, etc.

Son infecciones representativas de las "aguas fecales" y desaparecen en los países con un alto nivel de civilización en los que el agua para beber está controlada y donde las depuradoras son eficaces.

Si se viaja a países en vías de desarrollo, el riesgo es mayor. Hay que evitar beber agua que no esté embotellada y el consumir las verduras y las frutas poco cocinadas o sin pelar. ya que se podría coger la **diarrea del turista**. En caso de padecerla, el mejor medicamento homeopático para convatirla es **Veratrum album 7 CH** en gránulos (tiene eficacia casi instantánea). La idea del medicamento es el trasplante, la nostalgia del paraíso perdido y, más exactamente, del rango que se ha perdido.

Causas víricas

Por ejemplo: rotavirus.

Es el principal causante de las epidemias de gastroenteritis que aparecen en los países desarrollados, en especial en invierno. Los antibióticos no son eficaces y la medicina clásica, salvo las técnicas de rehidratación, no tiene armas frente a este tipo de infecciones.

Sintomatología

En general, los vómitos preceden a la diarrea. En ocasiones no hay vómitos (gastritis) y sólo hay diarrea (enteritis). Puede suceder que los cólicos (dolores intestinales) sean violentos. En los casos graves puede haber una fiebre elevada que agrava la deshidratación. El enfermo pierde líquido rico en iones (sodio, bicarbonato) por la boca, por el ano y por la transpiración. Si sólo bebe agua, pierde sales y bicarbonato. Como la sal retiene el agua, se produce una deshidratación con pérdida de peso importante y sube la temperatura (círculo vicioso), después puede presentarse un colapso cardiovascular, *shock* e hipotermia (la bomba cardíaca puede fallar y producirse la muerte).

Una diarrea puede ser grave si se pierde un 5% del peso corporal, muy grave si se pierde el 10% y gravísima si pasa ese porcentaje.

Valor simbólico

Las gastroenteritis son la causa principal de mortalidad en el mundo. De hecho, en numerosos países en vías de desarrollo las diarreas producen la muerte a miles de niños en pocos días. Cuando trabajaba en la selva del Gabón, cada día veía a niños agónicos, completamente deshidratados, que se salvaban por los pelos con perfusiones de suero salino y posteriormente glucosado. Mis enfermeras no se inmutaban y me decían: «Doctor, ¿por qué darse prisa?, si el niño quiere volver, hay que dejarle volver».

En el pasado los niños mamaban hasta los 18 meses de vida, que conforman el estadio oral. Después, de forma brusca, cuando tenían un hermano, éste les sustituía, y el niño dejaba a la madre para reemplazarla por la "tierra firme" y alimentarse de plátanos, llantén y mandioca.

La mitad, en esas condiciones, no podían resistir y no conocían –o no querían conocer– el estadio anal. Sólo vivían en el estadio oral, en el de la relación fusional con la madre, y se negaban a dejar de sentir esa relación fusional.

En nuestra sociedad, afortunadamente, la gastroenteritis, en la mayor parte de los casos, no produce la muerte, pero la ansiedad de la muerte está siempre presente y constituye la tela de fondo de estas afecciones en las que uno "se vacía".

Si se quiere vivir en una relación no fusional y ser independiente, hay que hacerse adulto, responsable, comprometerse, ser creativo, y en ocasiones esto cuesta mucho.

Tratamiento de las gastroenteritis

Las dietas y la rehidratación

Son fundamentales tanto desde el punto de vista homeopático como alopático.

- Durante dos o tres días debe dejarse de tomar leche, verduras y fruta (nos referimos a la leche de vaca; sí podemos dar leche de soja, mejor tolerada en general. En caso de lactancia materna, la madre puede seguir dando de mamar).
- Comer: arroz, zanahorias (salvo si se producen vómitos), jamón, carne, pescado, plátanos, manzanas, membrillo y arándanos.
- Beber +++ pequeñas cantidades de forma frecuente de:
  - Suero fisiológico oral.

- Utilizar la técnica de los tres biberones:
  Un biberón de agua azucarada.
  Un biberón de agua salada.
  Un biberón de agua bicarbonatada.
- En los niños mayores, el té y la Coca-Cola pueden ser efectivos.

Si la deshidratación es importante (hay una pérdida de peso del 10% del peso total) —se recomienda pesar al niño una vez al día—, se debe rehidratar al pequeño por vía venosa por lo que es necesaria la hospitalización (es raro llegar a esta situación si se utiliza la homeopatía y se sigue una buena dieta con hidratación).

La administración del suero recuerda al niño la dependencia fetal y puede producirse una regresión importante.

Tratamientos médicos alopáticos

Se proponen:

- Compresas intestinales a base de arcilla (Smecta®), una o dos al día.
- En ocasiones desinfectantes o antibióticos después de realizar un cuprocultivo (por ejemplo, en el caso de la salmonela). Los antibióticos tienen que adaptarse al antibiograma ya que destruirán la flora intestinal.
- Algunos medicamentos bloquean la motricidad intestinal aumentada (como algunos opiáceos o el más reciente Immodium®). Con ellos existe un ligero riesgo de que se produzca una oclusión intestinal.
- Se pueden utilizar otros medicamentos para contrarrestar los vómitos (riesgo de trastornos neurológicos).
- Las levaduras pueden proponerse para restablecer la flora intestinal.

Tratamiento homeopático

Los tres medicamentos principales de la gastroenteritis

Gracias a la efectividad de estos tres medicamentos, el pediatra homeópata pocas veces necesitará indicar la hospitalización de un paciente por una gastroenteritis.

- **Arsenicum album 15 CH**
  Tres gránulos cada deposición anormal o después de cada vómito. Los motivos para su elección son:

  – El **horario** del inicio de la sintomatología: desde las 12 a las 15 h, o desde la 24 a las 3 h.
  – **Inquietud** con **ansiedad por la muerte** (gente vestida de negro, un duelo en la familia, etc.).
  – **Sed** frecuente de pequeñas cantidades, quiere cosas calientes.

  Problemática: miedo a la muerte porque cree que no hay nada después; todo lo guarda y no quiere dar nada.

- **Phosphorus 15 CH**
  Los motivos para su elección son:
  – Horario: se inicia de día.
  – Sed: quiere beber **grandes cantidades de agua** fresca, que vomita cuando el líquido se calienta en el estómago.
  – Menos inquietud, noche tranquila.
  – A pesar de todo **siente hambre**.
  – **Acetona** (olor parecido al de manzana).
  – Sujeto menos angustiado.
  – Contacto agradable: un cierto magnetismo; lado exaltado.

  Problemática: se aparta de la realidad para encontrar el paraíso que existe después de la muerte; todo lo da y no guarda nada (al contrario que Arsenicum).

- **Veratrum album 7 CH**
  Los motivos para su elección son:
  - Vómitos y/o diarrea incesantes → **debilidad extrema**, **palidez**, **sudor frío**, **estado de shock**, etc.
  - Las heces no hacen mal olor.
  - **Hipo**.

  Problemática: se le ha expulsado del paraíso, y tiene que encontrarlo aunque sea **mintiendo**; se está lejos de casa (turista).

Otros medicamentos para combatir los vómitos o la diarrea

- **Ipeca 7 CH**
  - Vómitos con la **lengua limpia**.
  - Diarrea después de comer frutas ácidas.

  Problemática: no sabe lo que quiere.

- **Nux vomica 7 CH**
  - Vómitos y diarrea después de haber comido en exceso o si está fatigado.
  - Lengua sucia, amarilla, en la base.
  - Deseos de sustancias estimulantes (alcohol, café, etc.).

  Problemática: búsqueda de la perfección, meticuloso, quiere controlarlo todo.

- **Ætusa cynapium 15 CH**
  - Diarrea **sin sed**, incluso en verano.
  - Intolerancia a las **proteínas de la leche de vaca**.

  Problemática: incomprensión total madre/hijo; el niño mama sin darse un respiro y luegi lo vomita todo.

- **Mercurius corrosivus 7 CH**
  - Diarrea con moco sanguinolento.
  - Infección bacteriana (salmonela).
  - Transpiración abundante, aliento fétido.

  Problemática: precoz, le gusta cometer fechorías.

- **Colocynthis 7 o 9 CH**
  - Diarrea con dolor abdominal violento que obliga al paciente a doblarse en dos.
  - Después de tomar un baño frío o de comer fruta verde.

  Problemática: cólera reprimida.

- **Podophyllum 7 CH**
  - Diarrea durante la dentición; abdomen muy distendido; mejillas rojas.
  - Expulsa los alimentos tal como son ingeridos; no los digiere.

  Problemática: se niega a morder y a digerir una alimentación sólida después de la masticación: ¿Temor de la agresividad?

- **Rheum 7 CH**
  - Diarrea tan ácida que **el cuerpo desprende un olor como agrio**.
  - Nalgas rojas e irritadas (complementario Sulphur).

  Problemática: insatisfacción, desea lo que no tiene ("No me dan lo que necesito").

- **Croton tiglium 7 o 9 CH**
  - Heces que **salpican**, salen como una **explosión**.
  - **Eccema de la zona genital**.
  - Parto en "bala de cañón".

  Problemática: rechazado bajo presión.

- **Gambogia 7 o 9 CH**
  - Semejante a Croton tiglium, sin eccema.

- **Sulphur 7 CH**
  - Medicamento de diarrea crónica por **estafilococos**.
  - Individuo sucio, relajado, perezoso, juguetón.
  - Deposiciones al despertarse por la mañana.
  - Después de una vacuna.

Problemática: le gusta esparcir sus heces. El niño siempre tiene caca en el pañal y se siente bien con ello.

- **Parathyphoidinum 15 CH**
  - Después de una salmonela que ha dejado huella.

Diarrea del destete

Hay dos medicamentos de elección:

- **Argentum nitricum 7-15-30 CH**
  - Rechaza cualquier alimento que no sea la leche materna.
  - Deseos de azúcar.
  - Heces verdes como las espinacas.
  - Desnutrición; anorexia mental (se puede intentar una recuperación con leche de Marmande [leche de mujer liofilizada]).

- **China 7 o 9 CH**
  - Diarrea crónica agotadora.
  - Anemia.
  - Sangrado por la nariz.

Problemática: rechazo del análisis (la lisis anal), le gustaría tener siempre la clave, la síntesis.

Diarrea crónica en un niño que crece bien

- **Zincum metallicum 7 o 9 CH**
  - **Mejoría con la diarrea**.
  - Sujeto nervioso, **sonámbulo**.
  - Miedo a la autoridad (policía, guardia, etc.).

Problemática: bloqueado por un superyó demasiado potente, debido con frecuencia a la actitud del padre que "ladra" y no habla.

Dos puntos que se deben tener en cuenta

- Apendicitis con diarrea.
- Invaginación intestinal.

En caso de un fuerte dolor cólico, hay que realizar exámenes complementarios:

- Hemograma completo, para descartar una apendicitis (aumento de los leucocitos).
- Ecografía abdominal o enema opaco para descartar una invaginación.

Se debe hacer un coprocultivo (examen de las heces para investigar la presencia de bacterias, hongos o virus) en las diarreas que se alargan más de tres días. En caso de salmonela, por ejemplo, a veces es necesario administrar antibióticos.

Siempre que las heces contengan moco o sangre se debe hacer un coprocultivo.

También se puede proponer un tratamiento isoterápico del germen presente, por ejemplo:

- Una dosis de **Staphilococcinum 15 CH**, en presencia de estafilococos.
- **Parathyphoidinum 15 CH**, en caso de salmonela.
- **Candida albicans 15 CH**, en caso de infección por Candida albicans.

ESTREÑIMIENTO

Definición

Enlentecimiento del tránsito intestinal (lo normal es hacer una deposición al día, expulsada con facilidad). Pero cuando hay estreñimiento, las heces son secas, duras, de expulsión dolorosa. Se acumulan en el intestino grueso y provocan hinchazón y dolores abdominales. Al salir, pueden causar una fisura anal o hacer sangrar una hemorroide. En ocasiones, después de acumularse, todo se desborda y aparece la encopresis (calzoncillos manchados).

Valor simbólico

Nos encontramos en el estadio anal de los psicoanalistas. Hay un rechazo a dar. El estreñimiento con frecuencia es consecuencia de un estado psicológico (miedo a perder, miedo a la pobreza, avaricia).

Tratamiento alopático

Se aconseja una dieta rica en fibra, tomar aceite de oliva, magnesio y medicamentos y hacer ejercicio físico. Los laxantes pueden, a la larga, ser irritantes para el aparato digestivo. En los casos extremos, se hace una lavativa con agua salada, sales de magnesio o lavativas con medicamentos (Microlax®, por ejemplo) o se administran supositorios de glicerina.

Tratamiento homeopático

Los medicamentos homeopáticos tienen la ventaja de ser verdaderamente curativos, actúan, por supuesto, sobre el intestino grueso, pero también sobre el "terreno" del estreñimiento. Con frecuencia hay temores que impiden al individuo dar y que también dificultan que se deshaga de las sustancias que debe evacuar.

- **Opium 9-12-15-30 CH**

Es el medicamento de elección en casos de estreñimiento. Es también el mejor medicamento después de pasar miedo. Los derivados del opio pueden controlar la motricidad intestinal y también el ritmo cardíaco y la respiración. Un susto nos corta la respiración, nos bloquea, nos deja estupefactos.

En alopatía, los derivados del opio se utilizan, por su efecto primario, para tratar las diarreas.

En homeopatía a diluciones elevadas 9-12-15-30 CH se busca el efecto contrario.

Una circunstancia frecuente en pediatría es el estreñimiento del recién nacido (estrés del nacimiento, bebé adormecido, con una hernia umbilical). Una dosis de Opium 15 CH hará maravillas.

- **Ambra grisea 15-30 CH**

  Es el medicamento de elección en el estadio anal. El niño rechaza dar, tiene miedo de ser devorado por el otro. Los sujetos Ambra grisea se dejan invadir por lo negativo y no pueden evacuar. Fatiga en personas sensibles que no se atreven a decir que "NO" (Carcinosinum). Medicamento del niño que rechaza el orinal.

- **Alumina 15-30 CH**

  (*A-lumen* = "sin luz"). Los sujetos Alumina tienen seco el corazón y el espíritu. Tienen estreñimiento después de excesos y comer demasiados alimentos en conserva y patatas. Son personas que fácilmente hacen descargas eléctricas al tocar según que objetos.

- **Magnesia muriatica 15-30 CH**
  - Heces parecidos a los excrementos de cabra.
  - Estreñimiento durante la dentición.
  - Sujetos con frecuencia de estilo hippie ("Paz y amor").

- **Bryonia 7-9-15 CH**
  - Personas sin raíces y estreñidas. (sin raíces + diarrea = Phosphoricum acidum y Veratrum album).
  - Avaricia.
  - Sed importante. Lengua seca.

Estreñimiento en un viaje → **Lycopodium 15 CH** o **Platina 15 CH**.

- **Nux vomica 7-9-15 CH**
  - Fatiga física y alimenticia (abuso de alcohol y de alimentos fuertes o picantes), nerviosismo extremo, estreñimiento.
  - Sujetos meticulosos que quieren siempre la precisión y tiranizan a su entorno.

- **Arsenicum album 15-30 CH**
  - Personas extremadamente meticulosas y muy rígidas.
  - Estresadas por la muerte.
  - Avaricia: lo guardan todo (coleccionistas).

- **Muriaticum acidum 15-30 CH**
  - Hemorroides y estreñimiento.
    La angustia subyacente se relaciona con la muerte de la madre.

- **Hydrastis 7-9-15 CH**
  - Acatarrado y estreñido.
  - Medicamento de sinusitis crónica.

- **Nitricum acidum 15-30 CH**
  - Fisuras anales y estreñimiento (se produce un círculo vicioso, ya que el estreñimiento genera las fisuras anales).

Encopresis

Si se prolonga el estreñimiento, llega un momento en que el intestino grueso, lleno de heces se distiende, y el ano se dilata dejando escapar de manera incontrolada materia fecal.

Problemática: rechazo a la limpieza, ganas de permanecer en el estadio oral, de ser un bebé al que se le cambia y se limpia. Conflicto con la autoridad o con el padre.

- **Natrum carbonicum 15-30 CH**
  - Búsqueda de la armonía: padece por la desarmonía familiar (un divorcio, por ejemplo).
  - No tolera la miel (la luna de miel = armonía perfecta).
  - Sujeto con dotes para tocar el piano.
  - No tolera el sol.

- **Colocynthis 7-9 CH**
  - Cólera que se ha guardado y que explota después de un tiempo.
  - Cólicos abdominales violentos, que obligan al sujeto a doblarse.

- **Aloe 9-15-30 CH**
  - Se niega a crecer y a aprender las reglas de la educación.

- **Opium 15-30 CH**
  - Ha quedado paralizado por un susto.

DOLORES ABDOMINALES

El dolor abdominal es un síntoma que puede estar producido por cólicos sin importancia o por alguna afección más grave en la que tendremos que pensar de forma sistemática antes de empezar cualquier tratamiento. De entrada nos haremos la siguiente pregunta:

¿Puede tratarse de una apendicitis?

En el caso de una apendicitis, el dolor se localiza en el lado derecho, entre el ombligo y la espina ilíaca derecha, pero a veces puede no ser así y el dolor aparece por ejemplo, debajo del hígado.

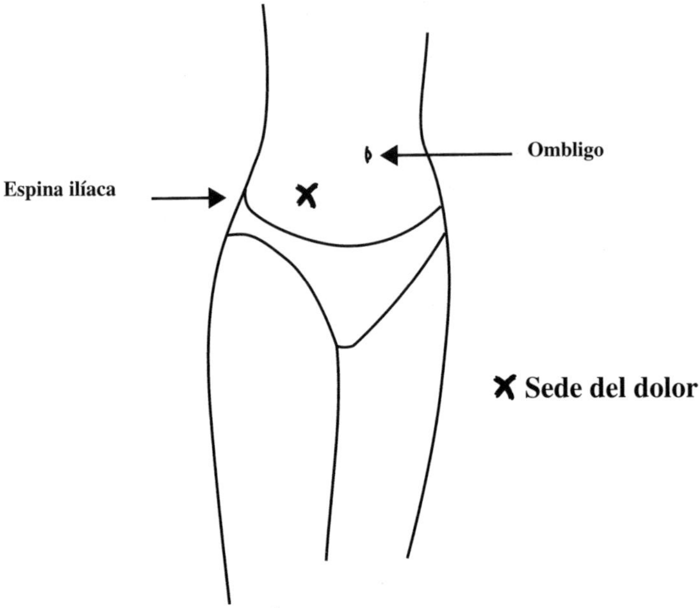

El dolor se agrava al andar ya que se moviliza el psoas. La palpación es dolorosa y los músculos se tensan (defensa) o se contraen de forma permanente. En general, hay algo de estreñimiento, pero puede aparecer diarrea. La lengua está sucia y el rostro grisáceo.

Para descartar una apendicitis, hay que realizar un análisis de sangre y pedir un hemograma. Se sospecha de apendicitis si los leucocitos aumentan a 18.000 o incluso a 25.000 (lo normal es que sean 10.000), en especial polinucleares.

En los casos en que el diagnóstico sea difícil, se puede pedir una radiografía abdominal sin contraste (observaremos gas localizado y niveles líquidos en la fosa ilíaca derecha, además de la desaparición de la sombra del psoas al estar estirado y exudados peritoneales). También puede ser útil una ecografía.

Tratamiento quirúrgico

Es importante elegir un buen hospital (que cuente con anestesistas experimentados). Antes de enviar al enfermo hay que consultar con el cirujano y darle una dosis de **Arnica 15 CH**, que puede hacer abortar una apendicitis de cada dos.

Si el cirujano no puede ser consultado, o administrar **Bryonia** (estreñimiento ++, sed) o **Rhus toxicodendron** (agitación, lengua blanca con la punta roja), sobre todo si se está viajando en barco.

En caso de mejoría, hay que ser prudentes porque después de 24 horas de calma puede aparecer una agravación brutal (peritonitis). Es necesario comprobar la fórmula leucocitaria durante varios días hasta obervar un descenso significativo de los glóbulos blancos.

¿Se trata de una invaginación intestinal?

Dos trozos de intestino se encastran el uno en el otro como una antena telescópica. Hay un trastorno de vascularización local y se produce un riesgo de gangrena intestinal importante (con amenaza de muerte). Por lo que descartar su diagnóstico es urgente e importante.

Aparecen de forma regular dolores abdominales violentos y en ocasiones hay presencia de sangre en las heces, estreñimiento o diarrea (cabe pensar en la invaginación intestinal cuando hay diarrea con sangre). Su sospecha indica la necesidad de realizar una radiografía con contraste (enema opaco), que en ocasiones podrá desinvaginar el intestino y solucionar el problema, y si no es así y se confirma el diagnóstico, habrá que operar urgentemente. La ecografía es poco fiable.

Si se ha padecido, el paciente debe decírselo al homeópata, que lo tendrá en cuenta para el tratamiento de fondo.

¿Se trata de una infección de orina?

En general se acompaña de fiebre a intervalos y de orina frecuente con olor fuerte. Si tenemos dudas, hay que realizar un sedimento de orina y, si es preciso, un cultivo con un antibiograma.

Se verificará la infección si aparecen más de 100.000 gérmenes/mm^3 y numerosos leucocitos.

¿Se trata de una hernia estrangulada?

Al desnudar al niño se aprecia una tumefacción dolorosa en la ingle, que puede extenderse hacia el escroto si se trata de un varón. Puede ser única o bilateral.

Hay que acudir al médico para que reduzca la hernia apoyándose encima. Si esta maniobra fracasa, es necesaria una intervención de urgencia. Mientras se espera al cirujano se le puede dar al niño una dosis de Nux vomica 15 CH.

Otras causas menos importantes de dolor abdominal

Lombrices

El niño se rasca la nariz y el ano, tiene ojeras y su estado se agrava si hay luna llena.

- **Spigelia 7 CH** (tres gránulos al día durante 48 horas) es el medicamento para las lombrices que producen dolores abdominales.
  Pacientes supersticiosos que tienen una idea errónea de sí mismos.
- **Calcarea carbonica 15 CH** es el medicamento de elección cuando existen oxiuros. Transpiración de la cabeza, sujeto cobarde con deseos de azúcar.

- **Sulphur 9-15 CH** es el medicamento de elección para la gente que tienen un gusano solitario como la tenia. Con un cuadro de dolores abdominales violentos, agudos o crónicos con exámenes normales si exceptuamos un aumento de los eosinófilos en sangre (normal < 3% y puede estar a 6-12%). En un caso agudo, se puede dar un vermífugo alopático y el dolor cederá.

Adenitis mesentérica

Ganglios intestinales dolorosos en niños nerviosos.

- **Colocynthis 7 CH:** dolores agudos y espasmódicos que obligan al paciente a doblarse.
  Idea: cólera reprimida.
- **Dioscorea villosa 7 CH:** cólico que mejora si el paciente se tira hacia atrás.
  Idea: se avergüenza de sus orígenes humildes.
- **Calcarea phosphorica 15 CH:** niño que crece muy deprisa y tiene un hambre canina a las 16 h.
- **Magnesia phosphorica 15 CH:** cólicos con muchos gases.
- **Ignatia 15 CH:** niño nervioso, hipersensible, que se recupera mal de un conflicto (divorcio) o de una separación o ruptura afectiva.

Crisis de acetona

El olor del aliento (de manzana reineta) es característico; la orina también huele a acetona, son niños con trastornos hepáticos que comen demasiado azúcar.

- **Phosphorus 15 CH** es el medicamento de elección. Presentan sed intensa, hemorragias fáciles (por ejemplo, sangrado de la nariz), sienten deseos de hielo, sujetos poco enraizados con la vida que tienen problemas de hígado.
- **Sepia:** tinte amarillento, friolentos, estreñidos, extremidades heladas (pies y manos).

- **Lycopodium 15 CH:** sujeto dictatorial y cabezón, gases intestinales ++, deseos de poder y miedo de no ser demasiado grande.

Causas excepcionales

Intoxicación por plomo

(Pensar en esta posibilidad si se vive en casas muy viejas y tratar de determinar el plomo en sangre.) Tratamiento homeopático **Plumbum 15-30 CH**. Son personas que no soportan las contradicciones.

Enfermedades periódicas, enfermedad de Crohn, etc,

Inflamaciones intestinales crónicas de causa autoinmune. Deben ser diagnosticadas por especialistas.

PATOLOGÍA UROGENITAL

INFECCIÓN URINARIA, CISTITIS Y PIELONEFRITIS

La infección del aparato urinario es generalmente poco grave pero puede repetirse. Generalmente se trata de una infección de la parte inferior (cistitis). La homeopatía puede ser muy eficaz.

Si la infección pasa a los riñones se produce una pielonefritis, que es una afección grave que con frecuencia necesita un tratamiento con antibióticos. En este caso, la homeopatía debe quedar en un segundo plano, pero puede ser muy útil para restablecer el equilibrio energético y evitar recaídas.

Examen clínico

Puede aparecer una necesidad frecuente de orinar, con orina de color anormal, trastornos hemorrágicos, ardor al orinar, fiebre en picos sucesivos, etc.

En los lactantes, puede ser un cuadro de fiebre de origen desconocido, en ocasiones con diarrea.

Hay que pensar en la posibilidad de que exista una infección de orina y pedir un cultivo de orina.

En caso de pielonefritis, la fiebre es importante y se produce una alteración del estado general. La fiebre aparece en accesos, con subidas precedidas de escalofríos impresionantes.

Estudios complementarios

Se realiza un cultivo de orina y un recuento de Kass (número de gérmenes). Cuando hay una infección de orina se observan numerosos leucocitos por campo y un número de gérmenes superior a los 105 (con frecuencia de *E. coli* y en algunos casos menos comunes se detectan otros gérmenes como *Proteus*).

El pH de la orina es frecuentemente ácido y también pueden aparecer cristales (de uratos, fosfato de calcio, o bien oxalato de calcio) y sangre.

Para saber cuáles son los antibióticos adecuados, se tendrá que realizar un cultivo con un antibiograma. Por eso es importante siempre analizar la orina antes de administrar un tratamiento con antibióticos.

En los bebés hay que recoger la orina con unas bolsas estériles después de desinfectar la zona perineal.

Si el cuadro es grave, también puede pedirse un hemograma para ver el número de leucocitos, y si éste es superior a 18.000 con un 90% de polinucleares, hay que sospechar la presencia de una pielonefritis.

Simbolismo y tratamiento homeopático

Los animales utilizan la orina para marcar sus territorios. Las infecciones urinarias aparecen con frecuencia después de haber experimentado estrés, que se vive como una violación del propio territorio. Es muy claro en las "cistitis de la recién casada", infección de orina que aparece en la mujer después de las primeras relaciones sexuales. En estos casos, la medicación homeopática ideal es:

- **Staphysagria 15 CH, una dosis única**

  El medicamento expresa la frustración, el miedo y el sufrimiento que la mujer puede sentir ante esa amenaza a su intimidad.

  Otros síntomas del medicamento:

  – Cólera reprimida.
  – Tira las cosas a la cabeza del que les ha ofendido.
  – Deseos de leche fría.
  – Sangrado de las encías.

Otros medicamentos homeopáticos para el cuadro agudo

- **Cantharis 9 CH**

  – Dolor cortante y ardiente.
  – Deseos urgentes de orinar.
  – Posible hematuria.
  – La orina pasa gota a gota.

  Problemática: se hace añicos después de una prueba.

- **Arnica 9 CH**

  – Orina purulenta.
  – Después de un *shock* físico, mental o emocional (duelo brutal; por ejemplo, después del suicidio de un compañero).

- **Mercurius corrosivus 9 CH**

  – Transpiración profusa.
  – Mal aliento.
  – Lengua geográfica.
  – Se agrava por la noche.

  Problemática: niño precoz.

- **Aconitum 7 CH**

  – Después de un susto o de frío seco (mistral).
  – Agitación.
  – El niño se niega a orinar y se toca los órganos genitales.

Problemática: hay que encontrar la respuesta adecuada si no se puede producir la muerte.

- **Dulcamara 7 CH**
  - Después de un baño frío.
  Problemática: el agua ha apagado el fuego interior.

- **Sarsaparilla 7 CH**
  - Dolores fuertes antes y durante la micción.
  - El niño grita.
  - Orina sanguinolenta.
  Problemática: patrimonio perdido; se le ha expoliado de la herencia de los antepasados.

- **Serum anticolibacilar 8 DH**

Una ampolla dos veces al día durante 10 días en caso de infecciones por *E. coli*. La orina es frecuentemente ácida, por lo que se debe y desaconsejar alimentos ácidos (vinagre, frutas, etc.) y beber **agua bicarbonatada**.

- **Isopático de la orina**

Puede ser la solución cuando en la orina hay un germen resistente a los antibióticos. Para prepararlo se cogen 10 cc. de orina y se colocan en un frasco con 60 cc de alcohol de 60º. Se agita 100 veces. Se vacía el frasco y se vuelve a llenar con alcohol de 60º. Se repite la operación unas 10 veces (método de dilución/dinamización de Korsakov). Se tomarán 10 gotas del preparado tres veces al día.

La evolución crónica y repetitiva de las infecciones de orina nos hará sospechar de:

- Un reflujo vesicoureteral (en este caso hay que **dar Asa fœtida 15 a 30 CH**).
- Malformaciones del aparato urinario (Calcarea fluorica, Luesinum). En estos casos, está indicado realizar una ecografía, una cistografía o una urografía.

En caso de infecciones por *E. coli* de repetición, los mejores medicamentos homeopáticos son:

- **Sepia 15 a 30 CH**
  - Sujetos meticulosos.
  - Friolentos.
  - Extremidades heladas.
  - Estreñimiento.
  - Sensibilidad a los olores.

  Problemática: aceptar su feminidad.

- **Tuberculinum 15 CH**

  En especial si las vacunas contra la tuberculosis no han hecho la reacción adecuada o si hay antecedentes de tuberculosis en la familia, con manchas blancas en las uñas y deseos de viajar.

INFECCIONES DE LOS ÓRGANOS GENITALES

Leucorrea

Es frecuente en las niñas, sobre todo alrededor de la pubertad. Son patológicas si son muy abundantes, con mal olor o purulentas.

En estos casos se puede realizar un frotis vaginal para realizar un cultivo y un antibiograma (en el que se puede observar, por ejemplo, un estreptococo sensible a la penicilina).

En homeopatía, pueden ser útiles:

- **Sepia 15 CH, una dosis única**
  - Niña meticulosa.
  - Friolenta.
  - Estreñimiento.

- Apasionada por la danza y la hípica.
  Problemática: aceptar su feminidad.

- **Mercurius solubilis 15 CH, una dosis única**
  - Niña precoz, inquieta.
  - Transpiración abundante.
  - Mal aliento.
  - Deseos de mantequilla.

  Problemática: iniciada de froma precoz, intenta hacer fullerías.

- **Pulsatilla 15 CH, una dosis única**
  - Niña pusilánime.
  - Ausencia de sed.
  - No tolera el calor.

  Problemática: no quiere dejar a su madre.

- **Calcarea carbonica 15 CH**
  - Niña miedosa.
  - Transpiración de la cabeza.
  - Deseos de azúcar, de huevos y de leche.

  Problemática: no quiere salir de su concha.

- **Cubeba 9 CH en gránulos**
  - Niña nerviosa que orina constantemente.
  - Tendencia a la ronquera.

- **Medorrhinum 15 CH**
  - Antecedentes de eccema del pañal.
  - Niña que duerme boca abajo.
  - Se anticipa.

Isopático

Se puede completar el tratamiento con un isopático, según cúal sea el germen aislado en el examen bacteriológico.

Por ejemplo, si es un estreptococo → **Streptococcinum 15 CH**, una dosis única.

Localmente, puede aconsejarse la limpieza con jabón de caléndula y lavados con **Calendula TM** (10 gotas en un vaso de agua) y, en casos graves, lavados con antisépticos.

Balanitis en el niño pequeño

Hay quien aconseja bajar la piel del prepucio a los niños cuando son pequeños. Si se decide hacerlo, la operación deber realizarse de forma progresiva, en el baño, a partir de los 3 meses.

Otros piensan que es mejor no tocar nada y dejar hacer a la naturaleza. Pero, en ocasiones, secreciones blanquecinas se acumulan bajo el prepucio y pueden infectarse. Si es así, hay que limpiar los genitales dos veces al día con Dakin diluido al 50% y dar tres gránulos de **Cinnabaris 7 CH**, 4 veces al día durante 48 horas.

En caso de que se produzcan dificultades para bajar la piel del prepucio, dar una dosis de **Castoreum 15 CH**.

Si el niño ha vivido de forma negativa una tentativa de bajar la piel, administrarle una dosis de **Staphysagria 15 CH**.

TRASTORNOS DE LA REGLA

Los trastornos de la regla necesitan una visita homeopática profunda. Algunos medicamentos pueden ser útiles:

Regla que tarda en aparecer

Normalmente la regla aparece alrededor de los 12 años. Si la niña no tiene 15-16 años y aún no ha tenido la regla, le podemos dar:

- **Pulsatilla 15 CH**
  Una dosis cada 15 días si es una joven tímida, muy apegada a la madre y que duerme con sus ositos de peluche.

- **Cyclamen 15 CH**
  Una dosis cada 15 días si es una joven solitaria y reservada, poco alegre que se pasa el día encerrada en la habitación escuchando música.

- **Aristolochia clematidis 15 CH**
  Joven un poco altiva, de comportamiento amanerado, que no ha tenido la menarquia y ya es mayor.

Regla dolorosa

En el decimoquinto día del ciclo se le puede dar cinco gránulos de Folliculinum 15 CH, y después, en el momento de los dolores:

- **Colocynthis 7 CH**
  Tres gránulos cada hora si la chica tiene enfados explosivos.

- **Belladonna 7 CH**
  En presencia de un temperamento sanguíneo, pupilas a menudo dilatadas, dolores de cabeza pulsátiles (3 gránulos cada hora).

- **Sabina 9 CH**
  Si los dolores se extienden hacia los muslos (3 gránulos cada hora).

- **Kalium carbonicum 9 CH**
  Si los dolores nacen en la zona de los riñones, tiene deseos de azúcar y trata a las personas de su entorno de forma ultrajante (tres gránulos cada hora).

Reglas demasiado abundantes

- **China 7 CH**

  Dar tres gránulos tres veces al día durante dos días.

  Chica que pierde las llaves muy a menudo, se ahoga en el análisis y no llega nunca a la síntesis.

- **Phosphorus 15 CH (una dosis)**

  Para una jovencita simpática, hipersensible, con mucha sed.

Reglas irregulares

- **Nux moschata 15 CH (una dosis)**

  Es útil para las chicas que se incomodan al mínimo contratiempo y se refugian en el sueño.

Metrorragias en la pubertad

Si se produce un sangrado fuera de la regla dar una dosis de **Helonias 15 CH**.

- Chica irritable que no tolera que se le contradiga, en ocasiones se muestra depresiva.
- Se siente mejor si está ocupada.
- Dolor en la zona de los riñones.

Problemática: rechazo de la perfección.

TRASTORNOS DERMATOLÓGICOS

Los problemas cutáneos

Hemos de decir que la mayor parte de los problemas dermatológicos son de tipo crónico y requieren un tratamiento de fondo para intentar curar interiormente (psique) al individuo. Hay que desconfiar de los tratamientos externos (pomadas) que, aunque pueden ser muy eficaces (como, por ejemplo, la cortisona), pueden hacer que la enfermedad "entre" y derive en una enfermedad interna como puede ser el asma.

VERRUGAS

Son excrecencias cutáneas más o menos antiestéticas y feas, pero que no entrañan ningún peligro. Hay que evitar quemarlas o aplicar productos abrasivos (ácido nítrico) sobre ellas, ya que pueden quedar cicatrices o volver a aparecer. Con un tratamiento homeopático las verrugas acaban desapareciendo para siempre.

Función de la piel

La piel es un organismo a través del cual se eliminan toxinas. Por otro, lado las verrugas estimulan puntos de acupuntura.

Simbolismo

Rechazo a los demás (una mano llena de verrugas → "No le doy la mano al otro", por ejemplo).

Atraer la mirada o la atención (verruga en el rostro).

Enlentecer el paso (verruga plantar dolorosa).

Tres grandes medicamentos homeopáticos para las verrugas

- **Thuja 15-30 CH, el medicamento de elección**
  - Sujeto que transpira mucho, con olor fuerte.
  - Meticuloso, minucioso.
  - Se agrava si se recibe alguna vacuna.

  Problemática: ser el centro alrededor del cual todo el mundo gira, controlarlo todo.

- **Causticum 15-30 CH**

  Es a menudo un medicamento de *molluscum contagiosum*: múltiples y pequeñas verrugas por todo el cuerpo.

  Problemática: miedo a la espada de Damocles (se ha sufrido y se teme volver a sufrir de nuevo).

- **Nitricum acidum 15-30 CH**
  - Verrugas que sangran.
  - Sujetos rígidos que siguen punto por punto la ley y las normas.

  Problemática: no hay perdón.

Verrugas según la localización

Una dosis a la 15 CH seguida de una dosis a la 30 CH a los 15 días.

Nariz	**Caust.**, *Nit-ac.*, **Thuj.**
Cara	*Calc.*, **Caust.**, **Dulc.**, *Kali-c.*, Lyc., *Nit-ac.*, *Sep.*, Sulph., *Thuj.*
Labios	*Caust.*, Kali-c., *Nit-ac.*, Thuj.
Codo	Calc-f.
Antebrazo	*Sil.*
Puño	Ferr-ma.
Manos (palma)	*Anac.*, Berb., *Dulc.*, Nat-c., *Nat-m.*, Ruta.
Dedos (cerca de la uña)	**Caust.**, Dulc., Fl-ac.
Nalga	Con.
Muslo	Med.
Rodilla	Med., Calc-f.
Pierna	Sil.
Pie – Verruga plantar – Pulgar	 Anac., Ant-c., Aur-s., Caust., Nat-m., Nat-p., Sep., Sil., Thuj., Sulph. Spig.

URTICARIA

La urticaria es una afección alérgica aguda que causa unas erupciones parecidas a las lesiones producidas por ortigas (hinchazón roja y pruriginosa dibujando aureolas sobre una parte o sobre todo el organismo). Hay que desconfiar de una urticaria generalizada ya que es indicativa de una reacción alérgica importante.

Si el rostro se hincha (edema de Quincke) y la voz cambia y se hace ronca, puede existir un edema de glotis, que puede pro-

ducir una asfixia que precise cuidados urgentes (cortisona y adrenalina).

La mayor parte de los casos no son graves y la homeopatía es rápida y eficaz y permite evitar la cortisona y las recaídas.

Simbolismo

"Esto me da urticaria..."

Aversión brutal a algo, físico o mental. En todas las afecciones cutáneas puede existir una ruptura mal vivida con la madre, una sensación de abandono. Con frecuencia, es un problema que se puede solucionar gracias al padre, que puede ayudar a eliminar la relación fusional existente con la madre. Cuando el padre abraza al bebé, pica, como cuando hay una urticaria.

Los mejores medicamentos homeopáticos

- **Apis 9-15-30 CH**

  Con frecuencia después de picaduras de insectos. Algunos casos pueden acabar en un edema de laringe.
  - Voz ronca.
  - Ausencia de sed.
  - Sensación de calor.
  - Quemazón y picor.
  - Hay mejoría si se aplican cosas frías.

  Problemática: rechazo a la vida o al trabajo en grupo (a la integración a una colectividad).

- **Pulsatilla 9-15-30 CH**

  Ausencia de sed y agravación del estado asociada con el calor, pero en individuos pusilánimes y llorones.

  Problemática: no consigue dejar a su madre.

- **Urtica urens 9-15-30 CH**
  - Deseos de baños calientes, que producen mejoría.
  - Tiene una sensación parecida a la que produce el contacto con las ortigas. Puede ser gente que se haya caído en un campo de ortigas.
  - Después de haber comido marisco.

  Problemática: sujeto traumatizado por la muerte del padre (gracias al padre se pierde a la madre), como el protagonista de la película *El gran azul*, que, después de perder al padre, se sumerge en el mar hasta morir.

- **Lachesis 15-30 CH**

  Otro gran medicamento para después de picaduras de insectos con riesgo de edema de Quincke.
  - Sujeto celoso.
  - Locuacidad (no cesa de hablar).
  - Intolerancia a la ropa ajustada.

  Es el medicamento de elección para el complejo de Edipo (el niño quiere casarse con uno de los padres).

- **Carbolicum acidum 15-30 CH**

  Casos graves de edema de Quincke.

- **Copaiva 15 CH**

  Urticaria en niños de madres solteras: el padre ha desaparecido durante el embarazo. Son madres que ovulan "cuando quieren" y han decidido un día "fabricar" solas un bebé.

ECCEMA

Es un tipo de dermatosis que sólo puede curarse verdaderamente con un tratamiento de fondo bien prescrito y con la ayuda de algún tratamiento con aguas termales. Con frecuencia nos encontramos ante un cuadro agudo debido a una agravación espontánea o por alguna infección (impétigo).

Síntomas: erupción seca, roja, inflamatoria y después rezumante.

Simbolismo

No se ha soportado una ruptura con una persona querida de manera demasiado fusional, que recordaba la relación madre/hijo.

Familias en las que hay historias de rupturas afectivas (partidas, divorcios, dobles vidas, etc.).

Tratamiento alopático

- Pomadas hidratantes (la mejor es el **cerato fresco de Galeno**, pero también van bien una Coldcream, aceite de onagra, etc.) si el eccema es seco.
- Colorantes (mercromina o violeta de genciana) si el eccema es húmedo.
- Corticoides (a evitar si es posible, ya que tienen, a largo plazo, efectos secundarios que afectan a todo el organismo: como, por ejemplo, enlentecimiento del crecimiento, aumento de peso, descenso del calcio y del potasio en sangre, disminución de las defensas inmunológicas).

Tratamiento homeopático

- **Apis 7-15 CH**
  - Reacciones graves.
  - Hay mejoría si se aplican cosas frías.
  - Ausencia de sed.

- Intolerancia al calor.
- No puede vivir en grupo.

• **Pulsatilla 7-9-15 CH**
- Enfermo llorón y pusilánime.
- Se agrava con el calor.
- Ausencia de sed.
- No puede dejar a su madre.

• **Arsenicum album 15-30 CH**
- Muy friolento.
- Obsesivo, meticuloso, minucioso.
- Miedo a la muerte.

• **Hepar sulphur 15-30 CH**
- Supuraciones, forúnculos (también podemos dar una dosis única de Staphylococcinum 30 CH).
- Sujetos atraídos por el fuego (lo quieren quemar todo para luego reconstruirlo).

• **Mezereum 15-30 CH**
- Impétigo: formación de costras amarillas purulentas.
- Sujetos que han perdido sus referencias después de un traslado.

• **Graphites 9-15 CH**
- Forma con muchas costras o fisuras.
- Estreñimiento.
- Friolento.

Problemática: le hubiera gustado ser un diamante, pero es blando y negro. (Dar tres gránulos a la 9 CH por la mañana a días alternos durante 10 días).

El eccema según su localización (12-15 CH)

(Sólo señalamos las localizaciones que tienen pocos medicamentos o en las que hay un medicamento típico. Véase el repertorio de Kent.)

Occipital	*Caust.*, *Lyc.*, *Petr.*, *Sil.*, *Staph.*, Sulph.
Cuello (en el margen de los cabellos)	*Natr-m.*, Nit-ac., Petr., **Sulph.**
Frente (en el margen de los cabellos)	**Sulph.**
Cara	Hyper.
Nariz (alrededor de las fosas nasales)	Nat-m., Thuj.
Cuello	Lach.
Hombros	Petr.
Codo Pliegue del codo	Brom. *Cupr.*, *Graph.*, Mez., **Psor.**
Antebrazo	*Graph.*, *Merc.*, *Mez.*, *Sil.*, Thuj.
Puño	*Jug-c.*, *Mez.*, *Psor.*
Dedos	*Lyc.*, Sil., Staph.
Espalda	Arn., Merc.., *Sil.*
Muslo	Petr., Rhus-t.
Rodilla – Hueco poplíteo	Anil., Arn., Rhus-t. **Graph.**
Tobillo	*Chel.*, Nat-p., *Psor.*
Pie	Merc., *Psor.*

IMPÉTIGO

El impétigo es una enfermedad infantil que únicamente afecta a la piel. Es una infección debida al estafilococo áureo o a estreptococos y produce unas lesiones vesiculosas y después costrosas que rezuman una serosidad purulenta (como consecuencia, el niño puede extenderla a cualquier parte; para evitarlo se le deben cortar muy bien las uñas).

Simbolismo

Como todas las enfermedades de la piel, se fundamenta en un sentimiento de abandono, en la pérdida de referencias.

Tratamiento alopático

- Desinfección cutánea con productos añadidos al agua del baño (1 g de permanganato de potasio/30 l de agua del baño, o agregar soluciones desinfectantes como (Hibitane®).
- Pomadas de antibióticos.
- Colorantes (mercromina, violeta de genciana).

Tratamiento homeopático

- **Mezereum 7-9-15 CH**

  Es el medicamento de elección del impétigo.
  - Mucho prurito.

  Problemática: se han perdido las referencias geográficas (por ejemplo, después de un traslado o de unas colonias de verano).

- **Graphites 9-15 CH**
  - Sujeto friolento y estreñido.
  - Lesiones a menudo fisuradas y costrosas.

  Problemática: le hubiera gustado ser un diamante, pero es blando y negro.

- **Antimonium crudum 9-15 CH**
  - Friolento.
  - Preocupación por la alimentación (¿qué hay para comer?), comilón.

  Problemática: mal de amores.

- **Silicea 15-30 CH**
  - A menudo después de una vacuna (para la tuberculosis, por ejemplo).
  - Piel insana que supura durante tiempo.
  - Desmineralización, falta de apetito, delgadez.
  - Sujeto brillante, pero demasiado tímido.
  - Miedo anormal a los objetos punzantes (agujas, después de una vacuna, etc.).
  - Transpiración profusa y de olor nauseabundo de los pies y de las manos.

- **Hepar sulphur 15-30 CH**
  - Tendencia a los forúnculos.
  - Atracción por el fuego: "¡Esta noche os quemaré...!"

PRURIGO *STROPHULUS*

El prurigo es una dermatosis bullosa que se parece a la varicela y que aparece a menudo en verano, con el calor. El niño se rasca mucho y existe el riesgo de que se infecte (impétigo, Mezereum).

El medicamento principal es **Pulsatilla 7 CH** en gránulos cada día, durante 10 días (niño pusilánime, muy apegado a la madre, el prurigo se agrava con el calor, bebe poco).

En ocasiones hay una afectación hepática (aumento de las transaminasas). Si es así, dar una dosis de **Phosphorus 15 CH**.

ERITEMA DE LAS NALGAS O DEL PAÑAL

Es una lesión inflamatoria más o menos erosiva que rezuma de la zona perineal y de las nalgas en el lactante. Se da en niños anormalmente sensibles a la humedad. Hay una demanda importante de cuidados hacia la madre.

Tratamiento alopático

Sólo es eficaz lo siguiente:

- Desinfección de la zona con jabón especial como puede ser el de caléndula.
- Limpiar la zona y después secar con el secador.
- Poner un colorante como la solución de Milian (es una solución alchólica, "lo que pica cura").
- Usar pañales de algodón.

Tratamiento homeopático

- **Medorrhinum 15-30 CH**
  Es el medicamento de elección.
- El bebé prefiere dormir boca abajo, como una ranita, con las nalgas levantadas.

– La madre está ansiosa por el futuro, tiene una caries entre los incisivos superiores, se muerde las uñas.

Sulphur 15 CH puede darse a continuación de Medorrhinum 15-30 CH.

- **Graphites 9-15 CH**
  Es el medicamento de elección cuando se trata de la enfermedad de Leiner-Moussous (eritema del pañal muy extendido y costra láctea importante). En los casos más graves, el bebé se cubre de costras que supuran y puede ser necesario el ingreso hospitalario, algo que Graphites no sólo puede evitar, sino que además puede resolver el problema del eritema en pocos días (9 CH, tres gránulos por la mañana durante ocho días).

- **Natrum carbonicum 15 CH**
  Medicamento del muguet que se extiende a la zona perineal. Se trata de un hongo (*Candida albicans*) que se instala en la boca debido a un exceso de acidez (de la leche materna, por ejemplo).
  En este caso, hay que lavar la boca con compresas impregnadas en agua bicarbonatada antes de cada mamada y poner una cucharada bicarbonato en el biberón. Si se está en período de lactancia, se debe aconsejar a la madre que deje de comer alimentos ácidos (fruta, por ejemplo) y que beba agua bicarbonatada.
  También puede ser útil administrar una dosis única de **Candida albicans 15 CH.**

- **Kreosotum 7 CH**
  – Eritema del pañal durante la dentición.
  – Miedo a una agresión (estadio sádico oral).

- **Sulphur 9-15 CH** es un medicamento complementario.

PSORIASIS

La psoriasis es una afección crónica que se caracteriza por la formación de escamas que en ocasiones rezuman.

Hay que encontrar un tratamiento de fondo, homeopático por supuesto. Mientras se espera ser atendido por el médico, se puede formar una dosis de Phosphorus 15 CH, que soluciona muchos casos.

- **Phosphorus 15 CH**
  - Sujeto parsimonioso.
  - Friolento.
  - Sediento.
  - Etéreo (siempre en su burbuja).

- **Graphites 15 CH**
  Si predominan las costras con fisuras.
  - Friolento.
  - Estreñimiento.
  - Tímido, pero idealista (le hubiera gustado ser un diamante).

- **Psorinum 30 CH**
  - Sensación de abandono.
  - Frialdad extrema.

- **Muriaticum acidum 15 CH**
  Aparece el tema de la muerte de la madre, de la que no se ha recuperado.
  - Estreñimiento.
  - Hemorroides.

  Hay que señalar que los baños en el mar Muerto tienen cierto efecto sobre la psoriasis. Se puede comprar sal del mar Muerto en algunos comercios.[15]

Psoriasis en función de su localización

Cuero cabelludo

- **Natrum muriaticum 15 CH**
  - Sujeto delgado.
  - Le gusta la sal.
  - Introvertido, reservado.

Cejas

- **Phosphorus 15 CH**
  - Sujeto simpático.
  - Delgado.
  - Sediento de agua fresca.
  - Cosquillas.
  - Friolento.

Orejas

- **Copaiva 15 CH**
  - Persona nacida de padre desconocido (y de madre demasiado conocida...).

- **Petroleum 15 CH**
  - Náuseas al ir en coche.

    Problemática: no cree en nada.

Espalda

- **Calcarea carbonica 15 CH**
  - Transpiración de la cabeza.
  - Miedoso.

    Problemática: miedo a salir de su concha.

- **Kalium arsenicosum 15 CH**
  - Maníaco, inquieto, nervioso.
  - Anémico.

  Problemática: miedo a la muerte porque limita la vida.

Codo

- **Iris versicolor 15 CH**
  - Manchas irregulares recubiertas de escamas brillantes.
  - Problemas del páncreas (por ejemplo, diabetes) y/o tiroides.

  Problemática: no puede crear porque rechaza la alianza con Dios.

- **Kalium arsenicosum 15 CH**
  - Inquieto, nervioso.
  - Anémico.

  Problemática: miedo a la muerte porque limita la vida.

- **Kalium sulphuricum 15 CH**
  - Caluroso.
  - Tendencia a presentar oxalatos en la orina.

  Problemática: se siente limitado por su "ego".

- **Phosphorus 15 CH**
  - Friolento.
  - Cansado.
  - Sediento de amor y de agua fresca.
  - Deseos de sal.
  - Cosquillas.

  Problemática: "etéreo", cerrado en su burbuja.

Antebrazo

- **Rhus toxicodendron 9 CH**
  - Inquietud.

– Friolento.
– Con dolores y esguinces.

Problemática: "El movimiento es la vida" (si está enfermo el movimiento le mejora).

Manos

- **Petroleum 15 CH**
  – Se marea cuando va en coche.
  – No cree en nada, en especial no cree en la homeopatía.

- **Graphites 15 CH**
  – Friolento.
  – Estreñimiento.
  – Indecisión.

  Problemática: le hubiera gustado ser un diamante, pero es blando y negro.

Dedos

- **Lycopodium 15 CH**
  – Autoritario.
  – Obstinado.
  – Erupción que sobre todo se localiza en el lado derecho.

  Problemática: quiere el poder.

Pulgar

- **Anagalis 15 CH**
  – Hidrofobia.
  – Migraña.
  – Gota.

Rodillas

- **Iris versicolor 15 CH**
  - Manchas irregulares recubiertas de escamas brillantes.
  - Problemas del páncreas (por ejemplo, diabetes).
  - Problemas de tiroides.

  Problemática: no puede crear porque rechaza la alianza con Dios.

- **Phosphorus 15 CH**
  - Friolento.
  - Cansado.
  - Sediento de amor y de agua fresca.
  - Deseos de sal.
  - Cosquillas.

  Problemática: "etéreo", encerrado en su burbuja.

Piernas

- **Kalium arsenicosum 15 CH**
  - Inquieto, nervioso.
  - Anémico.

  Problemática: miedo va la muerte porque limita la vida.

- **Phosphorus 15 CH**
  - Friolento.
  - Cansado.
  - Sediento de amor y de agua fresca.
  - Deseos de sal.
  - Cosquillas.

  Problemática: "etéreo", encerrado en su burbuja.

Planta de los pies

- **Phosphorus 15 CH**
  - Friolento.

- Cansado.
- Sediento de amor y de agua fresca.
- Deseos de sal.
- Cosquillas.

Problemática: "etéreo", encerrado en su burbuja.

HERPES

Erupción cutánea de origen vírico que provoca pequeñas lesiones vesiculares, por lo general alrededor de la boca y, a veces, en el interior de la misma. Se trata de una **primo-infección herpética** que produce aftas generalizadas, con inflamación de las encías y mal aliento.

El niño no puede tragar nada y hay que alimentarlo dándole pequeñas cantidades de comida cada poco tiempo. No se recomiendan los alimentos ácidos.

El tratamiento homeopático consiste en la administración de dosis de **Oscillococcinum**, una dosis el primer día (secreto: "no podemos decirlo todo") y una dosis de **Vaccinotoxinum 15 CH** el segundo día. Además, se puede dar **Rhus toxicodendron 9 CH**, (tres gránulos cuatro veces al día) durante dos días, y si no es suficiente, seguir con **Mercurius corrosivus 7 CH** (con la misma posología).

En caso de que se produzca una erupción herpética simple en la cara, lo mejor es poner **alcohol de 60º** en las erupciones, para secarlas. También podemos dar una dosis al día de Oscilococcinum durante tres días. Posteriormente, Vaccinococcinum y Rhus toxicodendron, como hemos señalado con anterioridad.

Si este tratamiento no tiene éxito, recomendamos probar los siguientes medicamentos:

- **Antimonium crudum 15 CH (una dosis única)**

  Para un niño glotón al que le sale el herpes después de hacer ejercicio físico al sol (por ejemplo después de un día en la montaña).

- **Apis 15 CH**
  - Sujeto caluroso.
  - Ausencia de sed.
  - Rechaza la colectividad.

- **Natrum muriaticum 15 CH (una dosis única)**
  - Niño reservado.
  - Deseos de sal.
  - Se agrava con el sol.
  - Padre ausente, física o afectivamente.

- **Sepia 15 CH (una dosis única)**
  - Friolento.
  - Estreñimiento.
  - Sujeto muy sensible a los olores.
  - Meticuloso (hace limpieza).

- **Medorrhinum 15 CH (una dosis única)**
  - Ansiedad de anticipación.
  - Duerme boca abajo.
  - Se muerde las uñas.

- **Carbo vegetabilis 30 CH (una dosis única)**
  - Tabaquismo en la familia.
  - Busca el aire fresco, quiere ser abanicado.
  - Dificultad para dar el paso.

Herpes genital

En una mujer embarazada puede ser peligroso si persiste hasta el parto, ya que hay el riesgo de que el niño se contamine durante el parto y que se produzca una encefalitis herpética grave. En este caso, es preferible realizar una cesárea.

Por suerte, la homeopatía puede solventar el problema. Los dos medicamentos de elección son:

- **Sepia 15-30 CH**
  - Mujer agotada por sus numerosos hijos.
  - Estreñimiento.
  - Friolenta.
  - Temperamento meticuloso.

- **Petroleum 15-30 CH**
  - Siente náuseas cuando va en coche.
  - No soporta el olor a gasolina.
  - No cree en nada, y desde luego no cree, ¡por desgracia!, en la homeopatía.

Siempre podemos añadir una dosis de **Vaccinococcinum 15 CH** (dilución de la vacuna antivariólica: medicamento de sexualidad desbordada, con paternidad múltiple).

UÑAS ENCARNADAS

Son muy frecuentes en la adolescencia, en especial cuando los chicos sólo quieren llevar zapatillas de deporte demasiado grandes, un tipo de calzado que produce traumatismos de repetición en los dedos gordos.

La uña del dedo gordo se introduce en la carne por un lado y se puede formar un absceso. Los cuidados del podólogo pueden ser útiles y en casos extremos será necesario operar. Pero con homeopatía podemos evitar la intervención.

De forma simbólica nos encontramos ante una dificultad de encarnarnos, de aceptarnos en un nuevo cuerpo, que nos da problemas. El dedo gordo se relaciona con los senos frontales, con el tercer ojo, el de la espiritualidad y lo sagrado. El joven lucha por aceptar esta dimensión espiritual que le permitirá dejar su "ego" para amar a los demás...

Es aconsejable tratar el problema localmente con baños de pies y Dakin®, jabón de caléndula, y aplicar después arcilla verde. Si es posible, evitar los zapatos cerrados. Elegir un calzado que sostenga bien el dedo gordo para que no reciba golpes a cada paso.

Algunos medicamentos homeopáticos que pueden ayudar

- **Magnetis polus australis 9-15-30 CH**

  Es un medicamento preparado a partir del polo sur del imán, específico para tratar las uñas encarnadas.

  Si no se tiene éxito con este medicamento, elegiremos uno de los siguientes remedios:

- **Graphites 15 CH**
  - **Indecisión.**
  - Sujeto con eccema en los pliegues.
  - Friolento.
  - Estreñimiento.
  - Transpiración profusa durante el sueño.

  Problemática: le hubiera gustado ser un diamante, pero es blando y negro.

- **Silicea 15 CH**
  - Tímido, en especial en público.
  - Manchas blancas en las uñas.
  - Transpiración muy fuerte de los pies.
  - Miedo a los pinchazos.

  Problemática: "No quiere salir de su burbuja".

- **Teucrium marum 9-15 CH**
  - Individuo con lombrices.
  - Pólipos nasales.
  - Hipo anormalmente frecuente en un niño que crece muy deprisa.

Otros medicamentos posibles

- **Alumina 15 CH**
  - **Estreñimiento** intenso.
  - Individuo que transpira.
  - Persona muy sensible a la electricidad estática al tocar las cosas.

- **Causticum 15 CH**
  - Miedo a los perros, a la oscuridad y a que pueda pasar alguna cosa.
  - Se muerde las mejillas y la lengua al hablar o al comer.

- **Colchicum 15 CH**
  - Aire aristocrático y altivo.
  - El olor de los huevos le produce náuseas.

- **Kalium carbonicum 15 CH**
  - Deseos de compañía, pero trata de forma ultrajante a la gente que le rodea.
  - Tiene muchas cosquillas.
  - Se vuelve loco por el azúcar.

- **Kalium muriaticum 15 CH**
  - Catarro tubárico.

    Problemática: quiere mantener las distancias con la madre.

- **Lachesis 15 CH**
  - Celos.
  - Voluble.
  - Uña encarnada del lado izquierdo.

- **Natrum muriaticum 15 CH**
  - Reservado.
  - Deseoso de sal.
  - Huye del sol y del padre.

- **Nitricum acidum 15 CH**
  - Transpiración de los pies ++ (Silicea).
  - Rigidez.
  - Mal carácter.

  Problemática: no sabe perdonar ("la ley, es la ley...").

- **Phosphoricum acidum 15 CH**
  - Se le cae el cabello.
  - Fatiga.
  - No se siente amado.

- **Plumbum 15 CH**
  - Adolescente que rechaza cualquier contradicción ("haría falta meterle plomo en el cerebro").
  - Cólicos abdominales.
  - Timidez en público.
  - Conjuntivas azules.

- **Sulphur 9 CH**
  - Sucio y desaliñado.
  - No le importa nada.

  Problemática: "No quiere aprender nada de los demás".

- **Thuja 15 CH**
  - Transpiración profusa.
  - Hipersensibilidad.

  Problemática: le gustaría controlarlo todo para ser el centro de atención.

- **Tuberculinum 15 CH**
  - La vacuna de la tuberculosis no produce la reacción esperada.
  - Manchas blancas en las uñas.
  - Deseos de viajar.

FORÚNCULOS

Abscesos cutáneos y subcutáneos con frecuencia debidos a una infección por estafilococo áureo. Simbólicamente, se deben a un enfado reprimido, al sentimiento de rabia no expresado; tienen una función de eliminación (emuntorio cutáneo).

Los favorecen una dieta con demasiado azúcar (mucha Coca-Cola, por ejemplo) o la predisposición a la diabetes.

Cuidados locales

Debe desinfectarse la piel con jabón de caléndula y favorecer la maduración del absceso con aplicaciones de arcilla verde.

Con homeopatía

Al inicio del cuadro daremos:

- **Apis 7 CH en gránulos**
  Si el sujeto mejora con las aplicaciones de compresas frías y bebe poco.
  Problemática: rechaza la acción colectiva.

- **Belladonna 7 CH en gránulos**
  Si es importante la sed.

Podremos ayudarnos con una dosis de **Staphylococcinum 15 CH.**

Cuando aparece una punta de pus blanco:

Hepar sulphur 15 CH, que actúa como el "bisturí homeopático" y permite vaciar el absceso.

Sujeto al que le atrae el fuego (quiere quemarlo todo para destruirlo y para purificarlo).

Casos particulares

- En caso de microforúnculos, el mejor medicamento es **Arnica 15 CH**. Individuo que lo quiere hacer todo, para él todo vale la pena.
- En caso de panadizo (forúnculos en los dedos), se recomienda **Myristica sebifera 7-9 CH** que activa la supuración y la drena, con lo que también se puede evitar que sea necesaria la intervención quirúrgica.
- En caso de ántrax (absceso con una zona necrótica), se prescribirá **Anthracinum 15 CH** (miedo de ser aplastado por los coches).
- En caso de supuración crónica, están indicados dos medicamentos:

• **Silicea 15 CH**
  - Individuo friolento, con transpiración de las extremidades.
  - Asustado por las agujas.

• **Sulphur 9 CH**
  - Persona que vive bien, que come demasiado azúcar y no se limpia.

Podemos ayudarnos con una dosis de **Staphylococcinum 15 CH**.

VITÍLIGO

El vitíligo es una afección crónica que produce una despigmentación de la piel por zonas, que se traduce en manchas blancas.

Algunos medicamentos homeopáticos son eficaces para tratar esta afección, para la cual la alopatía no tiene ninguna solución. Mientras se espera ser examinado en profundidad por un médico, se pueden probar los siguientes medicamentos:

- **Alumina 15-18-24-30 CH**
  - Individuo que transpira poco.
  - Muy sensible a la electricidad estática cuando toca las cosas.
  - Estreñimiento.
  - Miedo a los cuchillos.

  Problemática: problema edípico (miedo a ser víctima de un asesinato o ritual, de un sacrificio).

- **Arsenicum album 15 CH**
  - Individuo minucioso, rígido y meticuloso.
  - Friolento.
  - Avaro.

  Problemática: miedo a la muerte porque cree que no hay nada después.

- **Silicea 15 CH**
  - Hipersensible.
  - Tímido.
  - Le sudan los pies y las manos.
  - Tiene miedo a las agujas.

  Problemática: no quiere salir de su burbuja.

- **Hura brasiliensis 15 CH**

Es un buen medicamento cuando ha habido algún duelo por un niño en la familia. También aconsejado en caso de lepra (en este caso las manchas blancas son indoloras).

PITIRIASIS VERSICOLOR

La pitiriasis versicolor es una afección dermatológica que se caracteriza por una pequeña erupción de manchas ligeramente descamativas, que suelen localizarse en el tronco. Se debe a la infección por un hongo.

El mejor medicamento homeopático es **Arsenicum iodatum 7 CH**. Se administran tres gránulos por la mañana durante 10 días.

El tratamiento local consiste en aplicar compresas de agua bicarbonatada (una cucharadita de café de bicarbonato en un vaso de agua).

También se debe disminuir la ingesta de alimentos ácidos y beber agua bicarbonatada.

Si este tratamiento no tiene éxito, se puede dar al paciente una dosis de **Psorinum 30 CH**, que es un buen medicamento para la mayoría de las **micosis**.

Otras micosis cutáneas

Una micosis es la presencia de un desarrollo anormal de una colonia de hongos en la piel que provoca una erupción descamativa. En ocasiones aparece en los pies (pies de atleta).

El primer medicamento en el que hemos de pensar es **Psorinum 30 CH**, una dosis única (medicamento de angustia de **abandono**). El paciente es friolento y tiene mal aliento.

Si la transpiración en los pies es abundante

- **Silicea 15 CH, una dosis única**
  - Sujeto tímido en público.
  - Hipersensible.
  - Miedo a las agujas.

– Deseos de darse baños muy calientes.
Problemática: miedo a salir de su burbuja.

Si estos medicamentos fracasan, probar con:

- **Nitricum acidum 15 CH**
  – Individuo rígido ("la ley es la ley").
  – Deseos de comidas grasas y de sal.
  – Fisuras cutáneas y fisuras en las mucosas (una fisura anal, por ejemplo).

Si la transpiración es importante en el cuerpo, con un fuerte olor:

- **Thuja 15 CH, una dosis única**
  – Sujeto hipersensible.
  Problemática: le gustaría controlarlo todo para ser el centro de atención, pero no lo consigue.

ANGIOMAS

Al nacer, pueden descubrirse angiomas planos, sin relieve, que parecen manchas de vino. En general se atenúan con la edad, pero si persisten crean un problema de tipo estético que podrá tratarse con láser en la adolescencia.

En homeopatía se tratan con una dosis de **Luesinum 15 CH**, seguida, a los 15 días, de una dosis de **Calcarea fluorica 15 CH**.

Si no se producen cambios, hay varios medicamentos posibles; por ejemplo: Arsenicum album, Carbo animalis, Phosphorus, Silicea o Thuja. La elección de uno u otro dependerá de otros síntomas concomitantes.

Hay ciertos angiomas con relieve que parecen pequeñas coliflores. Son los **angiomas tuberosos**. Crecen durante el primer año de vida, y desaparecen a lo largo del segundo año de vida. Podemos intentar un tratamiento con **Calcarea carbonica 15 a 30 CH**.

Otros angiomas, los denominados angiomas estelares, aparecen más tarde. Los primeros medicamentos en los que tenemos que también **Luesinum 30 CH** y **Calcarea fluorica 15 CH**.

Los angiomas dan pocas complicaciones, aparte del problema estético. Hay que señalar, de todas formas, el síndrome de Klippel-Trenaunay, un gran angioma que aparece en una extremidad inferior; la sangre circula más deprisa en esa zona y provoca un crecimiento más rápido del miembro afectado.

ACNÉ

Con frecuencia, en la adolescencia, al joven le aparece una erupción pustulosa en el rostro y en ocasiones en la espalda o el tórax. Es la consecuencia del cambio hormonal.

A esta edad, los jóvenes se preocupan mucho por su apariencia y se pasan horas delante del espejo, por lo que el grano más pequeño puede desencadenar un cuadro de angustia existencial (Platina: ser o aparentar).

En ciertos casos, la erupción es exagerada y, aparentemente, tiene como propósito alejar a un posible pretendiente.

Tratamiento alopático

Se recomiendan realizar aplicaciones locales antisépticas y reguladoras de las secreciones sebáceas. Asi mismo, en ocasiones, se recetan antibióticos, medicamentos que tienen efectos secundarios, en particular sobre la flora intestinal.

En casos graves, se proponen tratamientos con vitamina A y ácido retinoico (Roaccutane®, por ejemplo), que pueden tener muchos efectos secundarios y obligan a las chicas a tomar anticonceptivos, porque existe el riesgo de que, si se quedan embarazadas, se produzcan malformaciones fetales graves.

La toxicidad de estos medicamentos afecta sobre todo al hígado, por lo que ser recomienda en estos casos control periódico de su funcionalismo (transaminasas).

Tratamiento homeopático

Para el tratamiento local, se recomienda aplicar caléndula. Por ejemplo, tintura madre de caléndula. Se diluyen 10 gotas en un vaso de agua y se aplica la solución por la noche, con un algodón, sobre los granos.

También se recomienda el uso de un **jabón de caléndula** para la higiene personal.

Mientras se espera ser examinado en profundidad por el médico homeópata, podemos probar con:

- **Aurum metallicum 15 CH, una dosis única**
  - Joven dinámico y **fuerte**.
  - Generoso.
  - Deseos de carne y de pan.

  Problemática: rechazo de la ley del padre, ganas de seguir su propia ley.

- **Calcarea silicata 15 CH**
  - Sujeto friolento.
  - Miedoso.
  - Aficionado a los alimentos “bio”.
  - Experiencias místicas (**habla con los muertos**).

- **Carbo animalis 15 CH**
  - Chico triste y solitario. Se ha sacrificado por los demás y no se siente suficientemente valorado por ello.
  - Acné rosácea.
  - Numerosos gánglios.

- **Carboneum sulphuratum 15 CH**
  - Acné que pica.
  - Deseos de bebidas alcohólicas.
  - Irritable, ansioso e intolerane.

- **Causticum 15 CH**
  - Autoritario y llorón.
  - **Siempre teme que pueda pasar alguna cosa**.
  - Se muerde las mejillas al hablar o al comer.

- **Conium maculatum 15 CH**
  - **Muy intelectual**, rechaza su sexualidad.
  - Minucioso, rígido, autoritario.
  - Deseos de alimentos salados.

- **Hepar sulphur 15 CH**
  - Medicamento muy efectivo para tratar las supuraciones.
  - **Atraído por el fuego**, siempre las está jugando con cerillas.
  - Deseos de vinagre.
  - Friolento.

  Problemática: le gustaría destruirlo todo para volver a construirlo de nuevo.

- **Kalium bromatum 15 CH**
  - Pena escondida.
  - Mueve sin cesar las manos ("Juego de manos, juego de villanos").
  - Tartamudeo.

  Problemática: la **mala reputación**.

- **Nux vomica 15 CH**
  - Colérico.
  - Se muestra muy meticuloso en asuntos de escasa importancia.
  - Deseos de alimentos de sabor fuerte y de alcohol.
  - Trabajo intenso, fatiga.

- **Silicea 15 CH**
  - **Timidez; sobre todo teme tener que aparecer en público.**
  - Transpiración nauseabunda de los pies y de las manos.
  - Miedo a las agujas.

  Problemática: hay que salir del caparazón.

- **Sepia 15 CH**
  - Adolescente sensible.
  - Un poco afeminado si se trata de un chico.
  - Apurado.
  - Friolento.
  - Extremadamente sensible a los olores.
  - Estreñimiento.
  - Aficionado al baile y a la hípica.

- **Sulphur 15 CH**
  - Adolescente desaliñado y sucio, **no se lava**.
  - Acné localizado especialmente en la frente.

- **Carbo vegetabilis 30 CH**
  - **Acné en la espalda**.
  - Tabaquismo.
  - Se muestra tímido en público (Silicea).

- **Indium metalicum 15-30 CH**

  Chica demasiado masculina. Los niveles hormonales muestran que fabrica demasiadas hormonas masculinas (error en la identidad sexual, **le hubiese gustado ser un chico**, o lo contrario si se trata de un chico).

- **Juglans regia 7-9 CH**

  Medicamento que puede ser muy útil cuando ninguno de los demás remedios parece estar indicado.

  – Acné en el rostro y en el **cuello**.

PIOJOS

El problema de los piojos afecta sobre todo a los niños de entre 5 y 7 años. En esta época hay que matar a los piojos... y a alguien más, ya que nos encontramos en una etapa de pleno desarrollo del complejo de Edipo.[16]

En la práctica hay que eliminar a los piojos con una loción insecticida a base de malation, las únicas que son eficaces. Al día siguiente se le lava la cabeza y se hierven los gorros y todo lo que haya estado en contacto con los piojos.

Hay varios medicamentos homeopáticos que pueden ser útiles para el tratamiento y para evitar las recaídas:

Para prevenir:

Cada mañana poner algunas gotas de esencia de orégano (o Origanum TM) y de vez en cuando dar tres gránulos de **Cucurbita pepo 7 CH**.

Para curar:

El medicamento de elección es **Lachesis 15 CH**, una dosis única.

- Celos.
- Locuacidad.
- Le molesta el calor.
- No soporta la ropa ajustada.
- Siempre está metido en follones.

Otros medicamentos posibles:

- **Psorinum 30 CH**
  - Muy friolento.
  - Individuo con eccema seco.

  Problemática: siempre tiene miedo de ser abandonado.

- **Arsenicum album 15 CH**
  - Niño lleno de manías.
  - Meticuloso.
  - Friolento.
  - Miedo a los microbios; le horroriza tener piojos.

- **Sulphur 15 CH**
  - Niño caluroso.
  - Sucio.
  - No le importa nada.
  - Le apetecen los dulces.

- **Mercurius 15 CH**
  - El líder de su grupo de amigos.
  - Precoz.
  - Saliva muy abundante.
  - Transpiración abundante.
  - Le gusta la mantequilla.

TRAUMATISMOS

Golpes, heridas y diversas lesiones

La homeopatía es un tipo de medicina de elección para tratar casos de urgencia debidos a golpes o heridas. Cuando el medicamento ha sido bien elegido, la recuperación es rápida, con pocas o ninguna secuelas, incluso en casos tan graves como un traumatismo craneal, en el que la curación puede ser casi milagrosa.

Valor simbólico

"Nada ocurre al azar". "Azar es una palabra hebrea que significa "ayuda". En los casos de golpes o heridas, hay siempre que plantearse cuestiones sobre uno mismo. De "golpe" hay alguna cosa que cambiar. Como hemos visto en el libro *Homeopatía, Remedios para las distintas etapas de la vida*, según el órgano afectado nos podremos plantearnos el simbolismo asociado. Por ejemplo, en el caso de estar afectados los dedos:

Los dedos

Representan "lo que se tiene que hacer".

- El meñique representa el secreto.
- El anular, la alianza.

- El corazón, un problema mayor, el padre, el jefe o el complejo de Edipo.
- El índice nos representa a nosotros ("Señalado con el dedo", "Señalado con el índice").
- El pulgar simboliza la relación oral con la madre (chuparse el dedo).

Las heridas superficiales

Necesitarán cuidados externos:
- Desinfección: limpieza con agua oxigenada (que no pica).
- Aplicación de una **gasa grasa con pomada de caléndula**, en los rasguños y las quemaduras.

Y también:

- **Calendula 7 a 9 CH**

Tres gránulos tres veces al día durante varios días en caso de heridas con desgarros (también podemos lavar al herida con agua hervida tibia en la que se pondrán algunas gotas de Calendula TM).

Caléndula, una maravilla de los jardines que también puede solucionar cualquier problema.[17]

- **Staphysagria 15 y 30 CH**

Es el medicamento de los cortes o de los trastornos por heridas suturadas (una intervención quirúrgica, por ejemplo).

Una dosis a la 15 CH actúa localmente y también sobre las heridas mentales (el corte puede hacernos pensar en una angustia de castración y en la frustración que la acompaña).

- **Hypericum 15 y 30 CH**

Para las **heridas de la punta de los dedos o los traumatismos por aplastamiento**. Las hojas de la planta Hypericum perforatum tienen múltiples agujeros, que nos pueden hacer pensar en los múltiples caminos que podemos tomar en un momento dado.

Los golpes, las contusiones y las equimosis

- **Arnica 9 a 30 CH**

Es el medicamento que se tiene que dar casi siempre que se produce un golpe. En bajas diluciones, disuelve los morados fácilmente. En altas diluciones, puede hacer salir al paciente de un coma traumático o tratar un "traumatimo del alma" después de un "golpe" de la vida (la muerte de un ser querido, el suicidio de un amigo, etc.). El árnica es una flor que crece en las montañas y nos puede permitir continuar subiendo sin tambalearnos ("vale la pena").[18]

En caso de caída de gran altura, con lesiones profundas, añadiremos **Millefolium 15 CH**, en especial si el traumatismo se acompaña de hemorragias (sangrado de la nariz, por ejemplo).

Los traumatismos según su localización

Cabeza

En caso de traumatismo craneal, hay que dar primero **Arnica 15 o 30 CH**, y después si se produce un edema cerebral (obnubilación, dolor de cabeza, vómitos, etc.) **Natrum sulphuricum 15 a 30 CH**.

En caso de que haya vómitos, hay que hacer una exploración de urgencia en un hospital que tenga escáner para descartar un hematoma subdural, que puede aparecer las primeras 48 horas después del traumatismo y necesita un tratamiento quirúrgico (hay otros síntomas evocadores, como una asimetría de las pupilas, vértigo, parálisis localizadas, etc.).

- **Cicuta virosa 15 y 30 CH**

Es un medicamento indicado para traumatismos en la cara y la nariz y cuando aparecen convulsiones y/o eccema (por ejemplo, después de recibir la coz de un caballo en la cara).

Son gente que viven al margen del mundo, porque consideran que éste está "loco".

- **Opium 15 y 30 CH, 10000 K**

Esta indicado en caso de coma con estupor y arritmia cardíaca, respiratoria y estreñimiento. El miedo le ha dejado estupefacto, es imposible conseguir el paraíso.

- **Lobelia inflata 15 y 30 CH**

Es un medicamento para tratar los **dolores de cabeza y los vértigos** después de un traumatismo en la cabeza. Es el tabaco de los indios.

Cefalohematoma

Aparece después de un parto traumático. Se trata de una hemorragia bajo el periostio que tarda en absorberse y puede calcificarse si no damos Silicea 15 CH, Calcarea fluorica 15 CH o Mercurius 15 CH, según cúal el contexto (véase el apartado «Neonatología: el pediatra en la maternidad»).

Ojos

- **Symphytum 15 y 30 CH**

Es el medicamento de elección en caso de "**ojo amoratado**", producido por un puñetazo o de un pelotazo.

El ojo representa el acceso a la tercera dimensión del amor, el "amor universal". Symphytum ("Santo hizo al hombre") nos puede ayudar a entrar en esa dimensión.

Por otro lado, la consuelda, nombre popular de la planta, puede **ayudar a las parejas que se separan**...

Es bueno masajear el ojo sano para que mejore el afectado por medio de un sistema reflejo.

- **Ledum palustre 15 CH**
  Medicamento aconsejado cuando hay un traumatismo en el ojo, que mejora al mojarlo con agua fría. Pensar en él si Symphytum no funciona.

- **Staphysagria 15 CH**
  Será útil si existe una cólera suprimida además del traumatismo (por ejemplo, una mujer golpeada por su marido borracho).

- **Ruta graveolens 9 CH**
  Si persisten trastornos de acomodación y si ha habido un traumatismo en los cartílagos de la cara.

- **Bothrops y Crotalus 15-30 CH**
  Venenos de serpiente indicados en caso de hemorragia de la cámara anterior del ojo.
  A Bothrops le gustaría tener una mirada precisa que le ahorraría tener que pensar. Crotalus lucha contra la voluntad del padre (AFADH).

- **Coccus cacti 9-15-30 CH**
  Es el medicamento adecuado cuando hay cuerpos extraños en el ojo. Rechaza ver la viga en el ojo propio y se fija en la paja del ojo ajeno. No puede lograr la tercera dimensión del amor (el "otro") porque tiene un extraño al que no acepta (por ejemplo, al padrastro después del nuevo matrimonio de la madre).

Boca

Fractura dental:

Podremos salvar algunas piezas con **Arnica**, **Hypericum** y **Pyrogenium (9 a 15 CH)**. Estos medicamentos evitarán las infecciones.

Mordedura de la lengua:

- **Ignatia 15 CH**

  Medicamento apropiado para las personas desestabilizadas por una pena o una ruptura amorosa. Utilizamos la expresión "nos mordemos la lengua" para decir que callamos alguna cosa.

- **Causticum 15 CH**

  Individuos desestabilizados por los pesares que caen sobre los demás: ("Algún día también puede sucederme a mí").

Traumatismos en las encías:

- **Staphysagria 15 CH**

  Medicamento de frustración. Las encías sangran cuando se lavan los dientes.

Nariz

Epistaxis (sangrado de la nariz):

En caso de que se produzca un traumatismo que haga que sangre la nariz, podemos dar Arnica. Si se pone un trocito de papel bajo la lengua (un trozo de *kleenex*, por ejemplo), se consigue que la nariz pare de sangrar.

Si no es eficaz, pueden ser efectivos los siguientes medicamentos:

- **Ferrum phosphoricum 9 CH**
  - Niño débil, anémico, sin estar todavía "encarnado", presa fácil de los virus de cada estación.

- **China 9-15 CH**
  - Anemia.
  - Sangrado que se hace eterno.
  - Es un niño que no ha querido destetar. Más tarde rechazará un posible psicoanálisis y perderá todas sus fuerzas enfrentándose con sus animales interiores.

    Curiosamente, a menudo pierden las llaves.

- **Vipera 9-15 CH**
  - Individuos coleccionistas; lo guardan todo ("el que vive pierde").
  - Varices.

- **Crocus sativus 9 CH**
  - Medicamento de sangrado de la nariz en tiempo caluroso.
  - Sangrado negruzco, en hilos.
  - Niño que quiere acceder a la alegría poseyendo a los demás, lo que es imposible.

Columna vertebral

Cervicales:

- **Mezereum 15 y 30 CH**

Es un buen medicamento para tratar el latigazo cervical. Son individuos que han perdido sus referencias.

Punción lumbar:

Hace desaparecer las cefaleas (después de una anestesia peridural, por ejemplo). Si no tiene éxito, intentarlo con Hypericum 15 CH.

Columna dorsolumbar, coxis:

- **Hypericum 15 CH-30 CH**

Muy útil cuando está afectada la espalda. Las hojas de la planta Hypericum perforatum tienen múltiples agujeros que nos hacen pensar en los numerosos caminos que podemos tomar en un momento dado.

Afectación medular:

- **Ignatia 15 CH-30 CH; 1000-10000 K**

Indicado para las heridas de la médula espinal.

Problemática: encontrar el amor en sus tres dimensiones.

El tórax

Fractura costal:

- **Kalmia latifolia 9 CH**

Calma los dolores. Problemas con el cónyuge, con la gente que tenemos al lado.

Corazón:

- **Cactus 9 CH**

Indicado para golpes sobre el corazón, que parece estar encerrado con un alambre.

Problemática: escapar de la mirada del otro que te oprime.

Senos:

- **Bellis perennis 9 CH**

Efectivo para tratar los traumatismos en las mamas.

Problemática: ser bella para siempre.

- **Conium maculatum 15 CH**

Para trastornos crónicos.

Problemática: utilizar la energía sexual para acceder al conocimiento.

Abdomen

Dolores por los movimientos del feto: **Conium maculatum 15 CH**.

Genitales

- **Arnica 15 CH**

Es el medicamento de elección. Después podemos añadir **Hypericum 15 CH** si hay dolores neurálgicos.

- **Staphysagria 15 CH**

  Para evitar trastornos psicológicos (después de bajar la piel del prepucio de forma brusca o de una fimosis, por ejemplo).

  Problemática: frustración, sadomasoquismo.

Extremidades

Luxaciones:

Después de la reducción, el medicamento de elección, asociado a **Arnica 9 CH**, es **Rhus toxicodendron 9 CH**.

- Dolor que se agrava con el frío húmedo al iniciar el movimiento.
- Se siente mejoría por el movimiento continuado.

Problemática: ¡el movimiento es la vida!

Fracturas:

Se suministra **Arnica** de forma sistemática en una dilución alta (15-30 CH). Si los dolores óseos son importantes, se añade:

- **Symphytum 15 CH**

  La consuela ayuda a la consolidación y evita las seudoartrosis.

  Problemática: encontrar el camino hacia la santidad ("Santo hizo al hombre"), en especial en las fracturas del fémur.

- **Calcarea phosphorica** (diluciones **progresivas de la 9 a la 30 CH)**

  Medicamento **de crecimiento con desmineralización** y fractura producida en un niño que tiene mucho apetito por la tarde.
  - Fuerte sentimiento de injusticia.
  - Comunicación magnética.

- **Sticta pulmonaria 15-30 CH**
  - Medicamento de **insomnio después de una fractura**. Es un remedio que está relacionado con la apertura del seno frontal, la apertura del tercer ojo (¡Dios nos habla en el silencio de la noche!).

- **Silicea 15-30 CH**
  Se da en caso de fractura abierta con supuración.
  Problemática: salir del su caparazón, de la burbuja (timidez).

Desgarro muscular:

- **Agaricus 9-15 CH**
  Es el medicamento de la gente con un espíritu demasiado potente para un cuerpo que flaquea. Hay que balancear cuerpo y espíritu. Es el caso del corredor de maratón en el que el nivel de endorfinas se eleva de tal forma que ya no siente dolor, va demasiado lejos y "se rompe".

- **Bryonia 9-15 CH**
  Cuando el dolor es tan violento que le condena a una inmovilidad total.
  Problemática: no se quiere dejar el hogar. La planta tiene unas raíces enormes.

Trastornos causados por exceso de trabajo muscular:

- **Arnica 9-15 CH**
  Puede usarse incluso como preventivo. Son personas que se esfuerzan demasiado.

- **Bellis perennis 9-15 CH**
  Medicamento muy útil para el trabajador del campo de edad avanzada, fatigado de tanto trabajar.
  Problemática: belleza perenne.

Tendinitis:

- **Anacardium 15-30 CH**
  Problemas de elección. La persona tiene que elegir entre varias posibilidades.
  Medicamento que con frecuencia se administra a los gemelos con caracteres difíciles ("¿Qué soy yo?, ¿ángel o demonio?").

- **Rhus toxicodendron 9-15 CH**

  Fatiga de los tendones por exceso de actividad en un ambiente húmedo o junto al mar.

  Problemática: ¡moverse es vivir!

- **Ruta graveolens 9-15 CH**

  Contradicción entre el deseo de disfrutar y la voluntad de no participar en la creación

  – Descenso de la agudeza visual.

  – **Presbicia precoz.**

Calambres:

- **Cuprum metallicum 9-15 CH**

  Es el medicamento de elección.

  Problemática: estar a la altura de la situación.

Traumatismos en las extremidades según su localización

Hombros

Fractura de clavícula:

- **Causticum 15-30 CH**

  – Miedo a que pase alguna cosa. La espada de Damocles.

Dolores prolongados ocasionados por un traumatismo en el hombro:

- **Ferrum metalicum 15-30 CH**

  – No se puede hacer[19] nada. De hecho se trata de un problema de voluntad.

Parálisis del plexo braquial:

- **Causticum 15 CH**

  – Después de un parto difícil.

Codo

Codo del tenista:

- **Arnica 9-15 CH**
  - Se trabaja y se esfuerza demasiado y no se quiere delegar.

- **Rhus toxicodendron 9-15 CH**
  - El movimiento es la vida.

- **Agaricus 9-15 CH**
  - Demasiada energía para un cuerpo que flaquea.

- **Ambra grisea 9-15 CH**
  - Los demás me pueden, me invaden con su negatividad y no puedo protegerme.

Pronación dolorosa:

Se trata de un tirón del brazo en un niño pequeño. El codo se sale y la mano queda bloqueada en pronación (rotación de la mano de afuera hacia adentro). Hay que doblar el codo, colocar la mano en supinación (rotación de la mano de dentro hacia afuera) y extender el brazo, para colocar la cabeza del radio en su sitio.

Después daremos:

- **Cuprum 15 CH**
  - Calambres.

    Problemática: el niño tiene miedo de no estar a la altura.

- **Plumbum 15 CH**

  El niño rechaza cualquier contradicción.

Manos

Aplastamiento, pinchazos, laceraciones:

El medicamento de elección es **Hypericum (15-30 CH)**: Hypericum perforatum, encontrar el buen agujero, la buena puerta o camino.

Rodilla

- **Calcarea phosphorica 15-30 CH**
  - Crecimiento muy rápido.
  - Contacto magnético.
  - Gran sentimiento de la justicia.
  - Debilidad de las rodillas después de un accidente.

- **Iodum 15-30 CH**
  - Afectación de los ligamentos cruzados y meniscos.

  Problemática: salir de las relaciones fusionales, aceptar al otro, acceder a la tercera dimensión (el amor universal, trascendencia).

- **Ruta graveolens 9-15 CH**
  - Afectación del cartílago.

  Problemática: controlar la energía sexual; aceptar la creación.

- **Medorrhinum 15-30 CH**
  - Secuelas dolorosas en la rodilla.
  - Individuos que duermen boca abajo y se muerden las uñas.

  Problemática: ansiedad por anticipación.

Enfermedad de Osgood-Schlatter en un adolescente

El periostio queda arrancado de la tibia después de la tracción del tendón del cuádriceps. Se trata de una enfermedad que no supone peligro, pero en la que el dolor limita el movimiento y no se puede hacer deporte durante un año. El mejor medicamento es **Agaricus 15-30 CH** (mucha energía en un cuerpo que falla).

Tobillos

Los esguinces se curan rápidamente con Arnica 9 CH con la ayuda de:

- **Rhus toxicodendron 9 CH,** en los casos simples.
- **Ruta graveolens 9 CH**, cuando se producen desgarros ligamentosos o desplazamientos óseos.
- **Bellis perennis 9 CH** ayudará a restaurar la belleza y la armonía cuando las secuelas producen cojera.

En casos crónicos:

- **Strontium carbonicum 15-30 CH** para los esguinces antiguos que se prolongan o que vuelven a repetirse.

- **Natrum carbonicum 15-30 CH**
  - Fragilidad crónica de los tobillos.
  - Persona que sufre porque no hay armonía en su entorno.
  - Dotado para el piano.
  - No soporta la miel.

Pies

Heridas:

- **Caléndula (la maravilla).**

  En tintura madre (10 gotas en un poco de agua) para desinfectar la herida.

- **Silicea 15 CH**
  - Supuración crónica.
  - Transpiración fétida de los pies.

    Problemática: salir del caparazón.

Ampollas:

- **Causticum 30 CH**
  - Miedo de que pase alguna cosa (espada de Damocles).
  - Compasión +.

Dolores de un muñón:

Pueden ser úitles **Symphytum 15 CH** o **Hypericum 15 CH**.

Quemaduras

Es indispensable acudir a un centro especializado si las quemaduras son extensas (un tercio de la superficie corporal).

Primer grado

Eritema (por ejemplo una quemadura solar):

Aplicar: pomada de caléndula.

- **Apis 7 CH y después 15 CH, en gránulos**
  - Ausencia de sed.
  - Se siente mejoría con el frío.
    Problemática: rechazo a la colectividad.

- **Belladonna 7 CH**
  - Fiebre asociada a dolores de cabeza pulsátiles.
  - Pupilas dilatadas.
  - Miedo a la agresividad del otro.

Segundo grado

Presencia de ampollas:

No reventar las ampollas, son el mejor vendaje posible; protegerlas con una **gasa con grasa** y **pomada de caléndula**.

- **Cantharis 7-9 CH**
  Se siente mal, se hunde, **después** de haber sido sometido a alguna prueba (por ejemplo, se hunde después de un examen).

Tercer grado

Presencia de zonas negras, quemaduras profundas:

Debe acudirse a un centro especializado.

Aplicar pomada de caléndula, gasas con grasa. Es posible que sea necesario hacer injertos.

- **Arsenicum album 15 CH**
  Acción remarcable sobre el dolor, la inquietud y la cicatrización.

Insolaciones

Hay que tener mucho cuidado con ellas porque favorecen el envejecimiento de la piel y pueden causar cáncer de piel (melanoma), por ello se debe ir al dermatólogo ante cualquier peca que crece o pica). La insolación produce en general una quemadura de primer grado y en ocasiones de segundo grado. La gravedad del cuadro depende de la extensión y de los signos generales asociados (fiebre, deshidratación, etc.)

Simbólicamente el sol representa al padre, hay pues en la insolación un conflicto con el padre, tanto físico como espiritual.

Los medicamentos homeopáticos útiles son:

- **Apis 7 CH**
  – Ausencia de sed.
  Problemática: rechazo a la colectividad.

- **Belladonna 7 CH**
  – Fiebre.
  – Dolores de cabeza pulsátiles.

Problemática: miedo a ser agredido por los dientes de la madre, miedo a ser devorado.

- **Cantharis 7-9 CH**
  - Presencia de ampollas.

  Problemática: se siente mal después de haber sido sometido a alguna prueba.

- **Glonoinum 9 CH**
  - Dolores de cabeza explosivos.

  Problemática: deseo de invadir a los demás.

Alergia al sol

Después de la exposición al sol, con frecuencia con los primeros rayos de la primavera, puede aparecer una erupción pruriginosa como una urticaria. En estos casos se recomienda administrar: **Sol 7-15 CH**.

Si este medicamento no tiene éxito, se puede intentar con:

- **Natrum muriaticum 15-30 CH**
  - Alergia al sol.
  - Adelgazamiento.
  - Deseos de sal.

  Problematica: problema con el padre.

Cuerpos extraños

Las astillas se eliminan fácilmente con **Silicea** a una baja dilución (**5 CH**, tres gránulos por la mañana y por la noche durante algunos días).

Problemática: salir del caparazón.

Localmente: aplicar tintura madre de caléndula.

- **Coccus cacti 7-9 CH**
  Pajita o alguna cosa en el ojo.
  Problemática: coger al extraño que ha entrado en vuestra vida (el padrastro, por ejemplo).

Inhalación de cuerpos extraños

Riesgo de ahogo:

Peligro secundario:
- Bloqueo de un bronquio (por un cacahuete, por ejemplo).
- En neumopatías de repetición, siempre del mismo lado, realizar una radiografía para descartar que haya algún cuerpo extraño alojado en esa zona.

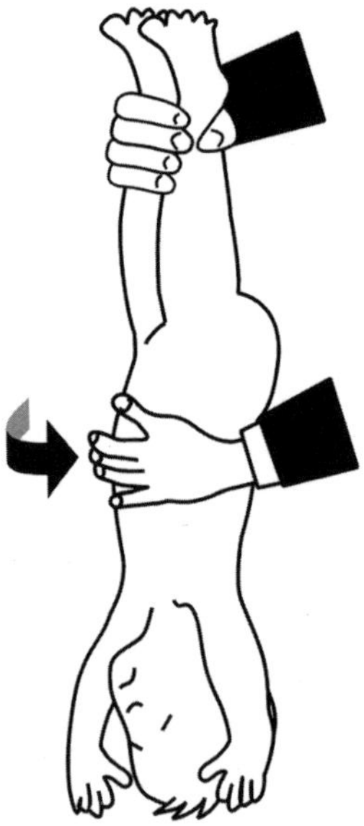

Coger al niño por los pies y apretar su abdomen de forma enérgica

Si existe dificultad respiratoria laríngea:

- Considerar la posibilidad de que el paciente haya inhalado un cuerpo extraño en caso de laringitis aguda.

- **Mephitis putorium 9-15 CH**

Es un medicamento para la gente que se atraganta fácilmente al comer o al beber.

Problemática: voluntad de rechazar al otro.

Electrocuciones

- **Morphinum 15-30 CH**
  - El niño queda "tocado" por una descarga eléctrica.

  Problemática: encontrar una "muerte dulce" (inconscientemente caer en brazos de Morfeo).

- **Phosphorus 15-30 CH**
  - Etéreo, magnético.
  - Estar metido en su burbuja.
  - Impresión de que sale de su cuerpo.

Picaduras de insectos o mordeduras de animales venenosos

Después de la picadura o la mordedura de un animal venenoso podremos con frecuencia se observan reacciones locales que pueden tratarse con gran eficacia con medicamentos homeopáticos. De todas formas, si se observa en el paciente una **afección general**, es recomendable que sea sometido a un tratamiento médico con **adrenalina** o **cortisona**.

En caso de que se produzca una picadura en la boca, hay que consultar rápidamente con un médico. Mientras se espera que llegue la asistencia médica, es útil poner sal en la boca para tratar el edema y dar una dosis de **Apis 9 CH**.

Todos los venenos **se destruyen con el calor** (a 60º).

En caso de urgencia podremos:

1) **Aspirar el veneno con una ventosa.**
2) **Hacer un torniquete cerca de la picadura o mordedura**, entre la zona afectada y el corazón, para limitar la difusión del veneno.
3) **Acercar la herida a una fuente de calor**, (por ejemplo, una piedra calentada por el sol, la punta de un cigarrillo, el mechero del coche, etc.) tratando de no producir una quemadura.

El simbolismo

Las picaduras y las mordeduras de animales venenosos parecen debidas al azar, pero "azar" ya hemos visto que en hebreo significa "ayuda". "¿Qué mosca te ha picado?": el medicamento homeopático indicado nos pondrá sobre la pista del problema personal que hay que tener en cuenta.

Desde el punto de vista homeopático proponemos:

- **Ledum palustre 7-9-15-30 CH**

Es el medicamento de primera elección en la gente que sufre picaduras a menudo (preventivo y curativo). Hay que llevarlo siempre si vamos de camping.

- Se siente mejoría por el frío.
- Zonas azuladas y equimóticas.

Problemática: sueña con ser infalible juzgando sobre el bien y el mal, sobre lo bueno o lo malo, con tener un intelecto que todo lo penetre y estar al día en su especialidad "se pica" por cualquier cosa.

Abejas

Retirar el aguijón y después dar tres gránulos de Apis 9 a 15 CH cada cinco minutos.

- **Apis**
  - Edema.
  - Quemaduras, picaduras.
  - Hinchazón de la laringe → edema de Quincke (**Lachesis**, **Carbolicum acidum**).

  Problemática: la vida en una colectividad le parece insoportable.

Avispas

Proceder como en el caso de una picadura por abeja, pero dar **Vespa cabro 9 a 15 CH**.

En caso de que se hinche la cara (edema de Quincke) y la persona esté ronca o se ahogue, el caso es muy serio y hay que llevarla rápidamente a urgencias, donde le administrarán cortisona o adrenalina en caso de *shock* anafiláctico.

Los medicamentos homeopáticos útiles son:

- **Lachesis 15 CH** si la persona es celosa y voluble.
  - Atrae a los insectos.
  - Locuacidad, excitación, celos.
  - Complejo de Edipo.

- **Ledum 15 CH** si las picaduras adquieren un aspecto azulado.

- **Carbolicum acidum 15 CH** si el olfato es exagerado.

Si se está lejos de un hospital y no se tiene ningún medicamento y a alguien le ha picado en la boca una avispa, intentar poner sal dentro de la boca para tratar de deshinchar el edema.

En caso de alergia a las picaduras de avispa, hay que consultar con un homeópata para intentar cambiar el terreno.

Arañas

Dar **Ledum palustre 9 CH** durante 24 horas. Si el estado no mejora completar el tratamiento con una dosis de **Tarentula hispana 15 CH**.

Problemática: escapar de las relaciones fusionales ("¡Ella ha sido la reina!").

Hormigas

El primer medicamento que tenemos que dar es **Ledum palustre 7 CH**. Si la acción de Ledum es insuficiente, completar el tratamiento con **Formica rufa 9 CH**, en gránulos (escapar de una vida de hormiguita, pequeña y trabajadora).

Escorpiones

Después de **Ledum palustre 9 CH**, dar **Scorpio australis 9 a 15 CH**.

Problemática: estar en contra de la familia y de la sociedad, buscar la autodestrucción.

Garrapatas

Se propagan a través de los animales, en especial de los perros, en la primavera, y pueden transmitir enfermedades víricas (encefalitis por garrapatas) o la fiebre botonosa mediterránea debido a una bacteria, la rickettsia, sensible a los antibióticos de la familia de los macrólidos (Josamina®, por ejemplo). El lugar de la picadura aparece como una pequeña escara negruzca.

Podemos dar **Arsenicum album 15 CH**, en gránulos durante varios días.

Problemática: miedo a la muerte.

Mosquitos → paludismo

El medicamento clave es **Ledum palustre 7 a 30 CH**.

Hay países en los que un mosquito (anopheles) transmite una enfermedad denominada **paludismo**, para la que se utiliza habitualmente un tratamiento clásico con derivados de la quinina para prevenir o para tratar los casos ya manifiestos. Actualmente la resistencia a los derivados de la quinina hace que se elaboren productos cada vez más potentes, pero con más efectos secundarios. Se pueden atenuar los efectos secundarios con **Nux vomica 7 CH** (salir del exceso de trabajo) y **China 7 CH** (hacer la síntesis).

Las personas que no toleran la quinina pueden tomar una dosis de **Natrum sulphuricum 15 CH** cada 15 días

Problemática: demasiada agua, demasiado humor.

Medusas

El medicamento principal es **Medusa 7 a 30 CH**, que permite evitar las reacciones inmediatas (hinchazón que exuda como una quemadura) y las tardías (eccema).

Problemática: La "madre"[20] nos invade y nos envenena.

Pez araña

Las picaduras del pez araña producen un dolor intenso, como un relámpago, neurálgico. El mejor medicamento es **Hypericum 15 CH**, "el árnica de los nervios".

Problemática: hay mil agujeros, mil caminos por los que poder seguir.

Víbora

Utilizar una ventosa para aspirar el veneno y después, mientras el paciente espera la hospitalización, dar tres gránulos de **Vipera redi 7 CH** cada cinco minutos.

Problemática: "el que vive pierde". Hay que aceptar los cambios y desprenderse de las cosas antiguas.

Otras serpientes

Dar de entrada **Ledum palustre** y si es posible la dilución del veneno de la serpiente implicada (Crotalus 9 CH, Lachesis 9 CH, etc.).

Orugas procesionarias

Se puede producir un edema generalizado y, como efecto secundario, una torsión de testículo. Administrar **Bombyx procesionaria (15-30 CH)**.

Terrenos sensibles a las picaduras de insectos

Ciertas personas son picadas de forma habitual por los insectos, que parecen sentirse atraídos. Citaremos algunos ejemplos:

- **Lachesis 15 CH**
  - Individuo celoso, voluble.
  - Las picaduras mayoritariamente ocurren en el lado izquierdo del cuerpo.

    Problemática: complejo de Edipo.

- **Aurum metallicum 15 CH**
  - Sujeto autoritario.
  - Temerario.
  - Generoso, "va con el corazón en la mano".

    Problemática: rechazo de la ley del padre.

- **Arsenicum album 15 CH**
  - Meticuloso.

- Inquieto.
- Avaro.
- Friolento.

Problemática: miedo a la muerte.

- **Arnica 15 CH**
  - Trabajador.
  - Autoritario.
  - Altruista.

  Problemática: no quiere delegar.

- **Belladonna 15 CH**
  - Niño mordedor.
  - Fiebre con delirio.

  Problemática: estadio sádico oral (miedo a los "dientes de la madre").

- **Stramonium 15 CH**
  - Terrores nocturnos.
  - Niño mordedor como Belladonna y también celoso.

  Problemática: miedo a los animales peligrosos (éstos simbolizando nuestros animales interiores no dominados).

- **Sulphuricum acidum 15 CH**
  - Personas que tienen tendencia a moverse de forma precipitada o apresurada.

  Problemática: aparece el tema del accidente que se ha producido, con frecuencia, en el pasado, y que tiende a reproducirse en la actualidad de forma inconsciente.

Intoxicaciones y envenenamientos

Intoxicación alimentaria

- **Arsenicum album 15 CH**
  Envenenamiento por comer carne en mal estado.
  Problemática: miedo a la muerte porque se cree que no hay nada después.

- **Urtica urens 9-15 CH**
  Intoxicación por comer pescados o marisco en mal estado.
  Problemática: duelo por la muerte del padre o miedo a que ocurra.

- **Lycopodium 9-15 CH**
  Intoxicación por ostras.
  Problemática: miedo a ser devorado por estos animales vivos; deseos de poder.

- **Nux vomica 9-15 CH**
  Después de una comilona con mucho alcohol y alimentos fuertes.

Intoxicación por productos de limpieza

Contactar con el **Servicio de Información Toxicológica** llamando al **teléfono: 91 562 04 20.**

Mientras el paciente espera a ser atendido puede tomar **Nux vomica 7 CH** en gránulos.

Ingestión de productos cáusticos

Dar **Causticum 9 CH** en gránulos y telefonear al Servicio de Información Toxicológica.

Problemática: miedo a que pase algo grave.

Intoxicación por derivados del petróleo

Llamar al Servicio de información toxicológica y dar **Petroleum 9 CH** en gránulos.

Problemática: escepticismo.

Intoxicación por plomo

Pedir un análisis para ver los valores de plomo en sangre.

Administrar **Plumbum 9 CH** en gránulos y llamar al Servicio de Información Toxicológica (teléfono: 91 562 04 20) o a un hospital.

Problemática: no soporta que le contradigan.

Intoxicación por CO_2

Dar una dosis de **Carbo vegetabilis 30 CH** y llamar al servicio de urgencias.

Alergias alimentarias

La mayoría se ponen de manifiesto mediante la aparición de un eccema. Los tests cutáneos o la analítica (IgE y test CLA si se sospecha también una alergia respiratoria) pondrán en evidencia qué tipo de intolerancia está implicada.

Puede tratarse de un cuadro agudo que puede ser grave y precisa un tratamiento en un servicio de urgencias con adrenalina o cortisona.

Aparte de estos casos graves, la homeopatía puede realizar un gran servicio. Se puede administrar al paciente dosis repetidas de **Histaminum 15 CH** o de **Poumon histamine 15 CH** y después:

- **Apis 9-15 CH**
  En caso de edema o de urticaria, mientras se espera que llegue el médico.
  Problemática: rechazo de la colectividad.

- **Arsenicum album 15 CH**
  Si se producen vómitos o diarrea.
  Problemática: miedo a la muerte.

- **Nux vomica 7 CH**
  Si el paciente presenta náuseas o estreñimiento.
  Problemática: fatiga, demasiados medicamentos.

En función del resultado del análisis, podrán estar indicados otros medicamentos. Citamos algunos ejemplos.

Alergia al huevo

El huevo nos recuerda, de forma simbólica, la vida intrauterina. Para su tratamiento se puede proponer:

- **Chininum arsenicosum 15 CH, una dosis única**
  Si también hay alergia al pescado.
  Problemática: miedo a la muerte (Arsenicum) y a los animales, símbolos de nuestros miedos (China).

- **Colchicum 15 CH, una dosis única**
  Se agrava con los olores.

- **Ferrum metallicum 15 CH, una dosis única**
  Cuando nos encontramos ante un niño autoritario, trabajador, al que le sangra fácilmente la nariz.

Alergia al pescado

- **Chininum arsenicosum 15 CH**
  Si también tiene alergia a los huevos.

- **Carbo animalis 15 CH**
  Persona que se sacrifica en vano; se siente una víctima.

- **Caladium 15 CH**
  Tabaquismo que "se esconde" de la realidad detrás de una pantalla de humo.

- **Kalium carbonicum 15 CH**
  - Deseos de azúcar.
  - Cosquillas.
  - Trata a los demás de forma ultrajante.

- **Plumbum 15 CH**
  - No soporta las contradicciones.
  - Dolores abdominales.

Alergia a las ostras y al marisco

(Símbolo del repliegue en la concha.)

- **Carbo vegetabilis 30 CH**
  - Antecedentes de asfixia neonatal.
  - Fumador.

- **Lycopodium 15 CH**
  - Obstinado, autoritario, pero le falta confianza en sí mismo (el pequeño dictador).

- **Urtica urens 15 CH**
  - Individuo marcado por la muerte del padre.

Alergia a la leche

(Símbolo de la madre.)

El medicamento principal es **Ætusa cynapium 15-30 CH**

- La madre y el bebé no se entienden.

Alergia al gluten

(Proteína del trigo, símbolo del padre.)

- **Natrum muriaticum 15 CH**
  - Niño reservado.
  - Deseos de sal.
  - Ausencia física o afectiva del padre.

- **Natrum sulphuricum 15 CH**
  - Alergia a los hongos.
  - Sensibilidad a la humedad.

- **Sulphur 15 CH**
  - Niño tranquilo que se ensucia al comer.

- **Causticum 15 CH**
  - Niño autoritario, pero miedoso.
  - Deseos de sal.

- **Lycopodium 15 CH**
  - Niño autoritario.
  - Deseos de dulces.

- **Nux vomica 15 CH**
  - Sujeto nervioso y minucioso.
  - Deseo de comidas fuertes.
  - Exceso de medicamentos.

Alergia a las fresas

- **Antimonium crudum 15 CH**
  - Niño glotón.

- **Oxalicum acidum 15 CH**
  - Antecedentes familiares de problemas con oxalatos (oxalato en la orina).
  - Frecuentemente esterilidad.

- **Sepia 15 CH**
  - Niño friolento.
  - Estreñimiento.
  - Intolerancia a determinados olores.

- **Urtica urens 15 CH**
  - Duelo por la muerte del padre en sus antecedentes.
  - Urticaria.

Intervenciones quirúrgicas: preparación y trastornos derivados

El día antes

Por la mañana: **Opium 15 CH**, una dosis única.
Al mediodía: **Phosphorus 15 CH**, una dosis única.
Por la noche: **Arnica 15 CH**, una dosis única.

El día de la intervención

Al despertar de la anestesia:

- **Nux vomica 7 CH**, tres gránulos cuatro veces al día, para eliminar la anestesia.

Trastornos derivados de la intervención

- **Staphysagria 15 CH**, si la herida es importante o la operación ha sido en la zona urogenital.
- **Opium 30 CH**, en caso de que no aparezcan gases abdominales.
- **Pyrogenium 7 CH**, si hay una infección.
- **Myristica 7 CH**, como preventivo si hay un verdadero riesgo de infección.

Preparación para las manipulaciones del dentista

Antes

- Miedo +++: **Staphysagria 15 CH**, una dosis única (problema del estadio sádico masoquista).
- Hipersensibilidad: **Coffea 15 CH**, una dosis única.
- Si se va a realizar una extracción dental: **Arnica 15 CH**, una dosis única.

Después

- Si hay sangrado importante: **Arnica 7 CH**, en gránulos.
- Si se produce una reacción a la anestesia local: **Coca 9 CH** en gránulos.
- Enjuagues con 10 gotas de tintura madre de caléndula en un vaso de agua.

Preparación y trastornos asociados con las vacunas

Aunque a veces son indispensables y en algunos países obligatorias, las vacunas causan trastornos nefastos en el organismo, en especial en individuos ya predispuestos. Según el terreno, la persona reaccionará de una forma determinada a cada vacuna.

Los homeópatas creen que ciertas vacunas dejan una señal energética que debe tratarse.

Siempre podremos dar el preparado isopático de la vacuna que se ha suministrado. Por ejemplo: Una dosis única de DTP 30 CH.

Después de la vacuna, podemos administrar:

- Tratamiento alopático: un supositorio de Apiretal®.
- Tratamiento homeopático:

• **Aconitum 9 CH**

Cuando se tiene miedo durante la vacunación y aparece fiebre y agitación.

• **Thuja 15 CH**

- Para niños **a los que les da miedo los médicos** (Iodum, Stramonium).
- Niños que se destapan y transpiran mucho (con olor fuetre).
  Problemática: se quiere controlar todo.

• **Silicea 15 CH**

- Miedo a las agujas.
- Friolentos.
- Transpiración profusa de las manos y de los pies.
- Supuración fácil (la vacuna contra la tuberculosis puede supurar durante un mes). Localmente aplicaremos cataplasmas de arcilla verde y si es necesario una pomada con rifampicina.
  Problemática: miedo a salir del caparazón.

• **Sulphur 9 CH**

- Niño relajado, sucio y desaliñado que se destapa.
- Eccemas.

- **Graphites 15 CH**

Parecido a una Silicea muy friolenta y que además presenta estreñimiento, eccema e impétigo.

Después de la vacuna triple vírica, dar **Morbilinum 15 CH y Parotidinum 15 CH** o **Triple vírica 30 CH**.

Después de una vacunación contra la hepatitis, administrar una dosis de **Phosphorus 15 CH** o un preparado isopático de la vacuna en cuestión a la 15 o a la 30 CH. Si se producen trastornos, pensar también en **Lycopodium 15 CH** (niño mandón), en **Sepia 15 CH** (niño tímido e introvertido) o en **Chelidonium 15 CH** (violencia familiar, deseos de pegar a los niños).

Mareos del viajero

Coche

- **Cocculus 7 CH**

Si se marea en las curvas, darle tres gránulos antes de salir y repetir la dosis durante el trayecto.

Problemática: lo quieren controlar todo.

- **Nux vomica 7 CH**

Mareo incluso en la autopista y en las rectas (sobreexcitación).

- **Petroleum 7 CH**

Palidez, hipersensibilidad al olor de gasolina.

Barco

- **Conium maculatum 9 CH**

No soporta el cambio de energías del cuerpo de abajo arriba. (vértigo).

- **Bromium 9 CH**

  Se siente enfermo **al volver a tierra** (asma, náuseas).

Avión

Es conveniente dar de mamar a los lactantes para regular los cambios de presión del oído en el ascenso y el descenso.

Si el niño grita, darle tres gránulos de **Aconitum 7 CH**.

Miedo a volar:

- **Opium 15 CH,** una dosis antes de salir (el paraíso es inaccesible).

Tres gránulos cada hora de **Argentum nitricum 9 CH** (miedo a estar encerrado). Para tratar los trastornos por cambios de horario, Cocculus.

Adaptación a la altitud

La vida en las alturas puede provocar trastornos, en especial a los lactantes (a los que no se les puede llevar a más de 1.000 m. durante el primer año de vida ni a más de 2.000 m. durante el segundo).

En la gente mayor se pueden presentar trastornos del sueño, estreñimiento, dolores de cabeza, dificultades respiratorias y palpitaciones.

Hay tres medicamentos homeopáticos que pueden ser útiles para la adaptación:

- **Coca 9 CH**

  Medicamento de elección para tratar la adaptación a las alturas. Se tiene que tomar al salir tres gránulos cuatro veces al día durante 48 horas.

  Problemática: conseguir la cumbre de la creatividad.

- **Medorrhinum 15 CH**

  Hay que dar una dosis si persiste el insomnio.

Niños con eritema del pañal que duermen boca abajo o en posición genupectoral.

Adultos estresados con anticipación, que se muerden las uñas.

- **Coffea 9 CH**

Puede ser útil si son patentes la alegría y la excitación, que pueden perturbar el sueño ante la perspectiva de las vacaciones o de una hazaña deportiva que se va a realizar.

Siempre hay que subir y bajar lentamente, calcular los descansos, y dar de mamar al bebé o un caramelo a los niños para ayudarles a destapar los oídos.

En caso de otitis por los cambios de presión, hay que pensar en **Aconitum 7 CH** en gránulos y, si son necesarios, **Arnica 9 CH** y **Capsicum 9 CH**.

Los cambios de presión también se producen en los aviones aunque son aparatos bien presurizados, por ello se aconseja dar de comer a los niños al aterrizar o cuando despega el avión y procurar que no les dé el aire directo.

En las grandes alturas (superiores a los 4.000 m), se puede suministrar Diamox® si el mal de altura es grave (en niños de más de 6 años, la dosis recomendada es de 5-10 mg/kg/día).

Congelaciones

- **Agaricus 9-15 CH**

Se tiene mucha energía pero el cuerpo falla.

Poeta.

- **Zincum 15-30 CH**

Miedo a la autoridad, a la policia.

Padre demasiado severo.

TRASTORNOS NEUROLÓGICOS Y DEL COMPORTAMIENTO

NIÑO EPILÉPTICO

Se pueden diferenciar dos tipos de epilepsia:

Las ausencias o **petit mal**

Se producen breves ausencias de la conciencia, una o dos veces al día. Pueden perturbar la vida escolar, pero tienen un buen pronóstico. Los tratamientos alopáticos son eficaces (Depakine®), pero tienen muchos efectos secundarios (por ejemplo, alteraciones hepáticas). La homeopatía puede ser suficiente. Mientras se termina el estudio completo del paciente, se le pueden administrar los siguientes medicamentos:

- **Artemisia vulgaris 15 CH**
  Medicamento de elección si hay antecedentes de nacimiento traumático.
  – Niño cleptómano.

- **Belladonna 15 CH**
  – Niño **mordedor**.

- Aterrorizado por los perros y las máscaras.
- Enuresis en el primer sueño.

- **Causticum 15 CH**
  - Niño tímido, autoritario, miedoso.
  - Deseos de cosas saladas.
  - Después de un traumatismo.

  Problemática: la espada de Damocles.

- **Cicuta virosa 15 CH**
  - Eccema en la cara.
  - Antecedentes de traumatismo craneal o facial.

- **Calcarea carbonica 15 CH**
  - Niño miedoso.
  - Deseos de leche, azúcar y huevos.
  - Transpiración de la cabeza.
  - Dentición difícil.

- **Calcarea silicata 15 CH**
  - Miedo a los fantasmas (está en contacto con los muertos).
  - Insomnio.
  - Conjuntivitis de repetición.

- **Fluoricum acidum 15 CH**
  - Niño contento, jugetón, inconstante.
  - Las uñas crecen muy rápido.
  - Enrojecimiento de las palmas de las manos.
  - Crecimiento poco armónico.
  - Espíritu artístico.

- **Nux moschata 15 CH**
  - Niño que se refugia en el sueño en caso de sustos y que se desvanece por un "sí" o por un "no".

- **Phosphorus 15 CH**
  - Niño sensible y con cosquillas.
  - Sed de agua fresca.
  - Deseos de alimentos salados, hielo y leche fría.
  - Sangra fácilmente por la nariz.

  Problemática: se desencarna con facilidad.

- **Silicea 15 CH**
  - Niño sensible.
  - Transpiración profusa y maloliente de las manos y de los pies.
  - Miedo a las agujas.

  Problemática: miedo a salir de su burbuja.

- **Zincum cyanatum 15 CH**
  - Inquietud de las extremidades inferiores.
  - Congelaciones frecuentes.
  - Deseos de fruta.

  Problemática: miedo mortal a la autoridad (del padre).

La epilepsia generalizada o grand mal

Es más peligrosa que el *petit mal.* Se produce una pérdida del conocimiento, una caída y movimientos convulsivos que pueden poner en peligro la vida del niño (caídas en una piscina, al ir en bicicleta, etc.).

Un especialista debe realizar las exploraciones neurológicas de forma urgente (electroencefalograma, escáner, resonancia magnética, etc.). En numerosos casos, el tratamiento alopático permite parar las crisis, y el tratamiento homeopático se puede plantear en segunda instancia o si el individuo no quiere seguir tomando los medicamentos clásicos, que con frecuencia constituyen una medicación de por vida. Cualquier cese del tratamiento alopático se realizará de forma progresiva y bajo control exhaustivo (electroencefalograma, etc.).

En otros casos más difíciles, ningún tratamiento alopático es efectivo. En estos casos, el tratamiento homeopático se da según el método plus. Si ceden las crisis, se reducen las dosis hasta que el paciente puede abandonar completamente el tratamiento.

Algunos medicamentos pueden ser útiles para las epilepsias generalizadas (15 a 30 CH, e incluso 1000 o 10000 K):

- Convulsiones en la enfermedad de Addison (insuficiencia suprarrenal crónica: disminución del cortisol en sangre) → **Calcarea carbonica 15-30 CH**.
- Convulsiones que se alternan con excitación mental → **Stramonium 15-30 CH** (niño que muerde, miedo a los perros y a la oscuridad).
- Convulsiones con **"reblandecimiento cerebral**" → *Causticum 15-30 CH.*
- Convulsiones **en niños cuando se les acercan extraños** → Opium 15-30 CH.
- Convulsiones con cólicos abdominales → Plumbum 15-30 CH.
- Convulsiones por compresión de la médula espinal → Tarentula 15-30 CH.
- Convulsiones cuando se le contradice → Asterias rubens 15-30 CH.
- Convulsiones después de la tos → Cuprum, Ipeca 15-30 CH.
- Convulsiones de los músculos extensores → **Cina 15-30 CH**.
- Convulsiones cuando se toca los párpados → Coccus cacti 15-30 CH.
- Convulsiones **en el bebé después que la persona que le da de mamar tiene un susto**→ Opium 15-30 CH.
- Convulsiones por una **pena** → Artemisia vulgaris, Hyosciamus, Ignatia, Natrum muriaticum, Opium 15-30 CH.
- Convulsiones por sentirse indignado → Staphysagria 15-30 CH.
- Convulsiones después de una **herida** → Arnica, Artemisia vulgaris, Cicuta, **Hypericum,** Natrum sulphuricum, Opium, Œnante crocata, Rhus toxicodendron, Sulphur, Valeriana 15-30 CH.
- Convulsiones riendo → Coffea, Graphites 15-30 CH.

- Convulsiones que se agravan por la luz → Belladonna, Lyssinum, Nux vomica, Opium, Stramonium 15-30 CH.
- Convulsiones por una **decepción amorosa** → Hyosciamus 15-30 CH.
- Convulsiones por fatiga mental → Belladonna, Glonoinum 15-30 CH.
- Convulsiones después de un aborto → Ruta graveolens 15-30 CH.
- Convulsiones después de mortificación → Calcarea carbonica 15-30 CH.
- Convulsiones por **excitación sexual** → *Bufo rana*, *Lachesis*, *Platina* 15-30 CH.
- Convulsiones con nerviosismo exagerado → Argentum nitricum 15-30 CH.
- Convulsiones provocadas por olores fuertes → Lyssinum (Hydrophobinum) 15-30 CH.
- **Convulsiones seguidas de parálisis → Causticum 15-30 CH.**
- Convulsiones durante el embarazo → *Cedron*, *Chamomilla*, *Cicuta*, *Cuprum*, *Hyosciamus*, Lycopodium, Millefollium 15-30 CH.
- **Convulsiones en la pubertad → Causticum 15-30 CH**.
- **Convulsiones después de una vacunación → Silicea 15-30 CH.**
- Convulsiones con debilidad nerviosa (**mujeres agotadas, etc.**) → Sepia 15-30 CH.
- Convulsiones provocadas por gusanos → **Cina**, *Hyosciamus*, Ignatia, Sabadilla, *Silicea*, *Stramonium*, *Terebintina* 15-30 CH.

Síndrome de West

Es un cuadro de convulsiones graves que aparece de forma precoz en los primeros meses de vida. Se acompaña en ocasiones de un retraso mental. Hay que actuar de forma rápida.

Los medicamentos alopáticos no son siempre eficaces y se utilizan, además de los anticonvulsivantes habituales, tratamientos hormonales con adrenocorticotropina.

En estos casos **Cuprum 15 a 30 CH** es un medicamento con frecuencia "milagroso". En pocos días, después de algunas dosis, todo vuelve a la normalidad y se puede parar el tratamiento alopático.

Hay que destacar que la vacuna contra la tos ferina está contraindicada en los niños que tienen o han tenido convulsiones, ya que puede desencadenar estados gravísimos (a posteriori, administrar un antídoto de la vacuna: un preparado homeopático de la vacuna de la tos ferina a la 30 CH seguido al día siguiente de **Silicea 30 CH**.

CONVULSIONES FEBRILES

Por suerte, pocos niños suelen tener convulsiones febriles. En general suelen observarse cuando los niños son menores de 6 años. Si aparecen, se pone en evidencia un terreno particular que la homeopatía puede equilibrar, impidiendo una posible recaída.

Lo más frecuente es que el cuadro sea breve: hay una subida de fiebre repentina –con frecuencia superior a 38,5°–, el niño pierde el conocimiento, se pone tieso y empieza a tener espasmos, se le giran los ojos y se produce finalmente una hipotermia. El cuadro cede rápidamente y suele parar en el mismo instante en que nos damos cuenta de lo que está ocurriendo. Como consecuencia del cuadro, el niño queda un poco adormecido.

Hay que destapar al niño y darle un antitérmico, bañarlo en la bañera con el agua dos grados por debajo de la temperatura que tenga o aplicar trapos húmedos, manteniéndole en una posición de seguridad –estirado de lado– para que no se ahogue si se produce algún vómito.

También se debe observar la respiración: si se para, hay que practicar de inmediato el boca a boca (esto sólo ocurre en casos excepcionales).

Son raros los casos en que las convulsiones se prolongan más de un minuto y se necesita un tratamiento alopático (por ejemplo, Valium® por vía rectal o media ampolla de 10 mg). Si esto ocurre, hay que llamar al servicio de urgencias para que suministren medicación y oxígeno.

Una vez pasado el episodio convulsivo, el niño debe ser examinado por un médico para determinar el origen de la fiebre.

Cualquier niño que haya tenido una convulsión febril podrá repetir el cuadro durante los primeros 6 años de vida. El tratamiento alopático consiste en dar Valium® (siete gotas para un niño de unos 10 Kg) y un antitérmico si la fiebre es superior a los 38,5°.

Con homeopatía podemos evitar una recaída con uno de los siguientes medicamentos:

- **Cicuta virosa 15 a 30 CH**
  - Antecedentes de traumatismo craneal.
  - Parto difícil.
  - Eccema húmedo.

  Problemática: "El mundo está loco, la gente está loca".

- **Cina 15 a 30 CH**
  - Niño que tiene lombrices.
  - Picor nasal.
  - Excitación durante la luna llena.
  - Chirriar de dientes.

- **Curare 15 CH**
  - Niño que no quiere hacer nada por sí mismo, que deja que se lo hagan todo.
  - Antecedentes familiares de problemas con la anestesia: alergias a los derivados del curare.

- **Hyosciamus 15 CH**
  - Niño celoso.
  - Exhibicionista (se desnuda).

Problemática: exhibir su falo, lo que produce una ansiedad de castración.

- **Nux vomica 15 CH**
  - Niño excitado incluso por un Valium® (efecto paradójico).
  - Necesidad frecuente de ir de vientre.
  - Fiebre con un cuadro digestivo (náuseas, dolor de vientre, gases).
  - Eccema.
  - Intoxicación medicamentosa.

  Problemática: desintoxicarse.

- **Opium 15 CH**
  - Después de un susto.
  - Estreñimiento.
  - Adormecimiento.
  - Embarazo perturbado: amenaza de parto al sexto mes.

  Problemática: ¿existe el paraíso?

- **Stramonium 15 CH**
  - Niño mordedor y celoso.
  - Miedo a la oscuridad.
  - Miedo a los perros y del lobo.
  - Extremidades inferiores frías.
  - Conjuntivitis frecuentes.

  Problemática: estadio sádico oral (miedo a ser devorado).

- **Tuberculinum 15-30 CH**
  - Convulsión en los tres primeros meses que siguen a una vacunación contra la tuberculosis que no produce la reacción adecuada.
  - Antecedentes de tuberculosis en la familia.
  - Vena azul en la base de la nariz.
  - Manchas blancas en las uñas.
  - Pelo imposible de peinar.

Problemática: se desencarna para escapar de un mundo cruel.

ENURESIS
El niño que se orina en la cama

La enuresis nocturna es un problema que puede perturbar la socialización del niño, ya que no se atreve a ir a dormir a casa de otros niños, o a ir de colonias, etc.

Se considera un síntoma patológico a partir de los 5 años. Se trata con frecuencia de un trastorno de origen hereditario, por lo que es importante saber los antecedentes familiares, pero hay que descartar una posible causa orgánica (análisis de orina, ecografía renal y del sistema urinario, control de la tensión arterial...).

Se debe aconsejar al niño que aguante el pipí de día y que abandone el estadio oral (no chupar más chupetes, biberones, etc.).

Simbolismo

Los animales utilizan la orina para marcar su territorio. El niño que tiene enuresis no está seguro en su territorio (por ejemplo: dos hermanos duermen en la misma habitación y el más pequeño invade al mayor que no tiene sitio para él...). Hay una voluntad de producir una regresión (en el vientre de la madre era normal el hacerse pipí).

La homeopatía puede ayudar en estos casos. Se señalarán los medicamentos suministrados en un calendario, marcando con un sol las noches secas y con un paraguas las mojadas. Siempre hay que hacer que sea el niño el que se encargue de cambiar las sábanas y llevarlas a la lavadora. Es importante que sea siempre él el que se encargue de ese engorroso trabajo.

A la espera de una visita homeopática completa, podremos probar con los siguientes medicamentos:

Si el niño duerme muy profundamente

Se relaja de tal forma que se orina en el primer sueño. No se llega a despertar.

- **Belladonna 7 CH**
  - Pesadillas en el primer sueño.
  - Se hace pipí incluso cuando hace la siesta.
  - Miedo a los perros.
  - Niño mordedor.
  - Transpiración de la cabeza.

  Dar tres gránulos cada noche, excepto la de después de un día seco, intentarlo al menos unos 10 días.

- **Chloralum 7 CH**
  - El niño se orina al final de la noche.

- **Kreosotum 7 CH**
  - Eritema del pañal provocado por orina ácida, perineo siempre irritado.
  - Caries precoces.
  - Miedo a la agresividad.
  - Miedo a una violación (es posible que exista una historia de violación en la familia).

- **Thuja 15-30 CH**
  - Transpiración profusa y fuerte.
  - Después de una vacunación.

  Problemática: personas que quieren controlarlo todo pero que no lo consiguen.

Si el niño sueña que hace pipí

- **Kreosotum 7 CH**
  - Eritema del pañal provocado por orina ácida, perineo siempre irritado.
  - Caries precoces.
  - Miedo a la agresividad.
  - Miedo a una violación (es posible que exista una historia de violación en la familia).

- **Lac caninum 15-30 CH**
  - Medicamento para las enuresis en niños mayores, incluso adolescentes (hay que tener en cuenta los antecedentes familiares; por ejemplo, si el padre ha tenido el problema hasta los 15 años, administrar el medicamento cuando tenga 5 años. No es necesario esperar a que llegue a la adolescencia.

  Problemática: falta de confianza (**"No valgo nada, soy una calamidad"**).

- **Lycopodium 15-30 CH**
  - Niño al que le gustaría ser mayor, pero le falta confianza en sí mismo.
  - Tirano doméstico.
  - Autoritario, obstinado.

- **Mercurius proto iodatus 15-30 CH**
  - Amigdalitis del lado derecho.
  - Transpiración.
  - Mal aliento.

- **Senega 7 CH**
  - Niño que se pelea con frecuencia.

- **Sepia 15-30 CH**
  - Friolento.
  - Introvertido.
  - Intenta seducir al padre.
  - Pasión por la hípica y la danza.

- **Sulphur 9-15 CH**
  - Niño despreocupado.
  - Sucio, dealiñado.
  - Juguetón, revoltoso.
  - Deseos de azúcar y de alimentos grasos.

  Problemática: "Yo ya lo sé todo, no tengo nada que aprender de los demás".

Si el niño se orina en el primer sueño

Aparte de **Kreosotum**, del que ya hemos hablado, podemos administrarle:

- **Benzoicum acidum 9 CH**
  - El olor de orina invade toda la habitación.

  Problemática: la apariencia exterior debe reflejar la belleza interior. Todo tiene que ser perfecto.

- **Causticum 15 CH**
  - Miedo a que pase algo.
  - Niños que han tenido que pasar algún mal trago y tienen miedo de que vuelva a suceder (por ejemplo, un parto difícil).
  - Miedo a los perros.
  - Fractura de clavícula.
  - Parálisis del plexo braquial.

- **Cina 9 CH**
  - Niños que tienen lombrices.
  - Inquietud.
  - Chirría los dientes.
  - Picor de nariz.
  - Agravación con la luna llena.

- **Phosphoricum acidum 15 CH**
  - Niño que ha tenido una pena muy grande, que ha sentido celos o ha padecido un duelo o un cambio de domicilio.
  - Delgadez.
  - Agotamiento físico.

- **Sepia 15 CH**
  - Niño meticuloso, reservado.
  - Friolento.
  - Estreñimieno.
  - Deseo de alimentos ácidos.
  - Sensibilidad a los olores.
  - Pasión por la hípica y la danza.
  - Inenta seducir al padre.

Si se orina a primera hora de la mañana

- **Plantago major 9 CH**
  - Niño que mira al pasado.

- **Cactus 9 CH**
  - A partir de las cinco de la madrugada.
  - Niño tímido que no soporta la mirada del otro y no se atreve a decir nada en presencia de alguien.

- **Zincum metallicum 9-15 CH**
  - Niño inquieto (inquietud de las piernas por la noche).

- Sonambulismo.
- Miedo a la autoridad, a la policía, al padre (un padre demasiado severo).

• **Antimonium crudum 15-30 CH**
- Glotón.

• **Chloralum 9-15 CH**
- Duerme como un tronco.

• **Ammonium carbonicum 9 CH**
- Niño que guarda rencor a su padre (Scholten).

Enuresis espasmódica, accidental

• **Argentum metallicum 9-15 CH**
- Niño que no se adapta a los cambios de situación bruscos (por ejemplo, el divorcio de los padres).
- La vida es un tranquilo y largo río, pero a veces aparecen algunos rápidos.

• **China 7 CH**
- Niño de constitución débil, anemia.
- El destete fue difícil, se sitúa en el estadio oral.
- Falta de hierro.
- Fiebres intermitentes.
- Miedo a los perros.

• **Gelsemium 9-15 CH**
- Nervios antes de un examen o una prueba.

• **Ferrum metallicum 15 CH**
- Autoritario y trabajador.
- También se hace pipí encima durante el día.

- **Kalium bichromicum 15 CH**
  - Conflicto de territorio importante; el niño se siente invadido de forma injusta (en su habitación, por ejemplo, están también sus hermanos). Hay que dejarle su propio espacio.
  - Mentalidad de "chivo expiatorio".
  - Sinusitis frontal.

- **Equisetum 7 CH**
  - Medicamento de desmineralización, cercano a Silicea (la planta tiene mucho sílice, elemento que permite que el tallo se mantenga derecho).
  - Niño tímido, al que le falta confianza en sí mismo.
  - Enclenque.
  - Transpiración de las extremidades.
  - Pesadillas e incontinencia.

- **Rhus toxicodendron 9-15 CH**
  - Inquietud.
  - Al borde del mar.

Pipí en los calzoncillos

Algunos niños se orinan encima adrede. Después de comprobar que no hay una infección de orina, mientras se espera a poder hacerle un estudio más completo, se les puede dar:

- **Argentum nitricum 15 CH**
  - Niño estresado, con prisas; no tiene nunca tiempo de ir al baño.
  - Deseos de azúcar ++.

- **Ferrum metallicum 15-30 CH**
  - Autoritario.
  - Trabajador.
  - Sangrado por la nariz frecuente.

- **Hyosciamus 15 CH**
  - Niño que hace el payaso.
  - Se exhibe desnudo, muestra sus genitales.
  - Celos.

Siempre, si se quiere que el niño esté limpio, hay que salir del estadio oral: a los 18 meses debe abandonar los chupetes y los biberones.

MIGRAÑAS

Dolores de cabeza, con frecuencia unilaterales, que se presentan en forma de crisis más o menos espaciadas. Pueden alterar el ritmo de vida durante muchos años. Los medicamentos alopáticos no siempre son eficaces y raramente influyen en la frecuencia de las crisis, además pueden ser tóxicos, especialmente para los riñones.

La homeopatía resulta eficaz tanto si el cuadro es agudo como si se quiere seguir un tratamiento preventivo.

Simbolismo

Afección probablemente relacionada en su origen con miedo a quedar en estado después de mantener unas relaciones sexuales. "Cuando se ha 'plantado la semilla'... migraña".[21]

En una época en la que no existian los anticonceptivos, las mujeres realmente estaban sometidas a un verdadero calvario, con un embrazo detrás de otro. Una buena migraña en el momento de la ovulación, con náuseas y vómitos, puede evitar la ocasión de quedarse en estado.

A partir de esta situación, podemos extrapolar el hecho al rechazo a la fecundación por el Verbo, un rechazo a recibir la palabra saludable...

Algunos medicamentos pueden ser útiles para las migrañas:

- **Ignatia 15-30 CH**
  - Sensación de tener un clavo clavado en un lado de la cabeza.
  - Suspiros.
  - Risas alternando con lágrimas.
  - Después de una **decepción amorosa o un amor imposible**.

- **Calcarea arsenicosa 15-30 CH**
  - Migraña cada ocho días.
  - Albuminuria e hipertensión arterial durante el embarazo.
  - Deseo de potaje o de **sopa de legumbres**.
  - Miedo a la muerte.
  - Después de sentir frío en la cabeza.

- **Cyclamen 15-30 CH**
  - Migraña de un lado de la cabeza en una persona introvertida que se culpabiliza de todo y se aisla.
  - Humor negro.
  - Ausencia de reglas.
  - Alergia a los gatos.

- **Gelsemium 15 CH**
  - Ansiedad por anticipación.
  - Temblores.
  - Vista borrosa durante la migraña.
  - Ausencia de sed.

- **Iris versicolor 7-9-15-30 CH**
  - Migraña que empieza con una sensación de tener un velo delante de los ojos cuando se está descansando después de llevar a cabo algún trabajo intelectual.

- Debilidad del páncreas (diabetes).
- Rechazo de una alianza con Dios, en el paso a la tercera dimensión del amor (no se puede crear más).

- **Kalium bichromicum 15-30 CH**
  - Dolores de cabeza frontales o localizados en pequeñas zonas aisladas.

  Problemática: se siente invadido en su propio territorio.

- **Natrum muriaticum 15-30 CH**
  - Sensación de que miles de pequeños martillos golpean la cabeza.
  - Vista borrosa con frecuencia.
  - Personas reservadas.
  - Estreñimiento.
  - Consumo excesivo de sal.

  Problemática: la búsqueda de un padre ausente.

- **Sepia 15-30 CH**
  - Dolor parecido a un pinchazo, que va del interior al exterior de la cabeza, en especial en la zona frontal, acompañado de malestar digestivo.
  - Individuo friolento, con las extremidades siempre heladas.
  - Con frecuencia lleva ropa negra.
  - Gran sensibilidad a los olores.
  - Estreñimiento.

  Problemática: Cenicienta que quiere quedar bien con el padre.

- **Silicea 15-30 CH**
  - Dolor que se extiende desde el occipucio hacia la región frontal.
  - Sujeto hipersensible.
  - Timidez en público.
  - Manchas blancas en las uñas.
  - Transpiración profusa de las manos y de los pies.

– Miedo a las agujas.
Problemática: miedo a las agujas porque pueden reventar la burbuja en la que está y obligarle a salir del huevo.

RETRASO EN EL INICIO DE LA MARCHA

En general los niños empiezan a caminar al año. Hasta los 15 meses no hay que preocuparse, pero a partir de los 16 meses tendremos que hacer algo. Primero hay que asegurarse de que no existe un problema anatómico que dificulte la marcha (por ejemplo, una luxación de la cadera que haya podido pasar inadvertida hasta entonces [realizaremos una radiografía de la cadera], o un problema de raquitismo [que trataremos con vitamina D]).

A la espera de una consulta médica, se puede iniciar un tratamiento con los siguientes medicamentos:

• **Agaricus 15 CH**
  – Niño lento y torpe que sufre con frecuencia un retraso motor desde el nacimiento, a pesar de tener un espíritu vivo.
  Problemática: mucha energía en un cuerpo débil.

• **Baryta carbonica 15 CH**
  – Dificultad para el aprendizaje por un retraso mental.
  – Timidez excesiva.
  – Amígdalas grandes.
  Problemática: "No comprendo nada y tengo vergüenza".

• **Calcarea carbonica 15 CH**
  – Niño miedoso y flácido.
  – Transpiración profusa de la cabeza.
  – Hernia umbilical.
  Problemática: puede andar, pero tiene miedo a caerse.

- **Calcarea phsphorica 15 CH**
  - Niño delgado, desmineralizado.
  - Diarreas asociadas a la dentición.
  - Hambre a las cinco de la tarde.

  Problemática: el mundo es injusto.

- **Causticum 15 CH**
  - Niño estresado que ha tenido algún susto o sufrimiento y tiene miedo de que le vuelva a suceder (por ejemplo, un parto difícil con una fractura de clavícula y parálisis del plexo braquial).

  Problemática: la espada de Damocles.

- **Natrum muriaticum 15 CH**
  - Deseos de sal y de pan.
  - Timidez.
  - Delgadez.

  Problemática: padre ausente (física o afectivamente).

- **Nux vomica 15 CH**
  - Niño nervioso.
  - Molestias o fatiga digestivas.
  - Padres demasiado ocupados para poderlo estimular de forma adecuada.

- **Silicea 15 CH**
  - Niños tímidos.
  - Friolentos.
  - Transpiración de la cabeza en el primer sueño.
  - Olor nauseabundo de los pies.

  Problemática: miedo a salir de su burbuja.

- **Sulphur 15 CH**
  - Niño feliz.
  - Juguetón, embustero.

– Se burla de todo.
Problemática: "No necesito a los demás porque yo soy el poseedor de la verdad".

RETRASO EN EL HABLA

A los 9 meses el bebé empieza a emitir onomatopeyas y aparecen las primeras palabras ("papá" y luego "mamá"). Hay que esperar hasta los 30 meses para que aparezca el "yo" y las primeras frases.

El papel del padre es primordial: hasta los 18 meses, nos encontramos en el estadio oral de fusión madre/hijo (con una comunicación magnética o no verbal), pero a partir de los 18 meses el niño se desengancha de la madre gracias al padre y va hacia los demás, para ello tiene que hablar.

El logopeda puede ayudar si el niño tarda en desarrollar el lenguaje.

La homeopatía también resulta muy útil en estos casos. Mientras el niño espera a ser examinado por un especialista, se le puede administrar:

- **Natrum muriaticum 15 CH, una dosis única**
  – Niño delgado.
  – Timidez, reserva.
  – Deseos de sal y de pan.
  – Agravado por el sol (estornudos).
  – Sensibilidad al borde del mar.
  Problemática: el padre está ausente (física o afectivamente).

- **Baryta carbonica 15 CH, una dosis única**
  – Niño que tiene dificultades de comprensión y para intelectualizar las cosas. Tiene vergüenza y se esconde detrás de los muebles cuando está en la presencia de extraños.

Problemática: dificultades para la abstracción.

- **Calcarea carbonica 15 CH**
  - Niño lento para todo, se queda paralizado por el miedo.
  - Deseos de leche y de huevos.
  - Transpiración profusa de la cabeza.
  - Crusta láctea.

  Problemática: asustado por su propia fragilidad.

- **Sulphur 15 CH**
  - Niño egoísta.
  - Sucio.
  - Juguetón.
  - No le preocupa nada.

  Problemática: no siente necesidad de aprender porque piensa que lo sabe todo.

TRASTORNOS DEL HABLA

El ceceo

El niño mantiene su "lenguaje de bebé". En realidad es como si se chupase la lengua. Es necesario que el logopeda le explique cómo colocarla (son necesarias unas 10 sesiones). La homeopatía puede ser útil con:

- **Aconitum 15 CH**
  - Después de un susto que le ha inquietado.

- **Arsenicum album 15 CH**
  - Miedo a la muerte.

- Insomnio.
- Meticuloso, coleccionista.

- **Conium 15 CH**
  - Intelectual meticuloso y autoritario.

- **Lachesis 15 CH**
  - Celoso.
  - Locuaz.
  - Caluroso.

- **Natrum carbonicum 15 CH**
  - Búsqueda de la armonía.
  - No tolera el sol (en verano está blanco) ni la miel.
  - Dotado para la música, en especial para el piano.

- **Nux vomica 15 CH**
  - Meticuloso.
  - Nervioso.
  - Fatiga intelectual y digestiva.

- **Veratrum album 15 CH**
  - Ha perdido su lugar como "preferido" tras el nacimiento de un hermano.
  - Mentiroso, se inventa un mundo imaginario.

Tartamudeo

El logopeda necesita más tiempo para resolver este problema. Hay que intervenir lo más rápido posible.

- **Belladonna 15-30 CH**
  - Miedo a los perros.
  - Enuresis de día (durante la siesta) y por la noche.

- Pupilas dilatadas.
- Niño mordedor.

- **Stramonium 15-30 CH**
  - Tartamudea y se engancha con la primera palabra de la frase.
  - Miedo a ser devorado.
  - Dentición difícil.
  - Pesadillas relacionadas con lobos.

- **Lycopodium 15-30 CH**
  - Tartamudea y se engancha con la última palabra de la frase.
  - Es tirano, pero le falta confianza en sí mismo.

- **Causticum 15-30 CH**
  - Tartamudea después de una vejación.
  - Miedoso, miedo a que le pase algo.
  - Compasivo.

- **Mercurius 15-30 CH**
  - Habla deprisa.
  - Saliva espesa.
  - Lengua sucia y mal aliento.
  - Niño precoz, a menudo es el líder de su grupo de amigos.

- **Lac caninum 15-30 CH**
  - Mejora si habla despacio.
  - Falta de confianza en sí mismo ("Soy una nulidad").

- **Digitalis 15-30 CH**
  - Tartamudea con los extraños.
  - Niño que no tolera las obligaciones.
  - No soporta tener que esforzarse.

- **Staphysagria 15-30 CH**
  - Tartamudea con los extraños.

- Frustrado.
- Sadomasoquismo.

• **Nux vomica 15-30 CH**
- Meticuloso y preciso, pero fatigado y nervioso.

Problemas con la lectoescritura: Dislexia, disortografía

Ciertos niños tienen dificultades importantes para adquirir el lenguaje escrito: confunden letras, transposición de letras o sílabas, inversiones, etc.

La ayuda del logopeda es indispensable, al igual que la búsqueda de un medicamento homeopático de fondo. Mientras se espera a que el especialista le haga un estudio completo, se le pueden administrar los siguientes medicamentos:

• **Lycopodium 15-30 CH**
- Confunde las letras, las omite, las cambia de orden... Es un niño de carácter difícil, obstinado y autoritario en casa, pero le falta confianza en sí mismo fuera de casa.
- Deseos de dulces.

Problemática: ser el líder.

• **Causticum 15-30 CH**
- Autoritario.
- Llora con facilidad para manipular a las personas de su entorno.
- Prefiere las cosas saladas.
- Como Lycopodium, cambia las letras y se equivoca de palabras, las pronuncia mal y además invierte las sílabas.

Problemática: la espada de Damocles; miedo a que pueda pasar alguna cosa.

- **Kalium bromatum 15-30 CH**
  - Inquieto, todo lo toca.
  - Insomnio (y pesadillas).
  - Utiliza una palabra contraria (por ejemplo, usa cálido con el significado de frío).
  - Se deja letras o sílabas.

  Problemática: "Juego de manos, juego de villanos", problema de tener una mala reputación.

- **Fluoricum acidum 15-30 CH**
  - Niño artista.
  - Feliz, irresponsable.
  - Siempre tiene problemas con la ortografía, pero es muy bueno en cálculo.
  - Un síntoma físico: las uñas crecen muy deprisa.

  Problemática: tener amor evitando cualquier responsabilidad.

NIÑO PRECOZ

La precocidad, si es importante, puede provocar trastornos en la vida cotidiana, sobre todo cuando existe inquietud o problemas en la escuela. Es recomendable realizar un test de coeficiente intelectual al niño para, si es necesario, pasarle un curso o llevarle a una escuela especializada (después de consultar con un psicólogo).

A menudo, el niño precoz empieza a andar temprano, hacia los 10 meses, en lugar de hacerlo desde los 12-15 meses como es habitual.

Algunos medicamentos homeopáticos pueden ayudar a equilibrar a estos niños:

- **Mercurius solubilis 15 CH**

  Es el medicamento más frecuente.
  - Niño precoz, inquieto, que lo toca todo.

- Transpiración abundante.
- Salivación también abundante.
- Mal aliento.
- Es el líder de su grupo, y tiene una gran facilidad para idear y llevar a cabo cualquier travesura.

- **Carcinosinum 10000 K**
  - Niño precoz y serio.
  - Manchas de color café con leche.
  - Deseos de chocolate.
  - Le gusta la música.
  - Antecedentes de mononucleosis.
  - Antecedentes de cáncer en la familia.

  Desgraciadamente, este medicamento no está en el mercado en nuestro país y hay que conseguirlo en otros sitios (como pueden ser los laboratorios suizos Schmidt-Nagel o los ingleses Helios).

- **Lycopodium 15 CH**
  - Niño precoz y de una viva inteligencia (el primero de la clase), pero le falta confianza en sí mismo.
  - Tics.
  - Dislexia.

- **Veratrum album 15 CH**
  - Niño precoz y mentiroso. Se inventa sin cesar historias y mundos imaginarios (le dirá a los vecinos que le pegan, simula una enfermedad, etc.).

- **Calcarea carbonica 15 CH**
  - Niño precoz y miedoso.
  - Deseos de huevos, de leche y de azúcar.
  - Transpiración profusa de la cabeza.

- **Phosphorus 15 CH**
  - Niño precoz y clarividente.

– Parece que esté en otro mundo ("está en la luna").
– Deseos de sal.
– Sed intensa (se va a dormir con una botella de agua).

TRASTORNOS DEL SUEÑO

Insomnio

Según los psicoanalistas, el sueño es una "pequeña muerte". El cuerpo no se mueve y el espíritu se va... y no aterriza hasta el día siguiente.

Los trastornos del sueño se asocian con frecuencia con a ansiedad relacionada con la muerte. El que tiene insomnio tiene miedo de dormirse y no poder despertar.

- **Arsenicum album 15 a 30 CH**
  – Niño **meticuloso**, coleccionista y **avaro**.
  – Friolento.
  Problemática: miedo a la muerte porque piensa que no hay nada después.

- **Calcarea silicata 15 a 30 CH**
  – Permanece en contacto con los muertos, habla con ellos.
  – Miedo a los fantasmas, los espectros y aparecidos ("Oigo ruidos...").
  – Quiere comer alimentos biológicos, rechaza las vacunas.
  – Conjuntivitis durante la dentición.

- **Ignatia 15 a 30 CH**
  – Insomnio después de un **duelo**, de una separación, de una decepción amorosa.
  – Comportamiento histérico.

- Alternancia de risa y llanto.

- **Natrum muriaticum 15 a 30 CH**
  - Después de una **pena** en una persona reservada, encerrada en sí misma.
  - Adelgazamiento.
  - Huye del sol (el padre).
  - Deseos de sal.

- **Kalium bromatum 15 a 30 CH**
  - Después de una pena o un duelo.
  - Pesadillas.
  - Sentimiento de culpa.
  - Aparece el tema de la mala reputación.
  - **Acné** ++ en la adolescencia.

- **Coffea 9 a 15 CH**
  - Insomnio después de una **alegría** o de una sorpresa que le ha hecho sentirse feliz.
  - Insomnio durante la dentición.

- **Calcarea bromata 15 CH**
  - **Insomnio durante la dentición** con tos laríngea.
  - No se siente seguro en su propia familia.

- **Staphysagria 15 a 30 CH**
  - Toma el día por la noche.
  - **Busca la bofetada**, intenta poner a los padres al límite.

- **Cypripedium 9 a 15 CH**
  - Se levanta por la noche como si no pasase nada y **quiere jugar**.

- **Capsicum 15 a 30 CH**
  - Insomnio cuando se está **lejos de casa**.

- **Tuberculinum 15 CH**
  - Insomnio al borde del **mar**.

- **Medorrhinum 15 CH**
  - Insomnio en la **montaña**.

- **Sticta pulmonaria 15 CH**
  - Insomnio después de una **fractura**.

- **Phosphorus 15 CH**
  - Insomnio porque tiene hambre por la noche.

- **Actea racemosa 15 a 30 CH**
  - Insomnio de la mujer embarazada.
  - Miedo al parto.
  - **Miedo a tener un niño con una deficiencia mental.**

- **Carcinosinum 10000 K**
  - Insomnio total (desde que ha nacido no ha dormido nunca bien).
  - Manchas café con leche.
  - Antecedentes de cáncer en la familia.

  Desgraciadamente este medicamento no está en el mercado en nuestro país y hay que conseguirlo en otros lugares (por ejemplo, los laboratorios suizos Schmidt-Nagel o en los ingleses Helios).

Desde los 3 meses el niño tiene que estar en su habitación. Cuando pueda levantarse de la cama, puede ir en busca de los padres a la cama de éstos. Se puede instalar entre el padre y la madre intentando apartar al padre. Hay que decirle un "NO" firme y explicarle que el padre duerme con la madre y que él tiene que dormir en su habitación con sus ositos (el osito de peluche puede representar la placenta que ha perdido en el nacimiento y que le une a la madre).

Por la noche, hay que evitar que se excite demasiado con la televisión, historias tristes o historias de miedo. Cuando son pequeños, es bueno que los hermanos duerman en la misma habitación (pero nunca en la misma cama; Bismuthum [15 CH] solamente puede dormir acompañado por alguien).

Si el niño tiene miedo a la oscuridad, debemos dejarle una luz encendida.

El problema del chupete

Si el niño tiene problemas de insomnio y está "enganchado" al chupete, hemos de ser valientes y tirar el chupete a la basura. De hecho, el chupete representa al pecho materno. Si el niño se duerme con el chupete, como si estuviese con el seno materno, y por la noche se despierta, como es normal, cada tres horas, al no tener el chupete en la boca pensará en su madre y la llamará.

Se le puede ayudar dándole una dosis única de Pulsatilla 15 CH.

Pesadillas, terrores nocturnos

Antes de medianoche:

- **Belladonna 15-30 CH**
  - Miedo a los animales que muerden, a las **máscaras**, a las caras pintadas de los payasos, etc.
  - Niños mordedores.

- **Agaricus 15 CH**
  - Mucha energía en un cuerpo débil.
  - Dolores de crecimiento.

Después de medianoche:

El medicamento principal es **Stramonium 15-30 CH**.

- El niño se despierta gritando, no conoce a nadie, se engancha al que está a su lado.

- Miedo al lobo, a ser devorado.
- Niño mordedor y celoso.

• **Kalium bromatum 15-30 CH**

Es un buen medicamento en caso de fracasar (es raro) con Stramonium.

Niños hipersomnes

Niños que duermen sin cesar, lo que perjudica su desarrollo.

• **Opium 15-30 CH**

- Niños recién nacidos que siempre duermen.
- Después de un susto.
- El niño no mama bien.
- Estreñimiento.
- Irregularidad en la respiración (riesgo de muerte súbita).

• **Nux moschata 15-30 CH**

- Niño mayor que huye de la realidad mediante el sueño (como el avestruz).

SONAMBULISMO

Hay niños a los que mientras duermen se pasean por la casa e incluso hablan, sin enterarse de lo que hacen. Puede ser peligros ya que pueden abrir las ventanas e intentar salir.

Mientras se espera la visita de un homeópata, se puede probar intentarlo con el siguiente medicamento:

- **Zincum metallicum 15 o 30 CH**

  Es el medicamento del sonambulismo debido a una emoción "suprimida".
  - El niño tiene miedo a los policías y a la autoridad.
  - Mueve las piernas sin cesar.

  Problemática: el padre es demasiado severo.

CELOS

Los celos pueden envenenar la atmósfera familiar. Son típicos del niño que ha estado solo durante mucho tiempo y ha sido objeto exclusivo de la atención de los padres, y que de repente ve llegar a un hermanito o una hermanita. Desde Caín, la humanidad lucha contra este sentimiento destructor.

De forma simbólica, el problema de los celos es el complejo de Edipo. El niño rechaza al otro, al padre, y quiere volver a un amor fusional con la madre.

Mientras se espera a que se le haga al niño su examen homeopático completo, se le pueden administrar los siguientes medicamentos:

- **Lachesis 15 CH**

  Es el **medicamento principal del complejo de Edipo**.
  - Dictador.
  - Niño voluble.
  - Quiere destaparse (no tolera la ropa ajustada).
  - Tiene piojos con frecuencia.
  - Afecciones en el lado izquierdo (amigdalitis, otitis, etc.).

- **Hyosciamus 15 CH**
  - Es locuaz pero hace mucho el tonto y se ríe de forma alocada.
  - Niño exhibicionista (estadio fálico), se muestra desnudo, enseña sus genitales, etc.

– Puede presentar tos con atelectasias y convulsiones febriles.

- **Pulsatilla 15 CH**
  – Niño enganchado a la madre, no deja el chupete o el biberón.
  – Ausencia de sed.
  – Se destapa.
  – Le apasionan la mantequilla y el queso.
  – Celos profundos.

- **Veratrum album 15 CH**
  – Niño celoso y mentiroso (se inventa un mundo maravilloso en el que puede explicar al vecino que en casa le pegan).
  – Autoritario.
  – Enganchado al chupete.

- **Nux vomica 15 CH**
  – Niño friolento.
  – Meticuloso.
  – Se pelea.
  – Se siente atraído por los alimentos fuertes.

- **Canchris 15 CH**
  – Celos.
  – Peleas.
  – Niño que ha presenciado la "escena primordial" al haber visto a sus padres hacer el amor y que después sueña con violaciones.
  – Adolescentes que miran con frecuencia vídeos "porno".
  – Quiere controlarlo todo, como Lachesis, pero tiene afecciones en el lado derecho.

- **Natrum muriaticum 15 CH**
  – Niño celoso y reservado.
  – Estreñimiento.
  – Se pirra por la sal.

Hay un problema con el padre (en general, éste se encuentra ausente física o emocionalmente).

- **Staphysagria 15 CH**
  - Niño celoso, frustrado y silencioso.
  - Provoca constantemente situaciones sadomasoquistas (busca la bofetada).
  - Deseos de leche fría.

- **Lycopodium 15 CH**
  - Niño celoso del poder de los demás.
  - Afecciones en el lado derecho.

- **Calcarea sulphurica 15 CH**
  - Celos asociados a laringitis de repetición ("Le ha quedado atravesado en la garganta").

- **Ignatia 15 CH**
  - Tendencia a tener amores imposibles.
  - Celoso del bienestar de los demás.

- **Anantherum 15 CH** (en el adolescente o en el adulto)
  - Erotomanía.
  - Agota a su compañero: quiere hacer el amor sin cesar, por miedo a que pueda perder a su amante.

NIÑO MANDÓN

Hay algunos niños que quieren mandar a los padres, a sus amigos, etc. Se vuelven duros para hacerse respetar. Podemos pensar en los siguientes medicamentos homeopáticos:

- **Aurum metallicum 15 CH**
  - Niño mandón y **temerario**.
  - Generoso, hace regalos con frecuencia.
  - Deseos de pan y de carne.

  Problemática: **rechaza la ley del padre**, quiere seguir su propia ley.

- **Arnica 15 CH**

  Es un mandón y lo quiere hacer todo él solo. Nunca quiere que le ayuden, hasta que se la pega.

  Problemática: el esfuerzo vale la pena.

- **Camphora 15 CH**

  Está solo en el mundo y se enfrenta a todos; quiere el poder absoluto. No es suficientemente fuerte y cae enfermo con el primer frío.

- **Causticum 15 CH**

  Dictador llorón ("Soy tan débil, que me tienes que obedecer"). Manipula a todo el mundo.
  - Miedo a la oscuridad.
  - Miedo a los perros.

  Problemática: miedo a la espada de Damocles suspendida sobre la cabeza.

- **Chamomilla 15 CH**

  El dictador colérico; estalla por ejemplo si tiene dolor.
  - Miedo al viento y a las tormentas.

  Problemática: "No me merezco esto".

- **Conium 15 CH**

  Dictador religioso, seguidor de una escuela esotérica; en ocasiones obnubilado por la sexualidad.
  - Frustraciones sexuales.

  Problemática: centra todas sus energías en el sexo y no consigue llegar al verdadero conocimiento.

- **Ferrum metallicum 15 CH**
  Dictador trabajador: mano de hierro con guante de terciopelo.
  – Problemas de anemia.
  Problemática: quiere hacer pero le faltan fuerzas.[22]

- **Lachesis 15 CH**
  Dictador celoso, posesivo.
  – Charlatán.
  – Piojos.
  Problemática: medicamento principal del complejo de Edipo; hay que matar al padre.

- **Lycopodium 15 CH**
  Dictador capaz de devorar al otro para conseguir el poder, pero le falta confianza en sí mismo. Tiene siempre miedo de no estar a la altura.
  – El primero de la clase.
  – Tics.

- **Mercurius 15 CH**
  Dictador precoz, pícaro, líder del grupo.
  – Le gusta la mantequilla.
  – Transpiración abundante.
  – Mal aliento.

- **Phosphorus 15 CH**
  Dictador místico, soñador, domina al mundo con su simpatía.
  – Sed intensa.
  – Deseos de sal.
  Problemática: no está encarnado del todo, todavía pertenece al otro mundo.

- **Veratrum album 15 CH**
  Dictador y mentiroso: se inventa situaciones falsas (dice por ejemplo: "Mis padres me pegan").

- Le cuesta dejar el chupete o el biberón.
- Deseos de sal y de limón.
- Gastroenteritis (diarrea sin mal olor y vómitos con hipo y mal estar).

Problemática: pérdida de la posición social (un hijo único, que era el rey, tiene que enfrentarse con un hermano).

NIÑO PEREZOSO

De golpe el niño no rinde en clase y los resultados escolares empiezan a ser malos. A la espera de ser examinados por un homeópata, alguno de los siguientes medicamentos puede serle de gran utilidad:

- **Baryta carbonica 15 CH**

El niño no entiende las matemáticas y no consigue hacer abstracciones. Se trata de un niño tímido, vergonzoso. Tiene a menudo dolores de garganta con hinchazón de los gánglios linfáticos del cuello.

- **Lachesis 15 CH**

Medicamento de un niño celoso después del nacimiento de un hermano o de la aparición de un hermanastro si la familia se ha dividido. Habla mucho y no se concentra.

- **Ætusa cynapium 15 CH**

Medicamento de niño "empachado" por un exceso de trabajo mental (antes de un examen, por ejemplo). No tolera la leche (la relación con la madre es difícil).

- **Kalium phosphoricum 9 CH**

Administrar tres gránulos por la noche si el chico está preparando un examen y se siente mentalmente agotado.

Problemática: necesita ayuda, pero prefiere hacer las cosas solo.

- **Taraxacum 15 CH**
  Lo más difícil es empezar. Después, una vez se ha lanzado, puede ser muy eficaz. Un síntoma interesante: lengua geográfica (presencia de señales y formas geométricas en la lengua indicadoras de un trastorno hepático).
  Problemática: hay un problema de fe y de confianza, y sin ellas ninguna acción es posible.

- **Fluoricum acidum 15 CH**
  Niño bueno en matemáticas, pero con problemas graves con la ortografía. Demasiado preocupado por el sexo. Nunca asume responsabilidades.

- **Sulphur 9-15 CH**
  Niño descuidado, desordenado, que no se lava. Es muy jovial, prefiere estar con sus amigos que ir a clase.

- **Lac caninum 15 CH**
  No hace nada porque cree que es una nulidad y todo lo que haga estará mal. Hay una angustia de castración subyacente. El niño sueña con serpientes.

- **Cannabis indica 1000-10000 K, una dosis única**
  Cuando los resultados escolares caen en picado, el chico tiene accidentes con facilidad y parece estar siempre adormilado, puede que esté consumiendo cannabis. Hay que hablar con él y ayudarle con una dosis de Cannabis indica. Desgraciadamente este medicamento no está en el mercado en nuestro país y hay que conseguirlo en otros lugares (por ejemplo, en los laboratorios suizos Schmidt-Nagel o en los ingleses Helios).

NIÑO TÍMIDO

La timidez cuando se tiene que hablar en público puede ser un gran inconveniente para ciertos niños. Algunos medicamentos homeopáticos están indicados en este caso:

- **Silicea 15 a 30 CH**
  - Niño brillante, vivo, pero muy emotivo. No se atreverá a tomar la palabra en público.
  - Transpiración abundante de las manos y de los pies.
  - Deseos de baños calientes.
  - Miedo a las agujas.

  Problemática: miedo a salir de su burbuja.

- **Carbo vegetabilis 15 a 30 CH**
  - Niño tímido, pero también lento. Padece o ha padecido problemas respiratorios o ha tenido un nacimiento difícil.
  - Acné en la espalda.
  - Deseos de ser abanicado.

  Problemática: el paso a dar.

- **Plumbum 15 a 30 CH**
  - Tartamudea.
  - Cólicos abdominales.
  - Inconstante.

  Problemática: rechazo a las contradicciones. "Haría falta meterle plomo en el cerebro".

- **Gelsemium 9 CH**
  - El mayor medicamento para combatir el miedo y la angustia de anticipación.
  - En los controles escolares se queda en blanco, no se acuerda de nada.
  - Temblores.

Problemática: miedo de hacer el gesto que puede desencadenar una catástrofe.

• **Ambra grisea 15 CH**
  – No soporta las caras risueñas.
  – No tolera tener mucha gente a su alrededor.
  – Tendencia al estreñimiento.
  Problemática: acumula las cosas negativas del entorno.

• **Baryta carbonica 15 CH**
  – Tímido y vergonzoso porque tiene dificultades de tipo intelectual.
  – Se esconde detrás de los muebles.
  – Amígdalas grandes.
  – Ronquidos.

NIÑO TRISTE

La tristeza precede a la depresión, y ésta puede ser grave en el niño, por ello se debe hacer algo rápidamente. Se intentará, hablando con él, explorar todos los elementos de su vida familiar (separaciones, duelos, etc.) o escolar (castigos, profesor demasiado duro, etc.), teniendo en cuenta que todo lo que pueda decirse puede ser liberador.

Si se cree necesario, se puede consultar a un psicólogo.

Desde el punto de vista de la homeopatía, ciertos medicamentos pueden ser útiles:

• **Abrotanum 15 CH**
  Es un niño que intenta "vampirizar" a los demás, captando su energía vital, en especial con el tacto. Les descompensa una separación.

- **Arsenicum album 15 CH**
  - Niño demasiado maniático, avaro, rígido, coleccionista.
  - Miedo a los microbios.
  - No quiere molestar a los demás.
  - Trastornos por un duelo mal resuelto.

  Problemática: miedo a la muerte porque piensa que no hay nada después.

- **Calcarea carbonica 15 CH**
  - Niño miedoso. Tiene miedo a todo: a los perros, a la oscuridad, a la escuela, etc., y ello le hace sentirse agotado.

  Problemática: su propia fragilidad.

- **Carcinosinum 10000 K**
  - Niño precoz.
  - Serio, meticuloso.
  - Sensible a la música.
  - **Loco por el chocolate.**
  - Manchas café con leche en la piel.

  Problemática: le resulta imposible no estar fusionado, decir "NO". Se deja invadir.

- **Causticum 15 CH**
  - Miedo a la oscuridad y a los perros.
  - Dislexia.
  - Tartamudeo.
  - Ha vivido un drama (parto traumático, **fractura de clavícula** y parálisis del plexo braquial) y tiene miedo de que vuelva a suceder.

  Problemática: la espada de Damocles.

- **Lachesis 15 CH**
  - **Locuacidad o mutismo en un niño celoso.**
  - Atrae a los insectos (picaduras).
  - No soporta la ropa ajustada.

Problemática: medicamento principal del complejo de Edipo.

- **Rhus toxicodendron 9 CH**
  - Niño al que le gusta moverse ("El movimiento es la vida"), pero que se siente impedido en su acción (por un reumatismo, por ejemplo).

- **Sulphur 9-15 CH**

Niño egoísta. Sufre por el esfuerzo que hace al tener que lavarse, respetar las normas de la vida en grupo, el aprendizaje, etc.

Depresión antes de la pubertad

- **Arsenicum album 15 CH**
  - La idea de la muerte paraliza la vida.
  - Replegado en sí mismo.
  - Maniático.
  - Coleccionista (no quiere separarse de nada).
  - Insomnio entre la una y las tres de la madrugada.

- **Calcarea phosphorica 15 CH**
  - Adolescente agotado por un crecimiento rápido.
  - Hambre a las cuatro de la tarde.
  - Deseos de bocadillos de jamón.
  - Sensible a las **injusticias** de la sociedad.

- **Helleborus 15 CH**
  - Depresión profunda, replegado en sí mismo, pero **se siente capaz de poder realizar grandes cosas**.
  - Movimientos rítmicos (por ejemplo, balanceo de la cabeza, con el que busca la ebriedad laberíntica, el placer del bebé mecido en el útero materno).

- **Lachesis 15 CH**
  - Depresión por celos, decepción amorosa.
  - Mutismo.
  - Sofocaciones.
  - Apego al progenitor del sexo opuesto.

- **Cyclamen 15 CH**
  - Rechaza salir de su habitación, pasa horas en la oscuridad escuchando música o también leyendo cómics de **humor negro**.
  - Alergia a los gatos.
  - Sueña que cuenta dinero.

  Problemática: no quiere implicarse en la vida material, que le hace sentir culpable.

TICS

Los tics son movimientos repetitivos y espasmódicos –especialmente en la cara y los ojos– o gestos incontrolados de las extremidades. Traducen un nerviosismo subyacente o una ansiedad en un niño que intenta controlarlo todo sin poderlo conseguir (estadio oral).

Mientras el niño está a la espera de acudir al especialista (médico o psicólogo), podemos intentar un tratamiento con los siguientes medicamentos:

- **Ignatia 15 CH, una dosis única**
  - Medicamento de una pena no exteriorizada.
  - Después de un duelo, una separación (o un divorcio) del que no se habla.
  - Falta de amor.
  - Suspiros.
  - Alternancia de risas y lágrimas.

  Problemática: encontrar el Amor en sus tres dimensiones.

- **Lycopodium 15 CH, una dosis única**
  - Niño autoritario, obstinado.
  - "Pequeño dictador" al que le falta la confianza en sí mismo.
  - Afecciones en el lado derecho del cuerpo.

  Problemática: deseos de poder, miedo a que los demás le devoren.

- **Agaricus 15 CH, una dosis única**
  - Niños torpes, con gestos bruscos, muy violentos.
  - Ideales elevados.

  Problemática: mucha energía en un cuerpo débil.

- **Tarentula hispana 15 CH, una dosis única**
  - Se siente muy interesado por la música.
  - Danza.
  - Desobediente +++: obedecer es ser reducido a la esclavitud.

- **Mygale 15 CH, una dosis única**
  - Movimientos violentos.
  - Intenta escapar del amor fusional de una madre araña (demasiado posesiva, como una reina).

TRASTORNOS POR ANTICIPACIÓN
Nervios antes de un examen

Los medicamentos homeopáticos permiten preparar los exámenes sin problemas. Aconsejamos que también se realice una **actividad física adecuada** ("*Mens sana in corpore sanum*", después de correr se ha oxigenado bien el cerebro y el trabajo intelectual puede ser más eficaz; además, el ejercicio mejora la memoria).

Podemos, no obstante, prescribir:

- **Lecithinum 7 CH:** tres gránulos por la mañana (producto muy rico en fósforo).

- **Kalium phosphoricum 9 CH:** tres gránulos cada noche (la idea es la de estar solo para trabajar cuando es mejor hacerlo en equipo).

- **Ætusa cynapium 15 CH:** una dosis si está como "empachado" de tanto estudiar y es incapaz de asimilar más cosas.

Los medicamentos para tratar la angustia de anticipación ante un examen son:

- **Gelsemium 9-15 CH**

  Es el medicamento principal: tres gránulos por la noche y otros tres por la mañana antes del examen evitan quedarse en blanco.
  - Ansiedad, temblores.
  - Ausencia de sed.

- **Ignatia 15 CH**

  En el medicamento de elección si predomina la ansiedad y la sensación de tener una bola en la garganta, o cuando hay llanto alternado con risas tontas.

- **Argentum nitricum 15 CH**
  - Deseos de azúcar, diarrea y afonía.
  - Miedo de no tener tiempo de acabarlo todo.

- **Silicea 15 CH**
  - Timidez exagerada cuando hay un examen oral.
  - Transpiración profusa de manos y pies.

- **Anacardium 15-30 CH**
  - Indecisión: no sabe qué tema elegir.
  - Cambia las cosas en el último momento.

NIÑO MENTIROSO

El niño se refugia en un mundo imaginario y miente constantemente. Algunos medicamentos pueden ser eficaces:

- **Veratrum album 15 CH**
  - Mentiroso y mandón.
  - Se chupa el dedo, el chupete o el biberón.
  - Deseos de limón o de limonada.
  - Diarreas importantes.

  Problemática: tiene la impresión que ha caído de su pedestal (por ejemplo, después del nacimiento de un hermano).

- **Opium 15 CH**
  - Trastronos por sustos.
  - Antecedentes de anestesias.
  - Padres que han consumido drogas duras.

- **Argentum nitricum 15 CH**
  - Niño que siempre tiene prisa; come rápido, medio sentado y medio de pie.
  - Miedo de llegar tarde.
  - Miedo a las alturas.
  - Deseos de azúcar que lo puede agravar.

  Problemática: no ha aceptado nunca el destete.

- **Ethylicum 15 CH**
  - Antecedentes de alcoholismo en la familia.
  - Agitación.
  - Deseos de "mamar" a edades avanzadas.

NIÑO QUE SE PELEA

En la mayoría de los casos, el niño que se pelea lo hace por celos. Para no inducir los celos, hay que evitar las relaciones fusionales (por ejemplo, tratando de que el niño no permanezca mucho tiempo en la habitación de los padres). Si los niños se tienen muy seguidos uno del otro, conviene diferenciarlos (ropas distintas, regalos diferentes, etc.) para no crear unos "gemelos" artificiales.

Los siguientes medicamentos pueden ser útiles:

- **Lachesis 15-30 CH**

  Es el medicamento de elección para los celos.
  - Niño locuaz.
  - Autoritario.
  - Las picaduras de insecto le hacen mucha reacción.
  - Está lleno de morados.
  - Afecciones en el lado izquierdo del organismo.

- **Hyosciamus 15-30 CH**
  - Celoso y exhibicionista (se pasea desnudo por la casa).
  - Se hace el niño pequeño, risas tontas.

- **Nux vomica 15 CH**
  - Celos.
  - Necesitado.
  - Cóleras importantes si todo no está de la manera que, según él, es conveniente.
  - Abuso de alimentos fuertes.

- **Cenchris 15 CH**

  Es el medicamento de los niños que han visto a los padres hacer el amor (visión de la "escena primordial").
  - Más tarde será un adolescente atraído por la pornografía.
  - Afecciones en el lado derecho (como en Lycopodium).

- **Calcarea sulphurica 15 CH**
  - Laringitis estridulosas de repetición en tiempo húmedo junto con celos.

NIÑO MAL HABLADO

El chico puede utilizar un lenguaje burdo. Es típico del estadio anal de los psicoanalistas.

Pensaremos en:

- **Anacardium 15 CH**
  - Dualidad "ángel/demonio".
  - Con frecuencia en familias en las que hay gemelos.
  - Problemas de tendinitis.
  - Crueldad, malos tratos a los animales.

- **Nitricum acidum 15 CH**
  - Mal carácter.
  - Rencoroso.
  - Rígido.
  - Se ofende a la mínima.
  - Deseos de sal y de grasas.

  Problemática: "el perdón no existe".

- **Lycopodium 15 CH**
  - Dictador y provocador, pero con falta de confianza en sí mismo.
  - Acetona.
  - Gases intestinales ++.

- **Staphysagria 15 CH**
  - Busca la bofetada.

- Ambiente sadomasoquista.
- Deseos de leche fría.

- **Natrum muriaticum 15 CH**
  - Reservado, habla poco.
  - Deseos de sal +++.

    Problemática: problema con el padre.

- **Nux vomica 15 CH**
  - Mal hablado y fatigado.
  - Toma muchas sustancias estimulantes para seguir el ritmo y después pierde los nervios.

NIÑO QUE SE MASTURBA

De forma ocasional, la masturbación es normal. Los padres no deben reñir a sus hijos por ello; deben explicarles que es normal, pero que no hay que hacerlo de forma muy frecuente o en cualquier lugar.

El niño que se masturba con demasiada frecuencia se desconectará de la realidad y malgastará una parte de su energía vital. Expresa un malestar psicológico importante que justificará la visita a un especialista (médico general, homeópata, psicólogo, psiquiatra, etc.).

Mientras tanto, colocar en la almohada algunas gotas de tintura madre de orégano (Origanum TM) y darle una dosis de:

- **Bufo rana 15 a 30 CH**
  - El chico se aísla para poderse masturbar y no hace nada más.

    Problemática: solo, no se puede crear nada.

OTRAS PATOLOGÍAS

PATOLOGÍA DE LA BOCA

Aftas

Las aftas son ulceraciones de la mucosa bucal que suelen indicar una frustración que nos ulcera. Mientras no tenemos hora para visitar al especialista, se puede tomar **Oscillococcinum** seguido de:

- **Borax 9 CH**
  Si el niño tiene miedo de las caídas o de los movimientos de descenso (toboganes, etc.).

- **Baptisia 9 CH**
  Aftas en niños de familias fragmentadas o desestructuradas.
  La idea del medicamento, es la que hay que recoger los trozos.

- **Mercurius corrosivus 9 CH**
  – Lengua sucia.
  – Mal aliento.
  – Sudores profusos.
  Junto a Rhus toxicodendron, es un buen medicamento para la **estomatitis herpética**.

- **Rhus toxicodendron 9 CH**
  - Fiebre por la noche.
  - Inquietud.
  - Dolores.
  - **Estomatitis herpética.**

- **Sulphuricum acidum 9 CH**
  Es un medicamento excelente para las aftas causadas por la **quimioterapia**.
  Problemática: miedo a un accidente (con frecuencia tienen familiares muertos por algún accidente).

Abscesos dentales

Una caries puede producir una tumefacción en la encía que origine pus. Antes de la visita al dentista, podemos intentar un tratamiento con:

- **Hepar sulphur 9 CH:** tres gránulos cuatro veces al día durante 48 horas y la misma dosis de **Pyrogenium 9 CH** (el "antibiótico homeopático"), en la misma posología.

Retracción de las encías

Los dientes se descalzan y las encías sangran.

Mientras se espera poder acudir al dentista, tomar una dosis de **Staphysagria 15 CH**.

Es un medicamento para las frustraciones y de cólera suprimida.

Caries

No se recomienda tomar flúor durante los primeros años de vida. A la larga puede ser tóxico y pueden aparecer obstrucciones de los canales lacrimales, desarrollo de adenoides, obstrucción crónica de la nariz, calcificación de los tímpanos, etc.

Cuando el niño se pueda lavar los dientes, ya se le proporcionará un dentífrico con flúor. Esta sustancia, utilizada de forma local, solidifica el esmalte, por eso hay que procurar que el niño lo escupa todo. Por otro lado, se debe evitar una alimentación con mucho azúcar, en especial por la noche (por ejemplo, los biberones azucarados antes de irse a dormir).

En caso de que aparezca una caries, se debe modificar el terreno para que se no se produzcan más. El primer medicamento en el que hemos de pensar es **Calcarea fluorica 15 CH**, del que podemos dar una dosis única.

Problemática: avaricia, el niño ahorra ya desde muy pequeño y se preocupa por el precio de las cosas.

Otros medicamentos que debemos tener en cuenta

- **Kreosotum 15 CH**
  - Caries desde que salen los dientes.
  - Tendencia al eritema del pañal.
  - Sueña con violaciones (posibles casos en la familia).

  Problemática: miedo de la agresividad (prefiere destruirse los dientes).

- **Staphysagria 15 CH**
  - Frustración, cólera suprimida.
  - Deseos de leche fría.

  Problemática: ambiente sadomasoquista (niño que “busca la bofetada”).

- **Silicea 15 CH**
  - Niño tímido.
  - Dentición tardía.
  - Transpiración profusa de los pies.
  - Miedo a las agujas +++ (que pueden reventar el huevo en el interior del cual está viviendo).

Miedo al dentista

Muchos niños no soportan tener que ir al dentista. Podemos tratarlos con:

- **Antimonium crudum 15 CH, una dosis única**
  - Niño glotón.
  - Muchas cosquillas.
  - Se enfada con facilidad.

- **Fluoricum acidum 15 CH, una dosis única**
  - Esmalte dental muy duro.
  - Las uñas crecen muy deprisa.
  - Problemas con la ortografía.
  - “Libertinaje”.

- **Ignatia 15 CH, una dosis única**
  - Niño histérico.
  - Alternancia de risas y lágrimas.
  - Malestar en el sillón del dentista.

- **Magnesia carbonica 15 CH, una dosis única**
  - Niño adoptado.
  - Muy inquieto.
  - Sensible.

- **Staphysagria 15 CH**
  - Encías que sangran.
  - Deseos de leche fría.
  - Ambiente sadomasoquista.
  - Cólera suprimida.
  - Frustración.

- **Coffea 15 CH**
  - Hipersensibilidad.
  - Excitación.
  - Miedo de las novedades.
  - No tolera el café.

Lengua geográfica

La lengua presenta unos dibujos. El aspecto de la lengua refleja el estado del hígado. En este caso hay un problema hepático. Mientras se espera poder ser atendido por el homeópata, se puede iniciar un tratamiento con:

- **Taraxacum 9 CH:** tres gránulos cada día durante algunos días.
  Problemática: niño incapaz de "ponerse a trabajar".

Sarro

Hay con frecuencia un problema de senos asociado.

- **Mezereum 15 CH (dos dosis en un intervalo de 48 horas)**
  - El niño ronca y duerme con la boca abierta.
  - Deseo de alimentos grasos.
  - Tos que le hace vomitar las comidas.
    Problemática: se han perdido las referencias.

PATOLOGÍA OCULAR

De manera simbólica, todos los problemas de los "ojos" tienen que ver con un problema con "Dios".[22] Es decir, el acceso, a través del complejo de Edipo, a lo que puede denominarse la tercera dimensión del amor, el amor universal.

Conjuntivitis

La inflamación de la conjuntiva ocular produce un enrojecimiento del ojo, sensación de pinchazos o quemazón, picor, lagrimeo y descarga de secreciones, más o menos infectada. Su origen es frecuentemente alérgico y en ocasiones infeccioso (microbiano o vírico).

Simbólicamente no se puede llorar ante una situación difícil y se retienen las lágrimas.

Aconsejamos baños oculares con una solución con caléndula y la toma de ciertos medicamentos homeopáticos:

- **Euphrasia 7 CH, en gránulos**
  - Conjuntivitis con frecuencia purulenta asociada a un **enrojecimiento de las mejillas**.
  - Descarga nasal concomitante, no irritante.

- **Apis 7 CH, en gránulos**
  - Ardor y pinchazos.
  - Supuración ocular.
  - Edema de los párpados y de la conjuntiva.
  - Ausencia de sed.
  - Se siente mejoría si se aplican compresas **frías**.

  Problemática: rechazo a la colectividad.

- **Argentum nitricum 9 CH, en gránulos**
  - Irritación, en general alérgica, y formación de pterigion (membrana en el ángulo interno de la conjuntiva).
  - Persona con **prisas, estresada (siempre con miedo a llegar tarde)**.
  - Abuso de azúcar.
  - Gases intestinales.

- **Medorrhinum 15 CH, una dosis única**
  - Ojos "enganchados" por la mañana.
  - Individuos que duermen boca abajo y se anticipan (ansiedad de anticipación).

- **Pulsatilla 7 CH, en gránulos**
  - Descarga suave.
  - Ausencia de sed.
  - Calurosos.
  - Enganchados a la madre.

- **Calcarea silicata 9-15 CH**

  Es un buen medicamento para las conjuntivitis de los lactantes que empiezan la dentición.

  Problemática: contacto demasiado estrecho con los familiares muertos; lleva con frecuencia el nombre de un familiar fallecido.

- **Nitricum acidum 15 CH, una dosis única**
  - Conjuntivitis purulenta asociada a una otitis bilateral.
  - Mal carácter, demasiado rígido.

Orzuelos y chalazión

Los orzuelos son pequeños forúnculos en el borde de los párpados. El chalazión es un pequeño tumor de las glándulas lacrimales que pueden infectarse. Siempre aplicaremos, localmente, una pomada a base de **caléndula**.

El medicamento homeopático de elección es **Staphysagria 15 CH**, que implica una cólera reprimida o una frustración. También son característicos los deseos de leche fría y el sangrado de las encías.

Si los orzuelos se repiten, pensaremos en:

- **Pulsatilla 15 CH**
  - En un niño apegado a su padre.
  - Caluroso.
  - Sin sed.

- **Silicea 15 CH**
  - Niño friolento.
  - Transpiración de los pies.

- **Sepia 15 CH**
  - Maniático, siempre limpiando.

- **Conium maculatum 15 CH**
  - Sujeto meticuloso y autoritario.

LUMBALGIAS Y CIÁTICAS

Pueden ser trastornos que se cronifican y que presentan a veces episodios agudos. Son necesarios control clínico y pruebas diagnósticas como radiografías o resonancias magnéticas.

Simbólicamente "nos hemos cargado demasiado", para afrontar los problemas necesitamos poder levantarnos... (véase *Homeopatía. Remedios para las distintas etapas de la vida*).

Mientras se espera poder acudir a la consulta del homeópata, podemos empezar a tratar el cuadro con alguno de los siguientes medicamentos:

- **Nux vomica 9-15 CH**
  - Agotado.
  - Abuso de café, alcohol y otras sustancias estimulantes.

  Problemática: quiere controlarlo todo por perfeccionismo.

- **Sulphur 9-15 CH**
  - Descuidado.
  - Se agrava de pie o al levantarse después de estar sentado.
  - Dolor que se irradia hacia la ingle.

  Problemática: él tiene la verdad y no necesita aprender nada de los demás.

- **Platina 15-30 CH**
  - Lumbalgia después de haber levantado un peso demasiado grande.

  Problemática: ser o parecer.

- **Rhus toxicodendron 9-15 CH**
  - Se agrava con la humedad, estando cerca del mar y después de hacer ejercicio físico.
  - Se siente mejoría por el mivimiento.

  Problemática: "El movimiento es la vida".

Su medicamento complementario es **Calcarea fluorica 15 CH**.

- **Sepia 15 CH**
  - Con frecuencia una mujer agotada por tener que cuidar a sus hijos.
  - Extremidades frías.
  - Estreñimiento.
  - Sensibilidad a los olores.

- **Colocynthis 7-15 CH**
  - Después de un enfado o una vejación.
  - Dolor parecido a un pinchazo.

– Contractura importante.

- **Hypericum 15 CH**

– Después de un traumatismo en la columna vertebral, en especial en la zona del sacro (por ejemplo, después de un parto difícil, si se han utilizado fórceps, etc.).

Ciática del lado derecho

- **Lycopodium 9-12 CH**
  – Persona autoritaria.
  – Se agrava a las 5 h.
  – Gases.

Ciática del lado izquierdo

- **Lachesis 9-12 CH**
  – Celos.
  – Persona voluble.
  – Caluroso.

Ciática que pasa de un lado a otro

- **Lac caninum 12 CH**
  – Falta de confianza en sí mismo: "No sirvo para nada".

DE LA CONCEPCIÓN HASTA EL LACTANTE

EMBARAZO

Esperar un hijo no es fácil, ni desde el punto de vista físico ni desde el punto de vista psicológico. En el embarazo están contraindicados muchos medicamentos alopáticos. Por suerte, la homeopatía suministra una serie de medicamentos que pueden ser eficaces para contribuir a mantener un clima de armonía ideal durante todo el tiempo del embarazo.

Primer trimestre

Los cambios hormonales necesarios y los cambios psicológicos en esta aventura humana son factores que pueden explicar los diferentes trastornos que aparecen durante este período. Describiremos algunos de ellos e indicaremos cuál es el tratamiento homeopático más adecuado.

Náuseas

- **Nux vomica 7-9 CH**

  Es el primer medicamento en el que hemos de pensar cuando la madre está nerviosa, estresado, enfrascada en mil trabajos que quiere llevar a término de forma meticulosa.
  – Lengua sucia.
  – Cambios de humor.
  – Friolenta.
  – Necesidad frecuente e ineficaz de ir al lavabo.

- **Sepia 15 CH**

  Dualidad: ser mujer o ser madre.
  – Friolenta.
  – Estreñimiento.
  – Sensibilidad extrema a los olores que le pueden producir náuseas.

- **Lycopodium 15 CH**

  Rechazo secreto a tener un hijo que puede ser vivido como un posible peligro. Como si pudiera devorarle en su interior. Por eso no quieren comer ostras, porque creen que al comerlas "meten algo vivo en el vientre", según me comentó una paciente.
  – Mal carácter.
  – Obstinada.
  – Dictatorial.
  – Afecciones del lado derecho del cuerpo.
  – Trastornos digestivos (hinchazón).

- **Chelidonium 15 CH**

  Familias en las que **se pega a los hijos**.
  – Trastornos hepáticos.
  – Verrugas.

- **Platina 15 CH**
  Madre trastornada por el cambio de apariencia inducido por el embarazo que intenta disimular con ropa ajustada.

Vómitos

El medicamento fundamental es **Symphoricarpus racemosa 9 a 15 CH**. Los vómitos abundantes pueden simbolizar una voluntad inconsciente de que se produzca un aborto de forma oral.

Amenaza de aborto

Las contracciones uterinas y las pérdidas de sangre durante el embarazo necesitan un control médico (ecografías, hospitalización, etc.). Pero también pueden ser útiles los siguientes medicamentos:

- **Apis 7 CH**
  - Alergia, rash cutáneo después de medicamentos alopáticos.
  - Ausencia de sed.
  - Intolerancia al calor.

  De hecho, la mujer es alérgica al niño que lleva.

- **Ruta graveolens 7 CH**
  Se ha querido el placer sexual sin la fecundación.
  - Tendinitis.
  - Debilidad visual para trabajos delicados.

- **Lycopodium 15 CH, Sepia 15 CH, Platina 15 CH y Chelidonium 15 CH** también pueden estar indicados: hay un rechazo inconsciente a dar a luz.
  Platina vive el embarazo como una amenaza estética muy importante...

Insomnio

Tiene dos causas posibles: el miedo al parto y el miedo a dar a luz un bebé con algún tipo de problema grave. En los dos casos el mejor medicamento es **Actea racemosa 15-30 CH**.

Estos temores pueden estar hoy en día incrementados por los análisis de sangre que indican posibles riesgos (como el de tener un niño con una trisomía) y todas las consecuencias psicológicas que se derivan de ello (esperar los resultados, amniocentesis en los casos de duda, etc.), o por las ecografías y una sospecha diagnóstica revelada con poco tacto (por ejemplo: «sólo veo un brazo, venga dentro de quince días y realizaremos otro control...»).

En caso de que se realice una amniocentesis, aconsejamos tomar:

- El día anterior una dosis de **Opium 15 CH** por la mañana, para el miedo y una dosis de **Arnica 15 CH** por la noche, para evitar las posibles hemorragias.
- El mismo día, hay que tomar una dosis de **Silicea 15 CH** en caso de nervios por el pinchazo o en caso de fisura de la bolsa de aguas.
- Después debe tomarse una dosis de Ignatia 15 CH para esperar los resultados.

Segundo trimestre

Los tres meses siguientes son más tranquilos. El embarazo es estable. Ya ha acabado el período de embriogénesis y el feto crece en general tranquilamente. Es importante evitar emociones fuertes (por ejemplo, no mirar los informativos de la televisión, que continuamente nos muestran desgracias y cadáveres). Hay que nutrir al bebé de pensamientos positivos, de arte y de armonía, y tomarse tiempo para hacer las cosas y contemplar la vida.

Pueden aparecer algunos pequeños problemas:

Estrías:

Aplicar dos veces al día, mediante masajes suaves, una pomada de tintura madre de Lilium tigrinum al 1%.

Varices:

- **Pulsatilla 9-15 CH**

  Es un medicamento para mujeres pusilánimes que se sienten peor con el calor y que no beben demasiado.

- **Fluoricum acidum 15 CH**
  - Varices localizadas sobre todo en la pierna izquierda.
  - Altibajos en el estado de ánimo. Artística y lúdica.
  - En ocasiones demasiado irresponsable para el estado en que se encuentra.

- **Millefolium 7-9 CH**
  - Varices dolorosas y hemorragias de sangre roja.

- **Hamamelis 9-15 CH**
  - Varices y leucorrea.
  - Necesidad de que se le exprese el debido respeto.

Estreñimiento:

- **Sepia 15-30 CH**
  - Friolenta.
  - Con náuseas.
  - Estreñimiento

    Se enfrenta con la dualidad madre-mujer.

- **Magnesia muriatica 15-30 CH**
  - Heces parecidas a los excrementos de cabra.
  - Miedo a la violencia.

- **Muriaticum acidum 15 CH**
  Hemorroides. No se ha recuperado del duelo de la madre.

- **Nux vomica 9-15 CH**
  - Sensación de tener que ir de vientre constantemente.
  - Mujer estresada, meticulosa, que abusa de las sustancias estimulantes.

Lumbalgias:

- **Nux vomica 7 CH**
  - Madre muy activa y estresada.
  - Quiere que todo salga perfecto y se "rompe la espalda".

- **Sepia 15 CH**
  - Lumbalgia asociada a una gran fatiga.
  - Depresión debida a la dualidad (ser madre o mujer).

- **Lachesis 15 CH**
  - Ciática izquierda.
  - No soporta la ropa ajustada.
  - Locuacidad ++.
  - Celos.

- **Lycopodium 15 CH**
  - Ciática derecha.
  - Trastornos digestivos, gases.
  - Carácter difícil.

Endometritis:

- **Pyrogenium 7 CH**

Es un buen medicamento si hay alguna infección durante el embarazo (puede ser el antibiótico homeopático).

Cándidas vaginales:

- **Natum carbonicum 15 CH**

  Es un medicamento que actúa muy bien, asociado a **Candida albicans 7 CH** y a los **lavados con agua bicarbonatada**.

  – Necesidad de armonía: la luna de miel (Natrum carbonicum no soporta ni el sol ni la miel).

La crisis del sexto mes

Pueden aparecer nuevos trastornos porque en el sexto mes de embarazo el niño está en el límite de una posible viabilidad si se produce un parto prematuro.

Opium 15-30 CH es el medicamento clave de este período si se produce una amenaza de parto prematuro (pérdidas de sangre, contracciones, dilatación del cuello uterino).

El problema central es: "ser o no ser".

Puede ser el caso de una mujer embarazada de seis meses que después de un susto (por ejemplo, ver un accidente) tiene que ser hospitalizada de urgencias por una dilatación total del cuello uterino. Si el niño nace, pesará unos 700 g y presentará graves problemas.

El último trimestre

- **Lycopodium 15 CH**

  Medicamento muy eficaz para combatir la hipertensión al final del embarazo. Ya no se tolera más al niño.

- **Calcarea arsenicosa 15 CH**

  Presencia de una aumento de albúmina en orina. Se produce una ansiedad por la muerte que va aumentando a medida que el niño crece. Es destacable el deseo de **sopa de legumbres**.

- **Aurum metallicum 15 CH**

  Es el medicamento para combatir el **picor** de la mujer embarazada, que se corresponde con la **ictericia del final del embarazo**.

- **Pulsatilla 15 y 30 CH**

  Favorece una buena presentación del bebé y un parto perfecto (una dosis de la 15 CH y otra de la 30 CH en 15 días de intervalo). La idea es ayudar a que madre e hijo se separen de la manera menos traumática; algunos homeópatas indios la dan sistemáticamente al final del embarazo. En caso de que el bebé venga de nalgas, por ejemplo, una dosis de Pulsatilla 30 CH hace que muchos niños se giren pocas horas antes del parto.

- **Actea racemosa 15-30 CH**

  Es un medicamento que hace desaparecer el temor al parto.

Diabetes gestacional

El páncreas (que es el órgano que permite que todo se cree) puede fallar al final del embarazo. Si esto ocurre, hay que tener en cuenta los siguientes medicamentos.

- **Conium maculatum 15 CH**
  - Mujer autoritaria, meticulosa e intelectual.
  - Apasionada por el esoterismo.
  - No le gusta el que sus amigos la vean durante el embarazo.
  - Se despierta por los movimientos violentos del feto.

  Problemática: hay que acceder al Conocimiento.

- **Iodum 15 CH**
  - Mujer hiperactiva → falta de contemplación.
  - Antecedentes de afecciones del tiroides en la familia.
  - Deseos de comer carne.

  Problemática: demasiada acción sin la suficiente contemplación; se le puede aconsejar que haga yoga.

- **Phosphorus 15 CH**
  - Mujer agotada.
  - Sedienta.
  - Deseos de sal, de hielo, de chocolate.
  - Miedo a estar sola.

  Problemática: demasiado "etérea" para concebir en este mundo material.

- **Spongia 7-15 CH**
  - Mujer apegada a su propia madre.
  - Laringitis y bocio.

  Problemática: desprenderse de su relación fusional.

- **Iris versicolor 15-30 CH**
  - Con problemas de herpes y migrañas con vista borrosa.
  - Ve la paja en el ojo ajeno sin ver la viga de su propio ojo.

  Problemática: se siente depositaria de la pureza y critica a los demás (AFADH).

Parto

Evitar en lo posible las anestesias (por ejemplo, la peridural) y también los partos provocados.

- **Actea racemosa 15 CH**

  Una dosis al inicio del parto suprime el temor y ayuda a que se produzca sin dificultades.

- **Caulophyllum 7 o 9 CH**

  Favorece las contracciones eficaces.

- **Gelsemium 9-15 CH**

  Medicamento de elección si no se dilata el cuello uterino.

- **Chamomilla 7 CH**
  Es un buen medicamento para las contracciones demasiado dolorosas con enfados violentos.

- **Kalium carbonicum 9 CH**
  Es el medicamento del parto "de riñones".

- **Belladonna 7 o 9 CH**
  Eretismo cardiovascular con cefalea pulsátil, palpitaciones e hipertensión arterial.

- **Aconitum 15 CH**
  Una dosis en caso de intenso nerviosismo (por ejemplo, si se produce un desprendimiento prematuro de placenta).

NEONATOLOGÍA: EL PEDIATRA EN LA MATERNIDAD

En general, todo va bien y el examen del pediatra en la maternidad constata que todo está en orden y que la única necesidad posible es la vitamina K (una gota al día durante 10 días para la madre y para su hijo) para prevenir la enfermedad hemorrágica del recién nacido.

La vitamina D se reserva para los bebés que nacen en invierno o en zonas con poco sol.

No se recomienda administrar flúor porque puede producir problemas (nariz tapada, canal lacrimal obstruido y, más tarde, maloclusiones dentales y un espíritu materialista para el que solamente es importante el dinero).

En ocasiones tendremos que intervenir.

Trastornos debidos a un parto traumático

Árnica es el medicamento de elección para los **hematomas** y las petequias: **7 CH en gránulos** durante varios días. Utilizaremos una **15 CH** si el traumatismo es importante.

Idea: “vale la pena nacer”.

En caso de que exista un cefalohematoma, que es una bolsa de sangre debajo del periostio de los huesos del cráneo que puede tardar varias semanas en reabsorberse e incluso se puede calcificar, se puede administrar:

- **Calcarea fluorica 15 CH**
  Una dosis única, en especial si se ha tomado flúor durante el embarazo o si la madre tiene varices importantes.
- **Silicea 15 CH**
  Una dosis única si se ha producido una amniocentesis durante el embarazo, si la madre y el bebé son friolentos y transpiran por las manos y los pies.
- **Mercurius 15 CH**
  Una dosis única si la madre y el bebé transpiran mucho por todas partes y se quejan de calor.

Edema cerebral

Niño obnubilado, con la cabeza deformada por un parto difícil, hemorragias, convulsiones que pueden indicar la necesidad de dar **Natrum sulphuricum 15 CH** en plus, y eventualmente una dosis de **Cicuta virosa 15 CH** en caso de que existan convulsiones.

Señales debidas al fórceps:

Aconsejamos una dosis de **Hypericum 15 CH** (las hojas de la planta Hypericum perforatum tienen múltiples agujeros que nos pueden hacer pensar en los numerosos caminos que podemos tomar en un momento dado). Se debe consultar un buen osteópata.

Fractura de la clavícula:

Puede existir una afectación del plexo braquial (parálisis de un miembro superior) que indica **Causticum 15 CH**, una dosis única, que puede acompañarse, de forma eventual, de **Hypericum** y **Arnica**. La idea de Causticum es la de la espada de Damocles, la que en cualquier momento, puede suceder una desgracia.

Hemorragias oculares:

Pueden indicar una dosis única de **Symphitum** (santo hizo al hombre) **15 CH**. Nos dirigimos hacia la tercera dimensión del amor, el amor universal.

Trastornos producidos por un susto

El parto puede haberse desarrollado en unas condiciones demasiado estresantes.

- **Aconitum 15 CH** es el medicamento para un niño agitado, con insomnio (se ha tenido que responder adecuadamente al enfrentarse con el riesgo de morir).
- **Opium 15 CH** si, por lo contrario, el niño está adormilado, con estreñimiento y mama mal (ser o no ser: es un medicamento que puede ayudar a evitar numerosas muertes súbitas).

Trastornos por asfixia durante el parto

Puede suceder que el niño no haya respirado rápidamente nada más nacer y haya nacido azul y con problemas. Quizá fue necesario realizarle una aspiración y oxigenarle (el APGAR ha sido inferior a 10 después del primer minuto). En este caso, dar **Carbo vegetabilis 30 CH** (piel marmórea, gases ++ [el paso a franquear es difícil]). Hay que dar una dosis de forma sistemática después de las cesáreas en las que el niño está medio dormido por la anestesia y respira mal al nacer.

Malformaciones

El pediatra busca de forma sistemática algunas malformaciones. Algunas de ellas pueden indicarnos que medicamentos homeopáticos pueden ser adecuados:

Labio leporino y hendidura del velo del paladar:

Es una malformación que nos orienta hacia **Calcarea fluorica 15-30 CH**. Medicamento que daremos a la madre en el caso de que se produzca un nuevo embarazo para prevenir posibles problemas.

Pie varo:

- **Nux vomica 9 a 15 CH** es el medicamento de los pies que se giran. Son niños nerviosos, con gases, cólicos, regurgitaciones y dificultades para hacer el eructo.

Displasia de cadera:

Se realizará la maniobra de Ortolani para descartarla en la primera visita a los ocho días después del nacimiento (se colocan las caderas en abducción y se efectúa una subida de las extremidades de atrás hacia adelante, la cadera sale y se percibe un chasquido). En Francia es frecuente en las familias bretonas y del Auvergne, especialmente en niñas. Se aconseja que el bebé permanezca estirado con las piernas en posición de abducción (con un pañal que siempre separe los muslos) y efectuar una radiografía de control a los cuatro meses (la ecografía puede no ser lo suficientemente eficaz).

Hay que decírselo al homeópata, ya que él puede utiliza esta información para encontrar el tipo de terreno del niño (en este caso pueden ser posibles unos quince medicamentos).

Pulsos femorales que no se perciben:

Cuando nos encontramos con este problema, hemos de pensar en una coartación aórtica, una anomalía que precisa una intervención quirúrgica. Se asocia con la auscultación de un soplo en la espalda del bebé. El diagnóstico nos orienta hacia **Calcarea fluorica 15-30 CH** y Luesinum 15-30 CH (terreno de malformaciones vasculares; personas materialistas, pero dotadas de un alto sentido artístico).

Trastornos del ombligo:

Si existe una hernia umbilical, el primer medicamento en el que hemos de pensar es en **Opium 15 CH** (trastornos por miedo, estreñimiento, etc.), y después en **Aurum metallicum 15 CH**. Además de darle la medicación, se le debe colocar una moneda de oro en el ombligo entre dos gasas estériles.

Si el ombligo está húmedo, proponer una dosis de **Abrotanum 15 CH**, en especial si el bebé tiene un grito "que nos hiere" y trata de vampirizar a los que le rodean.

Hernia inguinal:

Debe colocarse un vendaje protector.

Si es en el lado derecho:

- **Lycopodium 15 CH** en presencia de gases ++, enfados y depósitos rojos en la orina (ácido úrico).

- **Aurum metalllicum 15 CH**, en especial si la madre ha tenido picores durante el embarazo.

Si es en el lado izquierdo:

- **Nux vomica 15 CH**, porque ayuda a que la hernia vuelva a entrar.

Soplo cardíaco:

Hacer una ecografía de urgencia y dar una dosis de **Aurum metallicum 15 CH**, que cierra las comunicaciones interventriculares (enfermedad de Roger).

En caso de hipertensión arterial pulmonar, se debe administrar Sanguinaria 9-15 a 30 CH (la pulsión de vida se vuelve en contra de la misma vida).

Trastornos renales:

Cualquier anomalía renal hace pensar en **Calcarea fluorica 15-30 CH**.

En caso de que exista reflujo vesicoureteral, el medicamento de elección es **Asa fœtida 15 a 30 CH** (si el problema se detecta en el feto en una ecografía, el medicamento se da entonces a la madre).

Trastornos oculares:

Hay que descartar la presencia de un glaucoma (**Sulphur 9 CH** o **Phosphorus 15 CH**) o de un coloboma (**Calcarea fluorica 15 CH** y **Luesinum 15 CH**).

Trastornos en la espalda:

Debe considerarse la posibilidad de una espina bífida oculta (**Calcarea fluorica 15 CH**, **Mercurius 15 CH** o **Luesinum 15 CH**).

Trastornos genitales:

Hay que descartar ambigüedades de sexo, lo que requiere una investigación del cariotipo (de los cromosomas) del bebé.

En presencia de un hidrocele, debe proponerse una dosis de **Rhododendron 15 CH** (miedo a las tormentas, duerme cruzando las piernas).

En caso de hipospadias (el meato urinario localizado de forma anormal en el niño), daremos **Calcarea fluorica 15 CH** y **Luesinum 15 CH**.

Si se observa una coalescencia de los labios menores en una niña, aconsejaremos **Castoreum 15 CH**, una dosis única, al igual que en los casos de fimosis en los niños.

Trastornos dermatológicos:

Podemos observar:

- Manchas café con leche (Carcinosinum 10000 K, secretos familiares, antecedentes de cáncer).
- Erupciones rojas (eritema tóxico del recién nacido): **Sulphur 15 CH** (una dosis única), o **Urtica urens 15 CH**.
- Supuraciones: hacer un cultivo, administrar un tratamiento con antibióticos en los casos graves y dar una dosis única de **Cantharis 15 CH**, (la persona se hunde después de haberse sometido a una prueba).
- Angiomas: pensar en **Calcarea fluorica 15 CH**, **Calcarea carbonica 15 a 30 CH** (angiomas tuberosos) y **Luesinum 30 CH**.

Mastitis del recién nacido

Las mamas se hinchan y secretan un poco de leche ("leche de bruja"). Se trata de una crisis hormonal causada por las hormonas de la madre que pasan a través de la placenta o de la leche al bebé. Tenemos tres posibles medicamentos eficaces:

- **Asa fœtida 15 CH, una dosis única**

  Si hay evidencia de regurgitaciones.

- **Cyclamen 15 CH**

  Si el niño es bizco (estrabismo convergente intermitente): se ha sentido pena durante el embarazo.

- **Tuberculinum 15 CH**

  Si existe una venita en la base de la nariz o hay antecedentes de tuberculosis en la familia o de una vacunación contra la tuberculosis que na ha hecho la reacción conveniente.

Ictericia del recién nacido

Debe descartarse que exista algún problema de incompatibilidad sanguínea materno fetal (bilirrubina en sangre, test de Coombs, grupo sanguíneo Rh o ABO, etc.) que pueden necesitar un tratamiento en el hospital (exanguinotransfusión).

En las ictericias moderadas, nos encontramos con una inmadurez hepática favorecida por las hormonas (especialmente la progesterona) de la madre, en especial si da de mamar, es la ictericia de ARIAS. En este caso aconsejaremos tres gránulos Bovista 7 CH cuatro veces al día durante dos o tres días. También hay que recomendar a la madre que se saque la leche y la caliente a 60° para dársela posteriormente al niño durante tres días (al calentar la leche se destruyen las hormonas y permiten que la actividad del hígado se normalice).

Hay que pensar también en:

- **Natrum sulphuricum 15 CH,** si el parto ha sido difícil.
- **Nux vomica 15 CH,** si el niño tiene dificultades para eruptar.
- **Mercurius 15 CH,** si hay antecedentes de amigdalitis de repetición en los padres.

Conjuntivitis del recién nacido

- El primer medicamento que hemos de dar es una dosis única de **Argentum nitricum 15 CH**.
  - Niño angustiado.
  - Dificultades para eructar.
  - Está peor al caer la noche.

Se han de lavar los ojos con suero fisiológico y caléndula para evitar infecciones.

Si persiste la infección, pensaremos en:

- **Pulsatilla 15 CH**
  Una dosis única, cuando el niño quiere estar siempre en brazos de la madre.

- **Calcarea fluorica 15 CH**
  Una dosis única, si ha habido un tratamiento con flúor durante el embarazo.

- **Natrum muriaticum 15 CH**
  Una dosis única, si el padre está ausente física o afectivamente.

- **Calcarea carbonica 15 CH**
  Una dosis única, en presencia de crustra láctea o de una hernia umbilical. Suele tratarse de niños gorditos.

Problemas a la hora de mamar

Grietas

Recomendaremos una pomada con tintura madre de **Castor equi** al 1% después de cada mamada.

Ausencia de subida de la leche

- **Urtica urens 7 CH:** tres gránulos por la mañana.
  Si ha habido un duelo por la muerte del padre en los antecedentes, y si no:
- **Ricinus communis 7 CH:** tres gránulos por la noche.

Inflamación mamaria

- **Belladonna 7 CH**
  – Seno rojo.

– Dolor pulsátil.
Problemática: miedo a ser devorada al dar de mamar.

- **Bryonia 7 CH**
  – Seno blanco.
  – Dolor que precisa una inmovillización de la glándula mamaria.
  Problemática: se han perdido las raíces.
- **Phytolacca 7 CH**
  En caso de que con los dos medicamentos anteriores no se tenga éxito.
  Problemática: "Todos los inicios son difíciles".

Dolor del pezón durante las mamadas

- **Phellandrium 7 CH:** tres gránulos antes de cada mamada.

Niño que se duerme mientras mama

- **Opium 15 CH:** una dosis única.

Niño que mama sin cesar

- **Ætusa cynapium 15 CH:** una dosis única (para mejorar la comunicación madre-hijo).

Lactancia artificial

La leche de vaca maternizada se tolera bien en general, pero si hay problemas se debe dar al niño una dosis de **Ætusa cynapium 15 CH** (falta de comunicación madre-hijo) y recomendar a la madre que pruebe con la leche de soja o de almendras o con la leche de otra mujer.

PATOLOGÍA AGUDA DEL RECIÉN NACIDO (entre los 10 días y los 18 meses de vida)

Cólicos del recién nacido

Aparecen en especial durante los tres primeros meses. Aunque su peso sea el correcto, el niño grita y se queja de lo que parecen ser dolores abdominales. Es un período en el que el aparato digestivo sufre mucho porque el bebé crece muy rápidamente. Mientras se espera poder acudir a la consulta del médico para establecer una dieta adecuada, dependiendo de cómo hayan sido el embarazo y el parto, se puede pensar en los siguientes medicamentos:

- **Colocynthis 7 CH:** tres gránulos cuatro veces al día
  - Si el niño se enfada.
  - Si se dobla en dos.

  Problemática: la cólera reprimida.

- **Dioscorea villosa 7 CH:** tres gránulos cuatro veces al día
  - El niño se tira hacia atrás.

  Problemática: se avergüenza de sus orígenes (problema familiar o durante el embarazo).

- **Nux vomica 7 CH:** tres gránulos cuatro veces al día
  - Dificultades para realizar el eructo.
  - Enfados.
  - Estreñimiento y gases.

- **Carbo vegetabilis 30 CH:** una dosis única
  - Gases muy abundantes.
  - Niño que ha sufrido un problema de anoxia (reanimación, cesárea, tabaquismo de los padres, etc.).

- **Staphysagria 15 CH:** una dosis única
  - El niño duerme bien de día, pero tiene cólicos e insomnio por la noche (toma el día por la noche).

  Problemática: frustración en la madre, ambiente sadomasoquista.

Regurgitaciones

Son muy frecuentes hoy en día. Se pueden aliviar con:

- **Asa fœtida 15 CH**
  - Reflujo asociado a un parto provocado, a una anestesia epeuridural o a fórceps.

- **Lobelia 15 CH**
  - Reflujo asociado a tabaquismo en la familia.

- **Ætusa cynapium 15 CH**
  - El niño mama sin cesar (del seno materno o del biberón) y regurgita (más de seis biberones al día durante el primer mes).
  - En la familia, hay personas que no toleran los lácteos. Recomendar la leche de soja o de almendras.

    Problemática: el bebé y su madre no se entienden.

- **Phosphorus 15 CH**
  - Regurgitación con un hilo de sangre.
  - Recomendar un suplemento de vitamina K (tres gotas al día durante una semana). Se impone una consulta con el especialista si se repite el problema, ya que nos encontramos ante el riesgo de estar ante una estenosis pilórica (la musculatura que cierra el estómago se contrae y el bolo alimenticio no baja). En estos casos, podemos provar con una dosis de **Ornithogallum umbellata 15 CH**. Es una enfermedad que sobre todo se observa en niños entre 3 semanas y los 3 meses y

medio de vida. La solución definitiva es quirúrgica si no hay aumento de peso.

- **Lycopodium 15 CH**
  - Bebés con muchos gases.
  - El problema se agrava entre las 15 y las 17 h.
  - Depósitos rojizos de ácido úrico en la orina.

Hipo

Expresa una distensión del nervio frénico debida al crecimiento rápido.

En general cede con **Teucrium marum verum 7 CH** (tres gránulos de tres a cuatro veces al día).

Anorexia

El niño no mama bien y no aumenta de peso.

- Si se le está dando de mamar, nos hemos de preguntar si la leche de la madre es buena en calidad y cantidad. Podemos mejorar la lactancia con **Urtica urens 7 CH** (tres gránulos por la mañana durante 10 días) y **Ricinus communis** (tres gránulos por la noche).
- Si la lactancia es artificial, hemos de plantearnos si existe una intolerancia a las proteínas de la leche de vaca (pasar a la de soja) y darle una dosis de **Ætusa cynapium 15 CH**.
- Si el peso queda estancado porque el niño duerme sin cesar y si se duerme mamando, darle **Opium 15 CH** y todo volverá a la normalidad.
- Si el bebé rechaza el destete, vomita, adelgaza y está nervioso, dar una dosis única de **Argentum nitricum 15 CH**.
- Si ha habido un duelo en la familia, dar Ignatia 15 CH a la madre y al niño, y después, si el niño no gana peso, darle **Phosphoricum acidum 15 CH** durante algunos días.

- Si ha habido una historia de traslados en la familia y el niño es autoritario y vomita mucho, darle **Veratrum album 15 CH** (una dosis única).
- Si el bebé rechaza la leche de su madre, administrarle:

- **Antimonium crudum 15 CH**
  - Niño que llora cuando lo tocamos.

- **Cina 15 CH**
  - La peridural se ha vivido mal.
  - Caída de la tensión arterial y dolores de cabeza en la madre.
  - Bebé inquieto.

- **Lachesis 15 CH**
  - Bebé que ha nacido con vueltas de cordón umbilical.
  - Mancha azulada en la parte baja de la espalda (**Arsenicum album**, **Rhus toxicodendron**).

- **Mercurius 15 CH**
  - Cefalohematoma.
  - Bebé inquieto que babea mucho.

- **Silicea 15 CH**
  - Niño delgado, sin apetito.
  - Cefalohematoma.

- **Stannum 15 CH**
  - Niño sin energía, como "apagado".

- **Stramonium 15 CH**
  - Gritos.
  - Susto importante.
  - No quiere dormir a oscuras.

Obstrucción del canal lacrimal

Es un problema muy frecuente en los tres primeros meses de vida. De uno o de ambos ojos sale una pequeña descarga clara o purulenta.

No se le debe dar flúor porque facilita la aparición del problema. Hay que limpiar los ojos con suero fisiológico y caléndula.

Los medicamentos que enumeramos a continuación pueden evitar tener que someter al niño a una pequeña intervencion quirúrgica para solucionar el problema:

- **Argentum metallicum 15 CH, una dosis única**
  - Si el niño es delgado, nervioso y ansioso.

  Problemática: "La vida es un largo río tranquilo, pero a veces nos encontramos con algunos rápidos" .

- **Calcarea carbonica 15 CH**
  - En general un niño grande, con hernia umbilical y crusta láctea.

  Problemática: hacerse un caparazón.

- **Euphrasia 7 CH**
  - Enrojecimiento de las mejillas.
  - Antecedentes de alergia en la familia.

- **Fluoricum acidum 15 CH**
  - Las uñas crecen muy rápido.
  - Bebé hiperlaxo.

  Problemática: quiere el amor, pero sin asumir las responsabilidades de una persona adulta.

- **Graphites 15 CH**
  - Asociado con algún eccema o a la enfermedad de Leiner-Moussous.
  - Estreñimiento.

  Problemática: se siente demasiado friable.

- **Hepar sulphur 15 CH**
  – Domina el lado purulento.

- **Natrum muriaticum 15 CH**
  – Bebé tranquilo.
  – No tolera el sol (estornudos).

- **Medorrhinum 15 CH**
  – Eritema del pañal.
  – Duerme boca abajo.

- **Pulsatilla 15 CH**
  – Bebé muy apegado a su madre.
  – Ausencia de sed.

- **Rhus toxicodendron 9 CH**
  – Si existe una inquietud marcada por la noche (el movimiento es la vida).

- **Silicea 15 CH**
  – Transpiración nauseabunda de los pies.

Crusta láctea

- **Calcarea carbonica 15 CH:** una dosis única

  Es el medicamento de elección si el bebé transpira mucho por la cabeza y por ello se forma la crustra láctea.

  Idea del medicamento: hacerse un caparazón para vencer el miedo.

- **Graphites 9 CH**

  Dar tres gránulos por la mañana a días alternos durante 10 días. Es el medicamento más indicado si se declara la enfermedad de Leiner-Moussous (crostras en la cabeza y el rostro y eritema de las nalgas).

Se debe aplicar por la noche vaselina salicilada al 1% sobre las crostras y por la mañana hay que sacar las crostras con un peine fino.

Descargas umbilicales

El cordón umbilical cae a los pocos días de vida. Hace falta limpiar el ombligo con alcohol de 60° y después con eosina y agua al 1%.

Cuando se desarrolla un granuloma umbilical, el ombligo puede tener una descarga. En este caso se le da al niño una dosis de **Calcarea carbonica 15 CH**.

Si sangra un poco, **Abrotanum 15 CH** (una dosis única) y tres gotas de vitamina K al día durante ocho días.

Hernia umbilical

Es como si el bebé intentase volver a fabricarse un cordón umbilical. Podemos poner una moneda de oro en el ombligo, dentro de una gasa estéril y darle:

- **Aurum metallicum 15 CH,** si el niño se enfada y la madre ha tenido picores durante el embarazo, o si hay un soplo cardíaco asociado.

- **Calcarea carbonica 15 CH,** para un niño miedoso con crustra láctea.

- **Opium 15 CH,** en niños adormecidos y estreñidos.

- **Lachesis 15 CH,** para un bebé chillón que ha nacido con vueltas de cordón.

- **Nux vomica 15 CH,** si el bebé es nervioso, tiene dificultades para realizar el eructo y falsos deseos de ir de vientre.

Dificultades para realizar el eructo

Es preferible no estirar al bebé hasta que haya realizado un eructo. Si sólo quiere dormir boca abajo, es mejor que el colchón sea duro para que no se hunda. Darle una dosis de **Medorrhinum 15 CH**.

Los siguientes medicamentos pueden ayudarle a eructar:

- **Argentum nitricum 15 CH**

  Si el bebé es delgado y nervioso, tiene gases y presenta conjuntivitis. Su estado se agrava si se le da demasiado azúcar.

- **Conium maculatum 15 CH**

  Si los movimientos del feto han impedido a la madre dormir durante el embarazo.

- **Graphites 15 CH**

  Si el bebé tiene problemas de estreñimiento y presenta crustra láctea y eritema del pañal.

- **Nux vomica 7 CH**

  Bebé nervioso, con problemas de gases y continuamente con una falsa sensación de ir de vientre.

Eritema del pañal

El medicamento principal es **Medorrhinum** (una dosis única de la 15 CH).

Si el problema no se resuelve con este medicamento, probar con:

- **Natrum carbonicum 15 CH,** en especial si el niño ha tenido **muguet**.

- **Kresotum 7 CH,** si el bebé se encuentra en plena dentición.

Hay que lavar al bebé con jabón de caléndula, secarlo, aplicarle una **solución acuosa de Milian** (de color azul violáceo) y **taparlo**.

Muguet

Es una capa blanquecina formada por un hongo, *Candida albicans*, en la lengua y la parte interior de las mejillas. Aparece cuando la leche es demasiado ácida o si el bebé regurgita los alimentos. El medicamento principal es **Natrum carbonicum 15 CH** (una dosis única que repetiremos a las 48 horas).

Hay que destacar que Natrum carbonicum se agrava con la miel y en estos casos intentaremos evitarla.

Problemática: búsqueda de la armonía.

Podemos ayudarnos en el tratamiento con **Candida albicans 15 CH**.

Si el problema no se resuelve con el tratamiento anterior, pensaremos en:

- **Sepia 15 CH,** si las extremidades están heladas y el bebé está estreñido.

- **Mercurius 15 CH,** si el bebé es precoz, inquieto y babea mucho.

- **Borax 15 CH,** si tiene insomnio y grita en los movimientos de descenso.

- **Natrum muriaticum 15 CH,** si es un bebé tranquilo que estornuda al sol.

Reflujo urinario (reflujo vesicouretral unilateral o bilateral)

El medicamento de elección es **Asa fœtida** (una dosis a la 15 CH seguida, 15 días más tarde, de una dosis de la 30 CH).

Permite mejorar muchos casos. Para evitar infecciones urinarias, administrar **Tuberculinum 15 CH** (una dosis única), en especial si al niño le han vacunado de la tuberculosis.

Dentición difícil

- **Chamomilla 7-9 CH** es el medicamento principal
  - Una mejilla roja y la otra pálida.
  - Enfados.
  - Deseos de estar siempre en brazos o se tranquiliza al ir en coche.

  Si no se tiene éxito con el anterior medicamento, probar con:

- **Coffea 9 CH,** si hay un insomnio asociado a excitación.

- **Calcarea bromata 9 CH,** si hay insomnio y laringitis.

- **Coca 9 CH,** si hay insomnio, herencia de caries dental y el problema se agrava con la altitud.

- **Staphysagria 9 CH,** si se forman hematomas dentales.

- **Phytolacca 7 CH,** si el bebé quiere morder todo lo que coge.

- **Calcarea silicata 15 CH,** si hay una conjuntivitis asociada.

- **Kreosotum 9 CH,** si al poblema de los dientes se le asocia un eritema del pañal y tos sibilante.

- **Rhus toxicodendron 9 CH,** si hay fiebre e inquietud nocturna.

Dentición retrasada

Los dientes suelen salir a partir de los 6 meses, al ritmo de uno al mes. En caso de retraso, no hay que asustarse: siempre acaban por salir. Cuanto más tarden en salir, más sólidos serán.

Podemos ayudar con:

- **Calcarea carbonica 15 CH,** si además existe una hernia umbilical, transpiración abundante de la cabeza y crustra láctea.

- **Calcarea phosphorica 15 CH,** si el niño tiene tendencia a tener diarreas.

- **Calcarea fluorica 15 CH,** si ha tomado flúor y los dientes salen de lado.

- **Silicea 15 CH,** si la transpiración de los pies tiene un olor nauseabundo y el niño tiene poco apetito.

El destete imposible

El destete es un momento importante en la vida de un ser humano, marca el fin del estrecho contacto con la madre nutricia, ya sea a través de la lactancia materna o con sus sustitutos artificiales. De hecho, los psicoanalistas consideran que se trata del fin de la etapa oral de los psicoanalistas.

Durante los nueve meses de la vida intrauterina, el bebé y la madre viven una relación fusional. Después del nacimiento, una vez se corta el cordón umbilical, el bebé está obligado a respirar para vivir y a mamar a intervalos regulares. Si no lo consigue, muere.

El acto de mamar le permite revivir un contacto estrecho con la madre. Es un contacto que, de forma ideal, dura unos 18 meses, pasados los cuales acaba el estado oral y se pasa al anal. El rol del padre entonces se hace preponderante y el niño hace pasar el placer de un extremo al otro del aparato digestivo.

Durante la etapa oral, mamar no sólo le proporciona alimento, sino también placer. Algunos niños regulan eficazmente dicha función, mamando a horas fijas con una frecuencia razonable (seis veces al día al principio y después cuatro). Hacia los 3 o 4 meses, ciertos alimentos pueden introducirse con la cuchara (otro objeto que se interpone entre el niño y la madre).

Hay niños que quieren mamar sin cesar hasta quedar hartos, como **Ætusa cynapium**, por ejemplo, otros se contentan con chupar un sustituto: el dedo o el chupete.

Si todo va bien, el destete del pecho materno se desarrolla sin problemas y el niño pierde el interés por mamar para pasar a otro tipo de alimentación.

El destete de los sustitutos del pecho, que señala el fin de la etapa oral, puede ser más problemático. Hay niños a los que les gustaría seguir tomando el biberón o usando el chupete durante años, más allá del tiempo teórico establecido de los 18 meses.

El componente oral no resuelto puede reflejarse en el adulto que fuma, bebe ("mama") o come demasiado. De hecho, se considera que las personas que tienen algún tipo de adicción relacionada con alguna sustancia no han resuelto su estadio oral. Podemos hablar de destete del tabaco, destete de algún medicamento... o de alguna droga.

El destete, que representa el abandono de la dependencia oral, puede ser el combate de toda una vida. El estadio oral es la primera dimensión del amor: el amor dependiente. En él se busca la fusión con el otro. Están trabajando las potentes fuerzas del "ego"... que hacen que la socialización sea un asunto difícil. Hay dos dimensiones más en el amor. El amor de pareja, de los hijos, de la familia, del "nosotros", que representa la segunda dimensión, a la que no podemos llegar si nos encontramos todavía en la primera dimensión y las fuerzas del "ego" son demasiado fuertes. Por eso se producen situaciones de inestabilidad y sufrimiento en familias "recompuestas". La tercera dimensión se relaciona con el "ellos", es un amor altruista que difícilmente se puede alcanzar si el "ego" es muy fuerte.

Se comprenderá, con ello, la importancia del destete bien vivido, que siempre comienza cuando se deja el seno materno.

Destete y homeopatía

La homeopatía puede ayudarnos en un destete difícil.

En el repertorio de Kent clásico, dos rúbricas aparecen con el término "destete" incluido. Una hace referencia a la madre: lactancia persistente después del destete (Con., Puls.), y la otra al niño: diarrea después del destete (Arg-n., Chin). Esta rúbrica es muy interesante, ya que la diarrea es justamente la amenaza mortal que puede afectar al niño cuando abandona la etapa oral e inicia la anal.

La homeopatía, además de suministrarnos estos dos medicamentos, nos da la clave para tener éxito en una separación difícil como la del destete o para abandonar futuras adicciones.

- **Argentum nitricum 9 a 30 CH**
  - Conjuntivitis.
  - Diarrea.
  - Deseos de azúcar.
  - Impaciencia +++.
  - Crisis de ansiedad cuando se está metido en medio de una multitud o en un túnel.
  - Ansiedad por el futuro.
  - Confusión mental en lo que respecta a la identidad.
  - Sensación de dualidad.
  - Sueña con agua y peces y con que tiene hambre.

- **China 9 a 30 CH**
  - Miedo a los animales +++ (los animales simbolizan nuestros "animales" interiores a los que no podemos hacer frente).
  - Fatiga y anemia.
  - Confusión, "como en un sueño".
  - Miedo a los fantasmas.
  - Enfados, violencia, crueldad.
  - Sueña con peces.

- **Lac humanum 9 CH-10000 K**

  Este tercer medicamento se puede administrar cuando el destete difícil lo está viviendo un niño no deseado.
  - Dificultad para aceptar la realidad.
  - Trastornos de la atención.
  - Niño que no deja nunca a sus padres.
  - Niño para el que no se le encuentra un nombre.

- **Hura brasiliensis 15-30 CH**

  Pensar en este medicamento si han habido duelos por un niño en la familia (y abortos o falsos embarazos).

  El niño no puede morir. La presión psicológica que se produce conduce a los padres a mantener al niño en su estado infantil el mayor tiempo posible (no se puede salir jamás de la infancia).

ENFERMEDADES INFANTILES

Definición y etiología

Son enfermedades frecuentes de la infancia que se han perpetuado desde hace miles de años. Los producen virus o a microbios.

- La rubeola y enfermedades afines (como la *roseola infantum* o el exantema súbito) son de origen vírico.
- El sarampión también es de origen vírico.
- La tos ferina es una enfermedad de origen bacteriano debido a la toxina de la *Bortedella pertussis*, que se fija en el centro de la tos.
- La escarlatina es también de origen bacteriano y la origina el estreptococo hemolítico del grupo A.
- La varicela es vírica. La produce un virus de la familia de los *Herpesviridæ*, que también puede ocasionar el herpes zoster.
- Las paperas son de origen vírico.

Podemos encontrar en el mismo cuadro:

- Mononucleosis infecciosa debida al virus de Epstein Barr, cada vez más frecuente.
- Hepatitis (producidas por los virus A, B, C, D), en especial la A.
- Impétigo ocasionado por un estreptococo o un estafilococo.

Valor simbólico

Son enfermedades que pueden evacuar físicamene diferentes contenciosos psicológicos resultantes de los estadios de desarrollo del niño:

Estadio oral	Relación fusional madre/hijo	*Rubeola, sarampión, paperas y tos ferina*
Estadio anal	La ley del padre, separación de la madre	*Varicela, mononucleosis*
Edipo	Acceso al otro, al "ellos", a la espiritualidad	Escarlatina, hepatitis

Tratamiento alopático

Enfermedades víricas

Rubeola, sarampión, varicela, mononucleosis, hepatitis. No tienen o hay pocos tratamientos eficaces (vitaminas, cuidados locales o antivirales en ciertos casos).

Enfermedades microbianas

Escarlatina, impétigo, tos ferina. Pueden justificar un tratamiento con antibióticos.

Vacunas

Desde hace años, algunos países obligan a su población a vacunarse contra ciertas enfermedades infantiles como la rubeola, el sarampión o las paperas. En los países desarrollados, estas enfermedades son raramente peligrosas y el problema de las vacunas es que no se sabe hasta cuándo podrán ser efectivas. Nos arriesgamos a que estas enfermedades aparezcan en la edad adulta, y es después de la pubertad cuando pueden ser realmente peligrosas. Po tanto, parece que las vacunas tendrían que estar reservadas para los jóvenes que están en la pubertad y no han presentado tal o cual enfermedad.

Desde el punto de vista de la homeopatía, las enfermedades infantiles desempeñan un papel importante en el desarrollo de una correcta inmunidad. Su supresión por medio de vacunas amenaza con debilitar a la población y hacerla más vulnerable y propensa a sufrir a trastornos inmunitarios como pueden ser las alergias.

Tratamiento homeopático

Rubeola

Es una enfermedad benigna. Tres días de febrícula (38-38,5°) marcados por una rinofaringitis y la aparición de ganglios linfáticos en la región cervical, la nuca y la axila. El bazo también puede ser palpable. Al cabo de tres días aparece una erupción de máculas rosadas por todo el cuerpo que dura tres días. También puede existir una tos blanda.

Puede ser grave en la mujer embarazada si no ha sido inmunizada; conviene alejarla de los niños que tengan rubeola e incluso de lugares con mucha gente en los que pueda existir alguna persona infectada.

- **Pulsatilla 9-15 CH**

  Es el medicamento para el niño gruñón apegado a la madre.
  - Ausencia de sed durante la fiebre.

- **Sulphur 9-30 CH**

  Para un niño jovial y caluroso.

- **Phosphorus 15 CH**
  Para los casos raros en que aparecen petequias (pequeños puntitos hemorrágicos).

- **Hura brasiliensis 15-30 CH**
  En caso de rubeola con complicaciones articulares, aparición de hinchazón, dolor y rigidez (artritis aguda).

Roseola infantum *o exantema súbito*

Es una enfermedad frecuente en el lactante: fiebre importante de 39-40º o más sin ningún otro síntoma y ausencia de sed. Aparece una erupción a los tres días.

- **Apis 7 CH**
  Este medicamento hace bajar la fiebre que, sin él, podría durar tres día. Cuando la fiebre ha cesado aparece una erupción rosada que dura unas 24 horas.
  A destacar: cuando la fiebre baja a menos de 36º, dar **Pulsatilla 15 CH** (una dosis única).

Sarampión

Más grave que la rubeola, puede ocasionar fiebres altas durante una semana. Los cuatro primeros días ofrecen un cuadro de rinofaringitis con conjuntivitis. En el interior de las mejillas se observan las denominadas manchas de Koplik (erupciones blanquecinas pequeñas como granos de mijo). Después aparece la erupción que puede durar de tres a cuatro días y que se extiende por todo el cuerpo, desde la cabeza hasta los pies.

- **Pulsatilla 7 CH**
  Es el medicamento de los niños que están muy apegados a la madre.
  – Calurosos, intentan destaparse.

- Ausencia de sed.
- Lagrimeo suave.
- Descarga nasal verdosa.
- Tos blanda de día y seca de noche.

• **Stramonium 7 CH**
- Conjuntivitis grave, ojos enganchados por el pus.
- Fiebre elevada y delirio.
- Pesadillas, sueñan con animales feroces.
- Extremidades inferiores frías durante la fiebre.

• **Euphrasia 7 CH**
- Conjuntivitis menos intensa.
- Enrojecimiento de las mejillas.
- Tos seca sólo de día.

• **Sulphur 9 CH**
- Niños relajados.
- Sucios, calurosos.
- No está preocupado por su enfermedad.

• **Ferrum phosphoricum 9 CH**
- Tos seca, en especial de día.
- **Sangra por la nariz**.

• **Phosphorus 15 CH**

En los casos en que aparecen petequias (pequeños puntitos hemorrágicos), hay que hacer un análisis de sangre para comprobar el número de plaquetas.

• **Squilla maritima 7 CH**
- Tos importante que se prolonga hasta la aparición del sarampión. (+ Carbo vegetabilis 30 CH, si es preciso).

- **Bryonia 7 CH**
  - Tos dolorosa.
  - Estreñimiento.
  - Sed intensa.
  - Niño postrado e inmóvil.
  - La erupción no acaba de aparecer (desconfiar y pensar en una complicación pulmonar).

  Problemática: el niño rechaza un cambio de lugar.

- **Zincum metallicum 9 o 15 CH**
  - Inquietud de los pies.
  - Amenaza de trastornos neurológicos.
  - La erupción tarda en aparecer o desaparece demasiado rápido.

  Problemática: niño que teme la autoridad paterna.

- **Carbo vegetabilis 30 CH**

  Niño que nunca se ha recuperado de un sarampión.

Tos ferina

La tos ferina la origina el bacilo de Bordet y Gengou, que en su inicio produce un cuadro de rinofaringitis banal. Pero cuando el organismo intenta eliminar el germen, éste libera al morir unas toxinas que se fijan en el centro de la tos. Cuando aparecen las típicas quintas, es demasiado tarde para destruir el microbio con antibióticos. Los tratamientos clásicos tienen poco efecto en la tos. Se aconseja al paciente que permanezca en un sitio alto o que realice un vuelo en avión porque, con la altitud, las toxinas disminuyen. En general durante tres semanas se observa tos en quintas. El niño se pone rojo, azul y vomita mocos.

Existe el peligro de que se produzca una **parada respiratoria** en el transcurso de una quinta, en especial en los lactantes de menos de 1 año de edad, lo que justifica una vigilancia monitorizada en un hospital. En general, un ligero estímulo puede ser suficiente (golpear el tórax) para que la respiración vuelva a aparecer. En los casos graves, no dudar en realizar una respiración boca a boca para que el niño vuelva a respirar.

Simbolismo

Es una enfermedad que afecta a la persona que no quiere salir de una relación de fusional (con la madre, por ejemplo) y rechaza de esta manera la evolución del "yo" al "todos". **Se crea un conflicto entre la aspiración a un amor centrífugo y la voluntad del "ego" de permanecer centrípeto**.

Tratamiento homeopático

Tenemos tres medicamentos fundamentales: **Drosera**, **Carbo vegetabilis** y **Pertussinum**. Una vez administrados, nada malo puede ocurrir.

- **Drosera 30 CH, una dosis única**

  (Receta del mismo Hahnemann). Aconsejamos empezar el tratamiento con este medicamento.

  Es una planta carnívora que ilustra la dificultad para salir del estadio sádico oral por miedo a ser devorado (el mundo es malo).

- **Carbo vegetabilis 30 CH**

  Una dosis 48 horas después. Es el medicamento de la asfixia, de la intoxicación por CO_2. Nos ayuda a dar "el paso" necesario para salir de la relación con la madre. Es el medicamento de aquellos que nunca se han sentido bien después de haber tenido tos ferina.

- **Pertussinum 30 CH**

  Es una dilución de la toxina y es un medicamento que nos permite eliminar la mayor parte de ella (una dosis 48 horas más tarde).

  Hay otros medicamentos que se pueden utilizar en un segundo momento:

- **Natrum muriaticum 15 CH**
  - Tos con lagrimeo.
  - Estornudos.

  Problemática: es el medicamento de la relación difícil con el padre.

- **Ipeca 7-9 CH**
  - Tos con vómitos profusos, pero con la lengua limpia.
  - Epistaxis.

  Problemática: no se sabe bien lo que se quiere.

- **Kalium carbonicum 9 CH**
  - Tos a las tres de la madrugada.
  - Deseos de azúcar.
  - Párpados hinchados.
  - Mal carácter: se desea tener compañía, pero cuando se tiene a alguien cerca se le maltrata.

- **Cuprum 9 CH**
  - Dominan los calambres.
  - No se siente a la altura.

- **Arnica 9-15 CH**
  - El niño llora antes de las quintas y sangra por la nariz ("Vale la pena... dejar a la madre").

- **Coccus cacti 7 CH**
  - El niño tose en especial a las 23.30 h y vomita muchos mocos.

- **Sanguinaria 9 CH**
  - Medicamento de tos prolongada después de la tos ferina.
  - Al mínimo resfriado vuelven a aparecer las quintas.
  - La pulsión de la vida se vuelve contra el mismo individuo.

Escarlatina

La produce una variedad de estreptococo del grupo A. Es una enfermedad bacteriana cuyo pronóstico ha cambiado radicalmente con la aparición de los antibióticos. Afecta en especial a los niños de 3 a 7 años, en la edad del complejo de Edipo, con sus pulsiones de autodestrucción. El sujeto es víctima de su propia agresividad, lo que se corresponde en homeopatía con la luesis.

Se presenta como una amigdalitis pultácea de aparición brusca y asociada a vómitos. Hay que desconfiar cuando un niño se queja del cuello y vomita. En estos casos, se debe examinar la piel, en especial la región de la ingle.[23] Se vuelve rugosa y con granitos después una erupción de placas rojas.

Los antibióticos son obligatorios para poder volver a clase, ya que de lo contrario el niño tendrá que permanecer en cuarentena (cuarenta días sin ir a la escuela). Hay que hacer siempre un frotis y un cultivo con antibiograma de la garganta antes de tomar los antibióticos, ya que el estreptococo puede ser resistente a la penicilina. Por otro lado, hay muchos niños alérgicos a la penicilina y sus derivados.

Con la homeopatía no mataremos el germen pero reforzaremos las defensas naturales. Hahnemann ya tenía éxito en el siglo XIX tratando esta afección con **Belladonna**, que todavía es el primer medicamento en el que hemos de pensar en estos casos.

- **Belladonna 7 CH**
  - Fiebre elevada, en especial a las 8 h o a las 20 h.
  - Cara roja.
  - Transpiración de la cabeza.
  - Pupilas dilatadas.
  - Cefaleas pulsátiles.
  - Alucinaciones, se ven monstruos y caras amenazadoras.

  Nos encontramos ante el miedo a ser devorado. Éste es un medicamento útil en niños mordedores.

- **Lachesis 7 CH**

  Hay que pensar en Lachesis cuando se trata de una afección del lado izquierdo y una púrpura del velo del paladar y el niño se muestra locuaz incluso durante la fiebre. Es el medicamento principal de celos y del complejo de Edipo.

- **Phosphorus 15 CH**

  Conviene a los niños que vomitan y tienen acetona.
  - Sed importante.
  - Hambre durante el cuadro agudo.

- **Ailanthus glandulosa 7 CH**

  Es un medicamento para las formas graves que presentan la lengua quemada

- **Streptococcinum 15-30 CH**

  Es el nosode correspondiente al estreptococo que daremos al niño y a su entorno para evitar el contagio.

¿Podemos prescindir de los antibióticos?

Si el niño reacciona en menos de 48 horas, sí.

La escarlatina con recaídas

Algunos niños presentan dos o tres veces la escarlatina. Son individuos especialmente sensibles al estreptococo y sus medicamentos de fondo son con frecuencia Sulphur, Aurum o Aurum sulphuricum.

- **Sulphur 9 a 30 CH**
  - Niño relajado, sucio, con deseos de azúcar.
  - Puede tener complicaciones en la piel (impétigo), incluso subcutáneas (eritema nudoso).

- **Aurum 9 a 30 CH**
  - Niño temerario, autoritario y generoso.

– Con frecuencia presenta complicaciones renales (albúmina) o cardíacas.
Hay que controlar la albuminuria después de la escarlatina.

- **Aurum sulphuricum 9 a 30 CH**
Es un buen medicamento si dudamos entre los dos anteriores.

Varicela

Es una enfermedad causada por un virus cercano al del herpes simple, que puede ocasionar un herpes zoster en las personas que ya han tenido la varicela. Es benigna en la mayoría de las ocasiones; por lo general sólo produce problemas en la piel.

Después de dos o tres semanas de incubación, aparecen unas pequeñas vesículas, como gotitas de agua en la piel, por todo el cuerpo, incluso en el cuero cabelludo.

Las vesículas se extienden, el contenido se enturbia y posteriormente se forma una costra que pica mucho. Por último, esta costra cae y deja, en ocasiones, una pequeña cicatriz.

Hay poca fiebre o está ausente, a veces puede producir tos y, en ocasiones, aftas en la boca o en la vagina en las niñas pequeñas.

Simbolismo

Es una enfermedad relacionada con el estadio anal (se tienen que asumir normas, y cuidar la limpieza).

Tratamiento

Los antivirales (Zovirax®) no se utilizan mucho. La alopatía se contenta con tratamientos locales o generales para calmar el prurito (antihistamínicos). En homeopatía proponemos:

En la mayor parte de los casos:

- **Rhus toxicodendron 9 CH**

  Tres gránulos cuatro veces al día durante las 48 primeras horas ("el movimiento es la vida").

Seguido de: **Mezereum 9 CH**

Tres gránulos cuatro veces al día en las 48 horas siguiente. Es un calmante del picor muy efectivo y evita la sobreinfección (impétigo).

Simbolismo: hay que encontrar las referencias.[24]

En casos especiales:

Si están afectadas las mucosas (aftas en la boca o en la vagina), elegiremos **Mercurius solubilis 7 CH** (tres gránulos cuatro veces al día durante dos o tres días). Niño precoz que lo toca todo.

Si aparece tos, dar **Antimonium crudum 9 CH**, tres gránulos cuatro veces al día durante 48 horas). Niño glotón.

Cuidados locales:

Evitar los baños. Optar por ducharlo con jabón de caléndula. Secarlo bien y aplicar en las erupciones agua con eosina al 1 % y, en el rostro, una pomada de caléndula.

Después de la varicela

Si el niño se siente muy cansado o hay infecciones de orina, tratarlo con:

- **Sepia 15 CH, una dosis única**

  Es un medicamento muy útil después de la varicela.
  - Extremidades frías.
  - Aspecto deprimido.
  - Deseos de alimentos ácidos.

  (Demasiada madre y poco padre.)

Si las cicatrices son importantes, dar **Antimonium tartaricum 15 CH**.

Herpes zoster

Está causado por el mismo virus que la varicela. Se puede desarrollar después de pasar la varicela y se está en contacto con alguien que la tiene o con alguien que tiene un herpes zoster.

Produce una erupción vesiculosa que acaba recubriéndose con una costra y puede dar dolores neurálgicos intensos. La erupción aparece sobre el territorio de un nervio determinado.

En caso de presentarse una afección ocular, hay que consultar rápidamente con un oftalmólogo.

Simbolismo

Se asocia con conflicto de "territorio" (Lachesis) o con un problema de desorientación (Mezereum). En ocasiones hay una historia familiar de encarcelación (**Carcinosinum 10000 K**) o de guerra con prisioneros (**Germanium metallicum 15-30 CH**).

Tratamiento

La alopatía dispone de pocos medicamentos eficaces, sobre todo para tratar el dolor neurálgico. El tratamiento homeopático en este caso es indispensable.

Como en el caso de la varicela, durante dos días se administra **Rhus toxicodendron 9 CH** (tres gránulos cuatro veces al día) y después, dos días **Mezereum 9 CH** más. Mezereum hace desaparecer de forma notable los dolores neurálgicos.

Si se trata de un herpes zoster torácico, el más frecuente, podemos continuar, si es preciso, con:

- **Graphites 15 CH**
  - Herpes zoster en especial del lado derecho.
  - Estreñimiento.
  - Sudores nocturnos.

Medicamento frecuente en los maestros.

- **Lachesis 15 CH**
  - Herpes zoster del lado izquierdo.
  - Celos, locuacidad +++ (complejo de Edipo, menopausia).

Si hay una afectación ocular, consultar con el oftalmólogo. Si se produce una lesión en la córnea que puede dejar cicatrices, dar uno de los siguientes medicamentos:

- **Graphites 15 CH, una dosis única**
  - Estreñimiento.
  - Sudores nocturnos.

  Problemática: le hubiera gustado ser un diamante, pero las circunstancias de la vida han hecho que sea un poco más friable.

- **Hepar sulphur 15 CH, una dosis única**
  - Fácil supuración.
  - Sensación de astilla.
  - Deseos de vinagre.
  - Atracción por el fuego.

  Problemática: lo quiere incendiar todo para volver a construirlo todo nuevo.

- **Ignatia 15 CH, una dosis única**
  - Decepción y pena amorosa, amor imposible.

  Problemática: encontrar el amor en sus tres dimensiones.

Cuidados locales:

- En la piel, agua con eosina al 1%.
- En caso de afección ocular, contactar con un oftalmólogo, aplicar una loción de caléndula.

Mononucleosis infecciosa

Es una enfermedad vírica producida por Epstein Barr que se contagia fácilmente a través de la saliva. Cada vez aparece con más frecuencia a una edad más temprana. En los lactantes, puede ocasionar una fiebre prolongada e inexplicable. En los mayores, se observa una amígdala blanquecina con ganglios linfáticos aumentados de tamaño en el cuello y una esplenomegalia. A veces también hay afectación hepática (en el análisis de sangre las transaminasas y la bilirrubina están aumentadas).

El virus puede permanecer en la sangre durante seis meses causando amigdalitis de repetición, fatiga crónica y fiebres de repetición.

Después de un tratamiento homeopático, todo se arregla rápidamente (entre dos días y una semana).

Estudios complementarios

Debe realizarse un análisis de sangre, para comprobar si hay un aumento de los mononucleares y anticuerpos anti-VEB (virus Epstein Barr). Hay tests locales que dan muchos falsos negativos.

Pediremos siempre una analítica para ver cómo están las transaminasas y descartar una afectación hepática (**Phosphorus 15 CH**).

Simbolismo y tratamiento homeopático

Un virus entra en el interior de las células, en lo más profundo del organismo. La mononucleosis suele observarse en personas muy reservadas. Lo importante nunca puede decirse. Por eso el medicamento principal es **Carcinosinum** (ya que, como diría Michel Zala, si uno no se atreve a decir las cosas se niega al ser humano).[25]

Lo ideal es dar de entrada algunos gránulos de **Carcinosinum 10000 K**. Si no se dispone del medicamento, se puede administrar una dosis de **Oscillococcinum** durante tres días.

Y después:

- **Phytolacca 7 CH**
  (Tres gránulos tres veces al día.)

- Amigdalitis con membranas.
- Dolor que se irradia hacia el oído.
- Ganas de morder alguna cosa.

  Problemática: todos los inicios son difíciles.

- **Pulsatilla 7 CH**
  - Ausencia de sed.
  - Comportamiento pusilánime (los niños no se quieren despegar de la madre).

- **Carbolicum acidum 7 CH**
  - Forma grave y adinámica.
  - Aliento pútrido.
  - Sueña que está embalsamado, un sueño de la eternidad de la carne.

- **Phosphorus 15 CH**
  - Sed intensa.
  - Fatiga extrema.
  - Sangrado (epistaxis, púrpura, etc.).
  - Afectación hepática subyacente.

De hecho, con Carcinosinum y Phytolacca, el 90 % de los casos se soluciona en 48 horas. Carcinosinum se da también si existen antecedentes de mononucleosis para cambiar el terreno y evitar un cáncer.

Hepatitis víricas

La más frecuente es la hepatitis A, que se contagia a través de la alimentación (el marisco, por ejemplo) y las hepatitis B y C, que se transmiten, como el sida, a través de la sangre (las transfusiones en la actualidad ya están bien controladas) y con las relaciones sexuales, en especial atípicas (sodomía, por sangrado de las venas hemorroidales).

La hepatitis A es, en general, benigna y se cura sin secuelas. Las hepatitis B y C degeneran, en ciertos casos, en una hepatitis crónica, que es una especie de enfermedad autoinmune que destruye el hígado y puede evolucionar hacia una cirrosis o un cáncer al cabo de muchos años (esto último es más raro).

La homeopatía, que trata el terreno, no está sin armas en este caso. El principal medicamento es **Phosphorus 15 CH** (se administran tres gránulos por la mañana y por la noche al principio), que permite tratar el episodio agudo.

Si este tratamiento no tiene éxito, el homeópata puede aconsejar otros medicamentos. Por ejemplo, en las hepatitis B y C, hay que dar algunos gránulos de **Carcinosinum 10000 K**.

Dolichos pruriens 5 CH puede ser útil para el picor intenso y es recomendable **Nux vomica 7 CH** si las náuseas no se cortan con Phosphorus.

Simbolismo

Un problema de hígado,[26] simboliza que se está en conflicto para cruzar la puerta que nos lleva a la tercera dimensión del amor, la espiritualidad. Las fuerzas del "ego", del materialismo, impiden dar ese paso.

Por ello, en los casos graves, la ayuda de un médico homeópata es muy importante para encontrar los medicamentos de fondo que puede ayudar a franquear la puerta.

Otros problemas hepáticos

Ictericia de la mujer embarazada

Pueden existir picores importantes, subictericia y elevación de las transaminasas y de la bilirrubina.

El medicamento principal es **Aurum metallicum 9-12-15-30 CH**. Se administra una dosis cada semana en el orden indicado. Son madres que rechazan someterse a la ley del padre, que son temerarias, autoritarias y generosas. En realidad, quieren instaurar su propia ley.

Cólicos hepáticos

La bilis produce cálculos que bloquean el colédoco, lo que puede provocar ictericias por retención biliar.

Los dolores violentos mejoran con **Colocynthis 7 CH** si la persona se dobla de dolor (cólera reprimidos), o con **Chelidonium 7 CH**, si el dolor se irradia hacia atrás en la escápula derecha (son personas que rechazan ver claro).

Como medicamento de fondo, aconsejamos Natrum sulphuricum 15-18-24-30 CH, en dosis de diluciones crecientes, porque puede ayudar a disolver los cálculos.

Simbolismo

Son personas que no llegan a dominar sus enfados, que se resienten de la situación material y son demasiado calculadoras por falta de fe y de confianza en el porvenir.

Lombrices

Una proliferación de lombrices intestinales puede originar en un niño inquietud, nerviosismo e inestabilidad. Se rasca la nariz y el ano y se queja de dolores abdominales. Tiene tos, ojeras y un aliento más fuerte de lo habitual.

Hay que comprender que el hombre no está solo en el mundo. Cohabitamos con miles de organismos vivos. Por orden de tamaño, nos encontramos con los virus, las bacterias y los parásitos (como las lombrices intestinales). Si hay un desequilibrio en un reino, por ejemplo el de las bacterias, por un exceso de antibióticos, proliferarán los otros organismos, en este caso virus y parásitos.

La alimentación desempeña también un papel importante. Por ejemplo, un exceso de dulces favorece la aparición de lombrices. El crecimiento debilita el organismo y también puede causar este problema.

Simbolismo

¡La lombriz ya estaba en la fruta cuando Adán mordió la manzana!

Sólo nuestra energía vital permite establecer un equilibrio en nuestro organismo; numerosos seres pueden contaminarlo si nos sentimos débiles.

Con frecuencia la aparición de lombrices se observa en familias con antecedentes de **alcoholismo** (**Ethylicum 15 CH**, una dosis única).[27] De todas formas, siempre hay un problema que concierne el estadio oral (relación fusional con la madre) y anal (en relación con la ley del padre).

Tratamiento

Los tratamientos con vermífugos clásicos son poco efectivos, ya que las lombrices reaparecen al no tratarse el terreno.

Kent, en su Materia médica, dice que si se dan vermífugos cuando se tienen gusanos es pasar de un problema a otro peor. De hecho, se alteran los intestinos y las lombrices, cada vez más resistentes al tratamiento.

El único caso en que un vermicida está indicado es en el de la tenia: el niño tiene intensos dolores abdominales, adelgaza y vomita bilis. Los análisis aparentemente son normales, pero dada la sintomatología debe administrse un tratamiento con un vermicida, ya que la tenia puede tener varios metros de largo y no aparecer ni en ecografías, ni en endoscopias ni en las radiografías. Sólo los niveles elevados de eosinófilos en sangre hacen sospechar de presencia de la tenia.

Tendremos que encontrar el medicamento de fondo para evitar recidivas (con frecuencia es **Sulphur 9-15 CH**: niño sucio, desordenado, con deseos de carne ++ y deseos de azúcar y egocéntrico).

Homeopatía y lombrices intestinales (aparte de la tenia)

Algunos medicamentos homeopáticos pueden ser eficaces en el terreno:

- **Cina 9-15 CH**

  Es el principal medicamento para combatir las lombrices
  - Niño inquieto, de mal humor.
  - Ojeras.
  - Picor en la nariz.
  - Tos.
  - Chirría los dientes.
  - Dolores de cabeza persistentes después de una punción lumbar (o peridural).
  - Convulsiones febriles.

- **Spigelia 7-9 CH**
  - Lombrices que pueden ocasionar dolores abdominales y en ocasiones epilepsia.
  - Detalle evocador: verruga en el dedo pulgar.
  - Pacientes supersticiosos, continuamente consultan su horóscopo o acuden a adivinos.

- **Calcarea carbonica 15-30 CH**
  - Medicamento muy eficaz contra los oxiuros.
  - Deseos de leche y de azúcar.
  - Transpiración de la cabeza.
  - Numerosos temores.

  Problemática: se es frágil, hay que fabricarse un caparazón.

- **Calcarea fluorica 15 CH**
  - Numerosas caries.
  - Dientes mal implantados.
  - Miedo a la pobreza.
  - Avaricia.

- **Ignatia 15-30 CH**
  - Trastornos por un duelo.
  - Suspiros.

- Risas alternando con lágrimas.
- Dolores abdominales.

• **Teucrium marum 9-15 CH**
- Lombrices.
- En ocasiones pólipos en la nariz o en los senos.

• **Urtica urens 7-9 CH**
- Picor anal importante.
- Erupciones urticariformes como si se hubiera estado en contacto con ortigas.
- Transpiración de las manos y de los pies.
- Problemas asociados con la muerte del padre.

• **Sabadilla 7-15 CH**
- Ascaris con síntomas nerviosos importantes; masturbación, epilepsia.
- Síntoma concomitante: piel resquebrajada en los dedos pulgares.

NOTAS

1. En toda la obra encontraremos con frecuencia juegos de palabras, muy explícitos en el idioma original pero a menudo imposibles de traducir a nuestra lengua. *(N. del T.)*
2. El autor hace un juego de palabras con *grippe*, que es la "gripe", y *grippe*, del verbo *gripper*, que quiere decir "atrapar" o "coger". *(N. del T.)*
3. Publicado en la Biblioteca de la Salud de la editorial Kairós (Barcelona, 2003).
4. Nuevo empleo de la cábala fonética por parte del autor. En esta ocasión se utilizan los vocablos "nacido" o *né*, en paralelismo con *nez* o "nariz", *naissance* o "nacimiento" y *no-sens* o "no-sentido". De esta forma se relacionan la nariz, el nacimiento y el "no sentir" con la ausencia del olfato o del gusto producidos por el catarro. *(N. del T.)*
5. Otra vez nos encontramos con un juego de palabras del autor, imposible de traducir en nuestra lengua, en el que juega con las palabras *éternue* o "estornudo" y *éther* y *nue*, "éter" y "desnuda" respectivamente.
6. Siglas de la Association Française pour l'Approfondissement de la Doctrine Hahnemannienne.
7. Aquí el autor vuelve a emplear la cábala fonética, otro caso también imposible de traducir a nuestra lengua; utiliza los vocablos *je,* que es "yo", y *tous,* que quiere decir "todos" en francés, y *je tousse* o "yo toso". *(N. del T.)*
8. Y también su sospechada participación en el síndrome de Reye (hígado graso con encefalopatía). *(N. del T.)*
9. Nuevo empleo de la cábala fonética. Se utilizan, como ya se ha hecho más arriba, los vocablos "nacido" o *né*, en paralelismo con *nez* o "nariz", *naissance* o "nacimiento" y *né-sens* o "no-sentido". De esta forma, se relacionan los términos nariz, nacimiento y "no sentir". *(N. del T.)*
10. Nueva utilización de la cábala fonética por parte del autor. En este caso utiliza la palabra "mordedura", en francés *morsure*, que relaciona con la "muerte segura" o *mort sûre*. *(N. del T.)*
11. Juego de palabras, en el que el autor relaciona *faire* o "hacer" con *fer* o "hierro", de semejante pronunciación en francés. *(N. del T.)*
12. El autor utiliza las palabras *tousse* o "toso" y *tous* o "todos", que como vemos tienen una mayor consonancia, desde el punto de vista de la cábala fonética, en el francés original. *(N. del T.)*

13. Nuevo juego de palabras en el que el autor relaciona *faire* o "hacer" con *fer* o "hierro", de semejante pronunciación en francés. *(N. del T.)*
14. El autor utiliza la cábala fonética al emplear la palabra *souffrance* ("sufrimiento") en francés, relacionándola con *soufre,* que es el "azufre", el medicamento aludido. *(N. del T.)*
15. Nuevo uso de la cábala fonética al relacionar *la mère morte*, "la madre muerta" en nuestra lengua, con la *Mer Morte*, que es "el mar Muerto". *(N. del T.)*
16. En el francés original, el autor hace un juego de palabras con *tuer les poux* o "matar a los piojos" y *tuer l'époux* o "matar al esposo", para hacer referencia al complejo de Edipo. *(N. del T.)*
17. El autor de nuevo utiliza la cábala fonética, empleando la palabra *souci*, que puede ser la "maravilla", un nombre popular de la caléndula, y también puede ser un "cuidado", una "inquietud", un "pesar", una "zozobra" o un "problema". *(N. del T.)*
18. En el francés original se utiliza la expresión *ça vaut le coup*, "vale la pena", que traducida literalmente de forma poco ortodoxa sería algo así como "vale el golpe". *(N. del T.)*
19. El autor juega nuevamente con las palabras *faire*, "hacer" en francés, y *fer*, "hierro", el componente del medicamento. *(N. del T.)*
20. Se vuelve a utilizar la cábala fonética con las palabras francesas *mère* o "madre" y *mer* o "mar", lugar en el que se produce la picadura. *(N. del T.)*
21. En el francés original la expresión "plantar una semilla", literalmente "metido grano" o *mi graine*, suena exactamente igual que "migraña" o *migraine.* *(N. del T.)*
22. El autor vuelve a utilizar un juego de palabras, imposible en nuestra lengua, en el que la palabra *yeux*, "ojos" en francés, se relaciona con *Dieu*, o "Dios", de parecida pronunciación. *(N. del T.)*
23. De nuevo se hace un juego de palabras con *aine* "ingle" y *haine* "odio" o "rencor", haciendo referencia al complejo de Edipo y la agresividad. *(N. del T.)*
24. En este caso se utiliza nuevamente un juego de palabras, ya que las "referencias" son en francés *repères* y el autor lo relaciona con *l'hereux père* o "el padre feliz". *(N. del T.)*
25. Desgraciadamente este medicamento no está en el mercado en nuestro país y hay que conseguirlo en otros sitios (como pueden ser los laboratorios suizos *Schmidt-Nagel* o los ingleses *Helios*).
26. El autor juega aquí con las palabras *foie* "hígado" y *foi* "fe". *(N. del T.)*
27. Nuevamente el autor utiliza la cábala fonética con las palabras *ver* "gusano" y *verre* "vaso" o "copa", y añade la expresión: *un verre de trop* o "una copa de más". *(N. del T.)*

NOTA TÉCNICA

Hay numerosas ediciones del *Repertorio de Kent* disponibles en la actualidad. Entre ellas existen pequeñas diferencias en cuanto a la página en que se encuentra la rúbrica o la lista de los medicamentos. He utilizado *Repertory of the Homœopathic Materia Medica* (quinta reedición india a partir de la sexta edición americana), editado y revisado por Clara Louise Kent, Jain Publishing Co., New Delhi: 1978.

Las cifras que preceden a la letra K indican las páginas del *Repertorio de Kent* en la que se encuentran las rúbricas.

Los medicamentos unas veces aparecen en negrita, otras en cursiva y otras en caracteres normales. La negrita indica el tercer grado (el más importante); la cursiva, el segundo grado (medio), y los caracteres normales, el primer grado (el más débil).